CONGRÈS ANNUELS

DE

MÉDECINE MENTALE

PREMIÈRE SESSION

TENUE A ROUEN DU 5 AU 9 AOUT 1890

———

Comptes rendus des Séances
et Mémoires

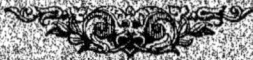

PARIS

G. MASSON, ÉDITEUR

LIBRAIRE DE L'ACADÉMIE DE MÉDECINE

120, Boulevard Saint-Germain, 120

———

1891

80
T 7
16

Première Session

du Congrès annuel de Médecine mentale

tenue à Rouen du 5 au 9 août 1890

Rouen. — Imprimerie E. Cagniard.

CONGRÈS ANNUELS

DE

MÉDECINE MENTALE

PREMIÈRE SESSION

TENUE A ROUEN DU 5 AU 9 AOUT 1890

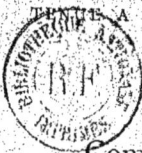

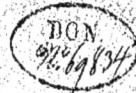

Comptes rendus des Séances
et Mémoires

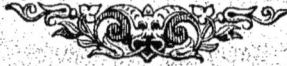

PARIS

G. MASSON, ÉDITEUR

LIBRAIRE DE L'ACADÉMIE DE MÉDECINE

120, Boulevard Saint-Germain, 120

1891

Premier Congrès annuel de Médecine mentale

RÈGLEMENT

Article 1er.

Le Congrès national de médecine mentale s'ouvrira le mardi. 5 août, à deux heures, à Rouen, hôtel des Sociétés Savantes.
La durée sera de quatre jours.

Article 2.

Deux séances auront lieu chaque jour : une le matin et une autre le soir.

Article 3.

A la première séance le Congrès nommera son bureau, qui se composera d'un Président, de Vice-Présidents, d'un Secrétaire-Général et de Secrétaires des séances.
Il pourra être nommé un certain nombre de Présidents d'honneur.

Article. 4.

Le bureau a la direction des travaux du Congrès et modifie, s'il y a lieu, l'ordre du jour des séances.

Article 5.

Les membres adhérents ont seuls le droit de présenter des travaux et de prendre part aux discussions.

Les délégués des administrations publiques françaises jouiront des avantages réservés aux membres du Congrès.

ARTICLE 6.

Les orateurs, de même que les auteurs de communications, ne pourront occuper la tribune pendant plus de vingt minutes.

ARTICLE 7.

Les membres du Congrès qui auront pris la parole dans une séance devront remettre au Secrétaire, dans les vingt-quatre heures, un résumé de leurs communications pour la rédaction des procès-verbaux. Dans le cas où ce résumé n'aurait pas été remis, le texte rédigé par le Secrétaire en tiendra lieu.

ARTICLE 8.

Les procès-verbaux seront imprimés et distribués aux membres du Congrès le plus tôt possible après la session.

ARTICLE 9.

Un compte rendu détaillé des travaux du Congrès sera publié par les soins du bureau.

Celui-ci se réserve de fixer l'étendue des mémoires ou communications livrées à l'impression.

ARTICLE 10.

Le bureau du Congrès statue en dernier ressort sur tout incident non prévu au règlement.

PRÉSIDENTS D'HONNEUR.

MM. Baillarger,
Calmeil,
Delassiauve,
Théophile Roussel, Sénateur,
Monod, Directeur de l'Assistance publique,
Hendlé, Préfet de la Seine-Inférieure,
Leteurtre, Maire de Rouen.

BUREAU.

Président........ M. le Professeur Ball,
Vice-Présidents. MM. Falret,
Mordret,
Delaporte.
Secrétaire-Général : M. Giraud.
Secrétaires des Séances : MM. Dubuisson,
Combemale.

MEMBRES DU CONGRÈS.

D˅ˢ Adam (Aloyse), médecin-directeur de l'asile St-Georges, près Bourg (Ain).
Adam, médecin en chef de l'asile de Pierrefeu (Var).
Aubé, rue de la Prison, 15, à Rouen.

Baillarger, membre de l'Académie de médecine, rue de l'Université, 8, à Paris.
M. Bailleul, directeur de la 4ᵉ circonscription pénitentiaire, à Rouen.
D˅ˢ B. Ball, professeur des maladies mentales à la Faculté de Médecine, 179, boulevard Saint-Germain, Paris.
Ballay, médecin des Hôpitaux de Rouen, boulevard Jeanne-Darc, 55, à Rouen.
Ballet (Gilbert), professeur agrégé de la Faculté de Médecine, 3, rue Rouget-de-l'Isle, Paris.
Bataille, chirurgien des Hôpitaux de Rouen, rue de Buffon, 41, à Rouen.
Bécoulet, directeur-médecin de l'asile de Dôle (Jura).
Belle, directeur-médecin de l'asile Sainte-Catherine-d'Yseure (Allier).
Belous, chef de clinique des maladies mentales, à Bron (Rhône).

Drs BESSIÈRE, directeur-médecin de l'asile de Saint-Alban (Lozère).

BINET, médecin de la maison de Champ-Vert, à Lyon.

BLANCHE, membre de l'Académie de médecine, 19, rue des Fontis, Paris.

BOUCHER, médecin des Hôpitaux de Rouen, rue Bouquet, 33, Rouen.

BOUCHEREAU, médecin en chef de l'asile Saint-Anne, rue Cabanis, 1, Paris.

BOUDRIE, directeur-médecin de l'asile de Vaucluse, à Épinay-sur-Orge (Seine-et-Oise).

BOURNEVILLE, médecin de l'hospice de Bicêtre, rue des Carmes, 14, Paris.

BOUTEILLE, directeur-médecin de l'asile de Braqueville, à Toulouse (Haute-Garonne).

BRUNET, directeur-médecin de l'asile d'Évreux (Eure).

BRUNON, professeur à l'école de médecine de Rouen, rue de l'Hôpital, 1, à Rouen.

BUFFET, chirurgien de l'Hôpital d'Elbeuf, à Elbeuf.

CAMUSET, directeur-médecin de l'asile de Bonneval (Eure-et-Loir).

CARRIER (Albert), médecin des Hôpitaux de Lyon, rue Laurencin, 13, à Lyon.

CHARPENTIER, médecin de l'hospice de Bicêtre, 27, rue Pierre-Guérin, à Paris.

CHRISTIAN, médecin en chef à la Maison nationale de Charenton (Seine).

COMBEMALE, professeur agrégé à la Faculté de Lille, rue Manuel, 14, à Lille.

CORTYL (Germain), directeur-médecin de l'asile de Saint-Venant (Pas-de-Calais).

COSTE DE LAGRAVE, 66, rue Gay-Lussac, Paris.

CULLERRE, directeur-médecin de l'asile de la Roche-sur-Yon (Vendée).

DAGONET (Henri), médecin en chef honoraire de l'asile Sainte-Anne, rue Cabanis, 1, Paris.

DAGONET (Jules), médecin adjoint de l'asile Sainte-Anne, rue Cabanis, 1, Paris.

DEHOUT, président de la Société de Médecine de Rouen, rue Étoupée, 33, Rouen.

DELABOST, chirurgien de l'Hôtel-Dieu et des Prisons de Rouen, rue Ganterie, 76, Rouen.

DELAPORTE, directeur-médecin de l'asile de Quatre-Mares (Seine-Inférieure).

DENY, médecin de l'hospice de Bicêtre, 18, rue de la Pépinière, Paris.

DERICQ, médecin-adjoint de l'asile de Prémontré (Aisne).

DESHAYES, ex-médecin des hôpitaux de Rouen, rue Pavée, 35, à Rouen.

DOUTREBENTE, directeur-médecin de l'asile de Blois (Loir-et-Cher).

DUBIAU, directeur-médecin de l'asile d'Armentières (Nord).

DUBUISSON, médecin-adjoint de l'asile de Quatre-Mares (Seine-Inférieure).

DUFOUR, directeur-médecin de l'asile de Saint-Robert (Isère).

DUMÉNIL, directeur de l'école de médecine de Rouen, rue Thiers, 45, Rouen.

DUPAIN, rue des Blancs-Manteaux, 31, Paris.

DUPUTEL, professeur à l'École municipale d'assistance aux malades et aux blessés, rue de la Vicomté, 13, Rouen.

FALRET, médecin de la Salpétrière, rue Falret, à Vanves (Seine).

FAUCHER, directeur-médecin de l'asile de la Charité (Nièvre).

FRIÈSE, directeur-médecin de l'asile de la Roche-Gandon (Mayenne).

Drs GARNIER (Samuel), directeur-médecin de l'asile de Dijon (Côte-d'Or).

GARGAM, médecin en chef à l'Hospice-Général, place Bouvreuil, 2, Rouen.

GAURAM, chirurgien en chef de l'Hôpital ophtalmologique départemental, rue Saint-Patrice, 65, Rouen.

GIRAUD, directeur-médecin de l'asile Saint-Yon (Seine-Inférieure).

GIRMA, médecin-adjoint de l'asile Saint-Yon (Seine-Inférieure).

GOUJON (Sénateur), 15, place Daumesnil (Paris).

GUYOT, directeur-médecin de l'asile de Châlons (Marne).

M. GRIVEAUD, ingénieur civil, 11, rue du Contrat-Social, Rouen.

Drs GUARDIA, avenue de Villiers, 99, Paris.

HÉLOT, chirurgien honoraire des Hôpitaux de Rouen, rue de Lémery, 7, Rouen.

HOSPITAL, médecin en chef de l'asile de Clermont (Puy-de-Dôme).

M. LAILLER, pharmacien en chef des asiles d'aliénés de la Seine-Inférieure, à l'asile de Quatre-Mares.

Drs LAURENT, ex-médecin en chef des asiles d'aliénés, médecin à l'Hôtel-Dieu de Rouen, rue Jeanne-Darc, 7, Rouen.

LEMOINE, professeur à la Faculté de médecine de Lille, 29, boulevard de la Liberté, Lille.

LEVASSEUR (Paul), chirurgien honoraire des asiles d'aliénés, quai de Paris, 48, Rouen.

LE PLÉ, président du Conseil d'Arrondissement, rue Martainville, 68, Rouen.

LESOUEF, conseiller général, rue de Fontenelle, 24, Rouen.

MABILLE, directeur-médecin de l'asile de Lafond, La Rochelle (Charente-Inférieure).

MAGNAN, médecin en chef à l'asile Saint-Anne, rue Cabanis, 1, Paris.

M. LETEURTRE, maire de Rouen.

Drs MALFILATRE, médecin-adjoint de l'asile de Bailleul (Nord).

MARTINENQ, médecin en chef à l'asile de Clermont (Oise).

METTON-LEPOUZÉ, inspecteur des enfants assistés, rampe Beauvoisine, 2, Rouen.

MEURIOT, Médecin de la Maison de Santé, rue Berton, 17, Paris.

MORDRET, médecin en chef de l'asile du Mans (Sarthe).

MOREL-LAVALLÉE, rue Taitbout, 8, Paris.

MOTET, médecin de la Maison de Santé, 161, rue de Charenne, Paris.

NICOULAU, médecin-adjoint de l'asile Saint-Yon (Seine-Inférieure).

OLIVIER, médecin en chef à l'Hôtel-Dieu de Rouen, rue de la Chaîne, 12, Rouen.

PAGÈS, directeur-médecin de l'asile d'Alençon (Orne).

PARANT, médecin de la Maison de Santé, 17, allée de Garonne, à Toulouse (Haute-Garonne).

PENNETIER, directeur du Muséum de Rouen, impasse de la Corderie, Rouen.

PÉTEL, chirurgien-chef à l'Hôtel-Dieu de Rouen, rue Thiers, 20, à Rouen.

PETIT (Gilbert), médecin-adjoint de l'asile d'Alençon (Orne).

PIERRE, à Petit-Quevilly (Seine-Inférieure).

PORET, directeur-médecin de l'asile de Rennes (Ille-et-Vilaine).

Dr Régis, médecin du Castel-d'Andorte, au Bouscat (Gironde).
Régnier, 9, rue Montesquieu, Paris.
Reverchon, directeur-médecin de l'asile de Pau (Basses-Pyrénées).
Rey, médecin en chef à l'asile de Marseille (Bouches-du-Rhône).
Rident, à Elbeuf (Seine-Inférieure).
Rist, rue des Deux-Moulins, 11, à Versailles.
Ritti, médecin en chef de la Maison nationale de Charenton (Seine).
Riu, médecin en chef de l'asile d'aliénés à Orléans (Loiret).
Rouillard, chef de clinique des maladies mentales, 30, rue Bonaparte, Paris.
Roussel (Th.), sénateur, 66, rue des Mathurins, Paris.

Saury, 23, quai de Suresnes, Suresnes (Seine).
Séglas, 13, rue de Mézières, Paris.
Semelaigne, château de Saint-James, avenue de Madrid, à Neuilly (Seine).
Sollier (Alice), 130, rue de la Glacière, Paris.
Sollier (Paul), 130, rue de la Glacière, Paris.

Viret, directeur-médecin de l'asile de Prémontré (Aisne).
Vitault, 161, rue de Charonne, Paris.
Voisin (Auguste), médecin de la Salpêtrière, 16, rue Séguier, Paris.
De Welling, médecin de l'Hôpital Lamauve, rue Jeanne-Darc, 85, Rouen.

PREMIÈRE SÉANCE

Les membres du Congrès sont reçus à l'hôtel des Sociétés Savantes, par M. HENDLÉ, Préfet de la Seine-Inférieure, et M. LETEURTRE, maire de Rouen.

M. le PRÉFET dit qu'il remercie les médecins aliénistes d'être venus prendre part au Congrès de Rouen; il ajoute qu'il est heureux, avec M. le Maire, de faire aux membres du Congrès les honneurs de la ville et des asiles Saint-Yon et Quatre-Mares. Les asiles d'aliénés de la Seine-Inférieure sont des établissements importants; la visite en sera certainement intéressante pour les médecins; il fait appel à l'expérience des aliénistes pour les améliorations qui restent à réaliser.

M. le Préfet et M. le Maire de Rouen savent que le programme du Congrès est chargé; en dehors des questions exclusivement médicales, il y a à l'ordre du jour une discussion sur la loi nouvelle votée au Sénat. Ils veulent donc laisser à leurs travaux les membres du Congrès et leur donnent rendez-vous aux asiles.

M. le Dʳ GIRAUD, médecin-directeur de l'asile Saint-Yon, prend la parole pour exposer l'origine et l'organisation du premier Congrès annuel des médecins aliénistes français.

MESSIEURS,

Lorsque, l'année dernière à Paris, l'organisation d'un Congrès annuel d'aliénation mentale fut décidée sur la proposition de M. le Dʳ Lemoine, plusieurs de nos collègues doutaient que ce fût pratique en France, surtout si le lieu de réunion était en province. Nous-mêmes, nous devons l'avouer, nous n'avions pas confiance dans le succès, mais on avait fait appel à notre bonne volonté en fixant Rouen comme premier lieu de réunion, et notre concours était acquis d'avance. Nos appréhensions se sont bien vite dissipées. Tout d'abord, le corps médical de Rouen accueillit favorablement l'idée d'un

Congrès à Rouen et nous reçûmes les encouragements de M. le Préfet. De nombreuses adhésions répondirent à notre première circulaire; des mémoires nous furent annoncés et le succès devenait certain.

M. Monod, directeur de l'assistance publique au Ministère de l'Intérieur, nous a exprimé l'intérêt avec lequel il suivait nos travaux et nous a écrit que s'il ne pouvait pas se rendre à Rouen, c'est qu'il était retenu à Paris par des considérations d'ordre supérieur. Le Conseil général de la Seine-Inférieure, sur la proposition de M. le Préfet, nous a voté une subvention pour concourir à la publication des actes du Congrès.

M. le Maire de Rouen s'est fait inscrire comme membre adhérent et a délégué, pour représenter la ville au Congrès, MM. les Drs Le Plé et Duputel. La Société médico-psychologique a délégué pour la représenter M. le professeur Ball et M. le Dr Ritti. Nous avons le regret de vous dire que des raisons de famille ont, au dernier moment, empêché M. le Dr Ritti de venir à Rouen. Nos regrets sont d'autant plus vifs que M. Ritti n'avait pas cessé de nous aider de ses conseils et a été, pour nous, dans l'organisation de ce Congrès, un collaborateur actif et dévoué. La Société de Médecine de Rouen a délégué pour la représenter ici, MM. les Drs Boucher, Brunon et Deshayes. La Commission de surveillance des asiles a, par une délibération spéciale, décidé qu'elle se joindrait à M. le Préfet pour faire les honneurs de Saint-Yon et de Quatre-Mares aux membres du Congrès, et un crédit, pour cette réception, nous a été ouvert, sur l'avis conforme de la Commission de Surveillance et de la Commission départementale. La Société libre d'Émulation pour le commerce et l'industrie a mis son local à notre disposition.

Il nous reste à remercier tous ceux qui ont bien voulu nous prêter leur concours. Nous comptons 104 membres adhérents; la plupart de ceux qui, pour des raisons diverses, n'ont pu être présents aujourd'hui, nous ont écrit pour nous prier de vous exprimer leurs regrets.

Maintenant, Messieurs, notre mission est terminée. Le Congrès est réuni, et nous n'avons plus qu'à vous inviter à constituer votre bureau.

NOMINATION DES PRÉSIDENTS D'HONNEUR.

Après adoption du règlement, le Congrès procède à la nomination des présidents d'honneur. On commence par nommer les anciens maîtres auxquels l'âge et l'état de santé ne permettent plus les fatigues du voyage, MM. Baillarger, Calmeil, Delassiauve, puis M. le Dr Théophile Roussel, sénateur; M. Monod, directeur de l'Assistance publique, M. Hendlé, préfet de la Seine-Inférieure et M. Leteurtre, maire de Rouen.

CONSTITUTION DU BUREAU.

M. le professeur BALL est nommé président; MM. FALRET, MORDRET et DELAPORTE, vice-présidents. Enfin, la constitution du bureau est achevée par la nomination de M. GIRAUD, secrétaire général et de MM. DUBUISSON et COMBENALE, secrétaires de séances.

M. le professeur BALL adresse aux membres du Congrès des remerciements pour l'honneur qu'ils lui ont fait en l'appelant à la présidence du premier Congrès national de médecine mentale.

Ces Congrès annuels existent à l'étranger et donnent d'excellents résultats; l'empressement que le corps médical des asiles a mis à répondre à l'appel des organisateurs du Congrès de Rouen lui donne la certitude que ces réunions auront en France un plein succès.

M. le PRÉSIDENT offre au Congrès ses *Leçons cliniques* sur les maladies mentales, et M. le Dr FALRET offre deux volumes où il a réuni ses travaux concernant l'aliénation mentale et les asiles d'aliénés.

M. le Dr RÉGIS adresse au Congrès une lettre ayant pour objet la fixation du lieu de réunion du prochain Congrès annuel et proposant la coïncidence avec le Congrès pour l'avancement des sciences.

« Royan-les-Bains, le 3 août 1890.

« MONSIEUR LE PRÉSIDENT,

« J'ai l'honneur de vous prier de soumettre à mes collègues les réflexions suivantes, susceptibles d'entraîner une modification importante dans l'organisation du Congrès national de médecine mentale, tel qu'il fonctionne aujourd'hui pour la première fois.

« Cette modification consisterait à fixer chaque année le siège de notre Congrès au même lieu et à la même époque que le Congrès français pour l'avancement des sciences. Les avantages à retirer de cette combinaison seraient certainement considérables et chacun peut les saisir sans qu'il soit besoin d'y insister.

« Au point de vue scientifique, ce serait nous mêler au grand mouvement de la science française dans chacune de ses branches et particulièrement dans celles de la médecine générale, de l'hygiène et de
l'anthropologie, qui nous touchent de plus près; ce serait, pour nous,
la possibilité d'acquérir en toutes choses des notions nouvelles, en
même temps que le moyen d'affirmer hautement et publiquement
notre existence.

« Je passe sur les autres avantages scientifiques qu'offrirait pour
nous la proximité d'une pareille réunion de confrères et de savants.

« Au point de vue pratique, le bénéfice ne serait pas moindre.
Pour ne parler que d'un seul, je rappellerai que les membres de l'Association française pour l'avancement des sciences jouissent du retour
gratuit en chemin de fer, prérogative qui n'est certainement pas à
dédaigner. J'ajoute que les membres de la même association peuvent
disposer, grâce à elle, de logements à tout prix, y compris des logements gratuits dans les établissements publics d'instruction. Je mentionne enfin qu'ils peuvent participer, pour une cotisation relativement modique, à des excursions des plus instructives et des plus
intéressantes. Je ne veux pas, je le répète, énumérer tous les avantages que nous pourrions retirer de cette combinaison, mais ces avantages, on peut le voir, sont nombreux et réels. Je suis convaincu que
le nombre de nos adhérents et par suite le succès de nos Congrès
seraient de beaucoup augmentés par la réalisation de ce projet qui non
seulement nous amènerait la majeure partie de nos confrères spécia-
listes, mais sans doute encore quelques autres médecins, désireux de
se tenir au courant des progrès de l'aliénation mentale.

« La facilité d'exécuter ce projet serait d'autant plus grande que la
date des deux Congrès se trouve coïncider déjà, par la force naturelle
des choses; que le Congrès pour l'avancement des sciences siège
toujours dans un centre important, à proximité des asiles d'aliénés
de la région; enfin, qu'un certain nombre d'aliénistes français, pour
ne pas dire un grand nombre, font déjà partie de l'Association française pour l'avancement des sciences. Si, comme je l'espère, le
Congrès de Rouen admet la modification que j'ai l'honneur de lui
soumettre, il resterait à décider sous quelle forme pourrait se produire
cette modification.

« Le Congrès des aliénistes se bornerait-il à coexister avec celui de
l'Association, ou fusionnerait-il complètement avec cette dernière en
demandant à constituer une branche nouvelle et spéciale du groupe
des sciences naturelles? La question est délicate à résoudre, et elle

cache peut-être des difficultés administratives, qui ne permettent pas de la trancher de prime abord. Ce serait à notre bureau à en préparer, par voie diplomatique, la solution. Je me bornerai, pour ma part, à faire remarquer que la conclusion du rattachement, adoptée, je crois, dans divers pays étrangers, offrirait sans doute plus d'avantages que celle de l'autonomie.

Quoi qu'il en soit, je crois devoir soumettre ma proposition à mes collègues du Congrès, en les priant de m'excuser si je n'ai pu venir la défendre moi-même, ce que j'aurais très vivement souhaité.

« Veuillez agréez, M. le Président, etc., etc. ».

La discussion de cette proposition est remise au lendemain.

RELATIONS DE LA PARALYSIE GÉNÉRALE
ET DE LA SYPHILIS.

M. DELAPORTE, médecin-directeur de l'asile de Quatre-Mares, ouvre la discussion sur la question des relations de la syphilis et la paralysie générale.

MESSIEURS,

Il y a près d'un demi-siècle, Parchappe, alors médecin de Saint-Yon, assignait à la folie paralytique, comme causes, par ordre de fréquence : l'abus des boissons alcooliques, les revers de fortune, les chagrins domestiques et le libertinage. Depuis cette époque, de grands progrès ont été réalisés et la paralysie générale a fait l'objet de nombreux travaux, mais malgré ces savantes recherches son étiologie reste encore bien obscure.

Certaines causes, telles que l'hérédité vésanique, l'hérédité alcoolique, les tendances congestives, les traumatismes crâniens, le surmenage cérébral sous toutes ses formes, sont admises par la plupart des aliénistes.

Il en est d'autres sur lesquelles l'accord est moins parfait; telles que l'alcoolisme, le saturnisme, l'abus du mercure ou les diathèses, comme le rhumatisme et la goutte.

Mais l'influence qu'exerce la syphilis sur le développement de la paralysie générale est assurément le point sur lequel les médecins professent les opinions les plus différentes.

Les uns, comme Kielberg, en Suède, Hasland, en Danemark,

estiment que la paralysie générale vraie ne se développe jamais dans
un organisme qui n'a pas été préalablement infesté par la syphilis.

Pour eux, pas de syphilis, pas de paralysie générale !

D'autres, au contraire, avec M. Christian, pensent que la syphilis
ne joue aucun rôle dans la paralysie générale.

Entre ces opinions extrêmes, nous en trouvons de moins intransi-
geantes et de nuances très variées : pour les uns, la syphilis serait la
cause déterminante de la plupart des cas de paralysie générale; pour
d'autres, elle jouerait quelquefois le rôle de cause prédisposante, par
l'état de débilité dans lequel elle met l'organisme. Enfin, quelques
médecins admettent que dans certains cas, assez rares, les lésions,
d'abord limitées de la syphilis cérébrale, peuvent s'étendre et produire une véritable périencéphalite diffuse.

Vous vous rappelez, Messieurs, que dans le dernier Congrès de
Paris, à la suite du remarquable rapport de M. Christian, et des
observations contradictoires apportées dans la discussion de ce rapport
par M. Régis, le Congrès ne crut pas devoir adopter de conclusions;
mais que, sur la proposition de M. Ballet, il émit le vœu qu'une
Commission d'enquête internationale fût nommée pour éclairer la
question.

C'est en s'inspirant de ce vœu que les organisateurs du Congrès de
Rouen ont mis à l'ordre du jour, dans le programme de nos séances,
la question des relations de la paralysie générale et de la syphilis.

Je n'ai point l'intention d'entrer dans le débat et j'ai hâte de laisser
la parole à ceux de nos confrères qui ont fait sur ce sujet des recherches spéciales.

Cependant, Messieurs, en terminant ce court exposé, je vous demanderai la permission d'émettre, non pas un vœu, mais une simple
idée : celle de faire appel à la bonne volonté de nos confrères et de
demander à tous les médecins d'asiles d'aliénés d'établir chaque
année :

1º Une statistique spéciale des causes présumées de tous les cas de
paralysie générale qu'ils ont eus à traiter ;

2º Une seconde statistique faisant connaître la proportion de syphilitiques qu'ils ont trouvée chez les maniaques et les mélancoliques,
afin de savoir si elle diffère notablement de celle observée chez les
paralytiques.

J'écarte à dessein les déments et les idiots; les premiers, parce qu'il
est difficile de connaître leurs antécédents, et les seconds, parce qu'ils
se trouvent dans des conditions sociales particulières.

Ces statistiques seraient envoyées, chaque année, à la Société médico-psychologique, qui en ferait le dépouillement et le classement.

Je suis persuadé, Messieurs, que ces documents ainsi centralisés donneraient des indications précieuses qui viendraient s'ajouter à celles que donneront, d'autre part, la thérapeutique et surtout l'anatomie pathologique.

M. FALRET. — Un questionnaire sera prochainement envoyé aux médecins d'asile, ainsi qu'il a été décidé au dernier Congrès d'aliénation mentale.

Il y a dans ce travail un double écueil à éviter : si le questionnaire est trop court, il sera incomplet; s'il est trop long, il ne sera pas rempli.

Il faut y mentionner seulement les points principaux.

La Commission nommée à cet effet au dernier Congrès fonctionne et ne tardera pas à avoir terminé son travail.

M. le Dr DUBUISSON lit un mémoire sur les recherches qu'il a faites à l'asile de Quatre-Mares; on entend ensuite la lecture des mémoires de MM. les Drs RÉGNIER, RÉGIS, MALFILATRE, CULLERRE ET MABILLE.

RECHERCHES

sur la fréquence et l'étiologie de la paralysie générale

Par le Dr Maxime Dubuisson,

Médecin-adjoint à l'asile de Quatre-Mares.

La question des relations de la syphilis et de la paralysie générale, proposée au Congrès de Rouen, m'a amené à examiner à Quatre-Mares avec un soin tout particulier les paralytiques généraux en assez grand nombre que nous avons reçus pendant ces temps derniers.

Cet examen n'ayant pas donné de résultats bien concluants, j'ai eu l'idée de rechercher quelle avait été antérieurement la part d'influence attribuée à la syphilis dans l'étiologie de la paralysie générale.

L'asile de Quatre-Mares est, je crois, un des mieux partagés sous le rapport des documents cliniques. Toutes les observations des malades sont conservées et reliées chaque année et forment une collection très intéressante pour les recherches médicales.

Je dois dire que, dans ce même asile, en 1880, pendant un intérim d'adjoint, sous la direction du bien cher et bien regretté Dr Foville, j'avais déjà étudié cette question, qui avait été récemment soulevée. J'étais arrivé, à cette époque, à ne trouver que la faible proportion de 6 à 7 syphilitiques pour 100 paralysés généraux.

Il faut reconnaître qu'il est difficile d'obtenir des renseignements précis sur la diathèse syphilitique : les malades sont peu aptes à les donner; les familles ne peuvent pas ou ne veulent pas les fournir ; les traces persistantes et appréciables de la syphilis sont peu faciles à reconnaître et elles n'existent pas toujours. On ne peut pas dire cependant que l'attention n'ait pas été appelée de ce côté.

Aujourd'hui, plus que jamais, la question est à l'ordre du jour, et si les documents anciens ne donnent pas de chiffres bien favorables à la théorie tendant à considérer la paralysie générale comme une manifestation de la diathèse syphilitique, il n'en est pas moins vrai que la syphilis est assez souvent signalée parmi les causes de la paralysie générale; il est probable qu'avec une observation plus spécialement dirigée vers ce but on arrivera à la rencontrer plus fréquemment.

Un certain nombre de médecins d'asiles regardent comme une coïncidence l'existence simultanée de la syphilis et de la paralysie générale; la question n'est pas encore résolue, aussi l'obscurité qui l'entoure doit-elle stimuler le zèle des observateurs dans le but de l'éclaircir.

En recherchant les causes de la paralysie générale, j'en ai tout naturellement relevé la fréquence et j'ai trouvé des chiffres contraires à ma conviction; je crois que la paralysie générale augmente de plus en plus.

Il est vrai que les chiffres ne prouvent pas tout, et qu'en étudiant attentivement les faits, je suis arrivé à cette constatation que j'avais déjà faite ailleurs, et que d'autres ont faite aussi : la paralysie générale a été regardée autrefois comme une complication, un mode de terminaison de la folie, et un grand nombre de déments passaient pour des paralytiques généraux; aussi, dans les causes des décès anciens, est-il rare de rencontrer le ramollissement cérébral.

En prenant, par exemple, les paralytiques décédés dans une année, j'ai trouvé le chiffre 46, et en cherchant les diagnostics dans les certificats et les observations, je n'ai rencontré que 28 paralytiques généraux portés comme tels au début de leur admission. Tous les autres malades entrés comme maniaques ou lypémaniaques ne seraient devenus paralytiques que plus tard. Cette transformation est possible, mais on ne l'observe pas dans une telle proportion; aussi, malgré les chiffres, je crois que la paralysie générale augmente; j'ai constaté cette augmentation d'une manière bien nette à l'asile de Leyme, où j'ai soigné pendant 8 ans les aliénés des départements du Lot et de la Dordogne.

La principale cause de cette augmentation est, à mon avis, l'alcoolisme; l'étiologie de la paralysie, chez les femmes que j'ai observées, semble bien le prouver; toutes celles qui ont été atteintes avaient fait des excès de boisson.

Voici, d'ailleurs, les résultats de mes recherches à l'asile de Quatre-Mares depuis 1853 jusqu'en 1889.

Malades entrés. 6.222
Paralysie générale. 1.574

Les causes présumées de la paralysie générale ont été les suivantes :

Alcoolisme	745
Hérédité vésanique	290
Surmenage	207
Syphilis	52
Traumatisme	44
Hérédité et alcoolisme réunis . . . . , .	128

On peut voir dans le tableau statistique ci-contre les chiffres représentant, année par année, la fréquence et les causes principales de la paralysie générale.

Je ferai remarquer que la syphilis s'est trouvée signalée 3o fois seulement dans les antécédents des autres formes de folie : manie et lypémanie, épilepsie et démence. Son action est donc prédominante dans la paralysie générale, puisque sur 82 aliénés syphilitiques on trouve 52 paralytiques généraux.

Pendant l'année 1889, 55 paralysés généraux ont été admis à l'asile de Quatre-Mares; sur ce nombre, il y avait 3 cas de syphilis certaine et 2 cas douteux.

Si les chiffres ci-dessus ne sont pas concluants pour la syphilis, ils me paraissent avoir une importance considérable pour l'alcoolisme et le traumatisme qu'on n'est peut-être pas habitué à considérer comme une cause fréquente de paralysie générale.

On peut objecter que l'alcoolisme est une manifestation de la paralysie générale, mais ce symptôme n'est pas constant, et quand j'ai pris des renseignements sur les habitudes alcooliques des malades que j'ai observés, j'ai appris que ces habitudes étaient anciennes, très anciennes même, et qu'elles ne pouvaient pas être considérées comme un symptôme d'une maladie à évolution aussi rapide que la paralysie générale.

A l'asile de Leyme, où j'étais plus qu'ici en relation avec les familles des malades et où la paralysie générale était rare, j'ai rencontré dans les mêmes proportions qu'en Normandie les antécédents alcooliques dans la paralysie générale.

Voici comment je classerais les causes de la paralysie générale d'après leur importance et leur fréquence : alcoolisme, hérédité, surmenage, syphilis et traumatisme.

Pour rendre plus sensibles ces données multiples, je les avais représentées sur un tableau graphique par des courbes de différentes couleurs. On voyait le rapport constant des deux courbes, représen-

ASILE DE QUATRE-MARES

Fréquence et Etiologie de la paralysie générale de 1853 à 1889.

Malades entrés : 6222.

ANNÉES	NOMBRE de PARALYTIQUES	CAUSES				
		Excès alcooliques	Hérédité vésanique	Surmenage cérébral	Syphilis	Traumatisme
1853	44	13	7	6	1	3
1854	45	16	8	2	1	3
1855	46	11	10	7	2	3
1856	37	12	5	3	1	1
1857	47	18	3	5	1	1
1858	51	24	7	3		1
1859	35	17	9	7	1	1
1860	40	20	8	7	3	1
1861	42	25	4	4	1	1
1862	33	16	11	8	2	2
1863	36	16	6	6	4	2
1864	36	14	6	5	4	2
1865	43	24	9	6		2
1866	40	18	12	9	3	2
1867	22	8	5	6	3	1
1868	52	33	17	10		2
1869	44	28	16	6	2	2
1870	48	35	15	10	1	
1871	45	27	13	8	1	
1872	42	20	12	7	2	
1873	48	17	7	4	1	3
1874	41	17	11	4	1	
1875	45	19	10	6	3	2
1876	68	31	13	5	3	
1877	42	25	2	2	3	
1878	55	22	11	3	3	2
1879	51	31	11	4	3	2
1880	51	18	7	2	3	2
1881	56	34	9	6	1	
1882	23	10	8	5		
1883	24	9	3	5	3	
1884	37	18	3	6	3	2
1885	44	27	3	6		2
1886	35	13	4	6		1
1887	36	14	1	6	2	
1888	35	15	3	5	2	
1889	55	34	2	4	2	1
Totaux.	1.574	745	290	207	52	44

tant, l'une la paralysie générale, l'autre l'acoolisme considéré comme cause de cette affection. (*Voir ci-contre le tableau graphique.*)

D'autres causes, telles que les congestions cérébrales (42), les excès vénériens (95), la fièvre typhoïde, les affections de la moëlle, le saturnisme et les revers de toutes sortes (401), sont souvent signalées.

L'esprit est certainement peu satisfait de voir une maladie aussi bien caractérisée que la paralysie générale attribuée à tant de causes diverses.

En attendant que la cause unique soit connue on peut expliquer peut-être l'influence de ces causes multiples : pour que celles-ci produisent leurs fruits, il leur faut, comme à toutes les graines bonnes ou mauvaises, un terrain et une saison propices. La saison est constituée par l'époque où nous vivons, le terrain est préparé par l'hérédité vésanique et congestive, et peut-être aussi par une sorte d'accumulation héréditaire due à l'alcoolisme, au surmenage et même à la syphilis transmise aux descendants.

Ceux chez lesquels ces prédispositions n'ont pas d'influence, comme certains individus ou même les habitants de certaines contrées qui font un usage immodéré d'alcool, sont des gens qui ne vivent pas de la vie cérébrale qui tend aujourd'hui à se généraliser de plus en plus.

Je signalerai en terminant une remarque que j'ai faite dans mes recherches, c'est la rareté du suicide chez les paralytiques; en effet, dans un nombre aussi grand, un seul s'est suicidé par pendaison ; les quelques tentatives faites par les autres malades ont toutes échoué à cause de l'inhabileté qu'amène la paralysie générale.

Fréquence et Étiologie de la Paralysie générale à l'Asile de Quatremares de 1853 à 1889,

par le Dr. Moubuisson

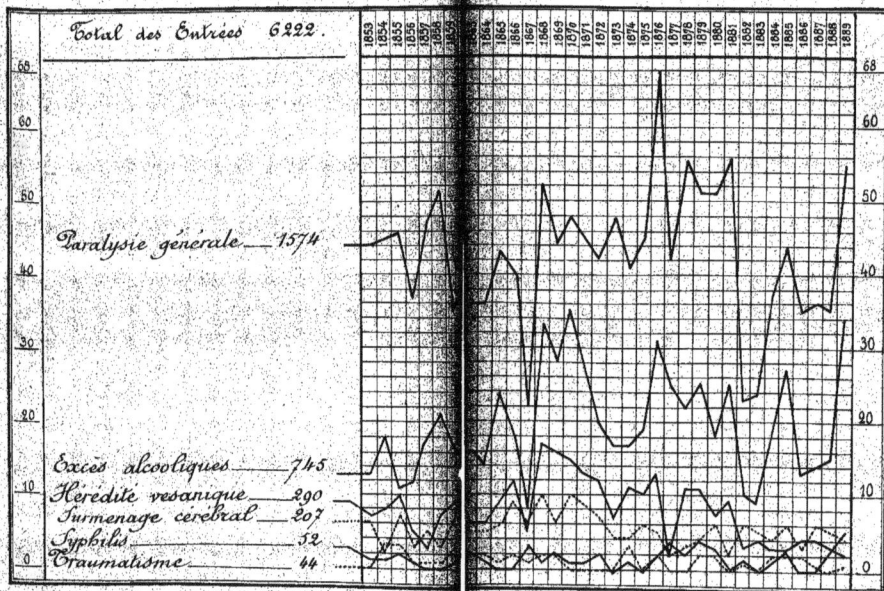

Total des Entrées   6222.

Paralysie générale ___ 1574

Excès alcooliques ___ 745
Hérédité vesanique ___ 290
Surmenage cérébral ___ 207
Syphilis ___ 52
Traumatisme ___ 44

RAPPORTS DE LA SYPHILIS

ET DE LA PARALYSIE GÉNÉRALE.

Communication faite au Congrès de Rouen par le D^r L .R. Regnier, ancien interne des Hôpitaux de Paris, lauréat de l'Académie de médecine de Paris, lauréat de l'Institut Lombard, des Sciences et des Lettres de Milan.

MESSIEURS,

Dans la question des rapports de la syphilis avec la paralysie générale, il y a deux ordres de choses à distinguer, si on veut parvenir à faire la lumière et s'entendre enfin sur ce point encore si contesté aujourd'hui de pathologie mentale : 1° fixer les analogies et les différences qui existent entre les manifestations cérébrales de la syphilis et la paralysie générale des aliénés; 2° rechercher l'influence de la syphilis sur la genèse et l'évolution de la méningo-encéphalite chronique diffuse.

Dans un mémoire présenté en 1888 à l'Académie de médecine de Paris (mémoire récompensé par le prix Falret), j'ai établi, en m'appuyant sur l'étude des documents antérieurement publiés, que la syphilis cérébrale et la paralysie générale doivent être considérées comme deux affections distinctes anatomiquement, bien qu'elles offrent cliniquement certaines ressemblances dues au siége plutôt qu'à la nature des lésions qui sont toujours indépendantes les unes des autres, sans influence réciproque démontrable, même dans le cas où les deux maladies coexistent, ce qui est loin d'être rare.

C'est en grande partie à la possibilité de cette coexistence, trop souvent laissée dans l'ombre, ou injustement reléguée au second plan, qu'est due, je crois, la divergence des opinions relatives à la question qui nous occupe; car c'est précisément sur des faits où cette coïncidence a eu lieu qu'un certain nombre d'auteurs se sont appuyés pour admettre la possibilité de la production de la paralysie générale par l'action de la syphilis sur le système nerveux central ou sur les vaisseaux qui le parcourent.

Examinons donc seulement cet ordre de faits : les beaux travaux de MM. Mauriac, Fournier, Lancereaux, le mémoire plus récent de MM. Gilbert et Lion, les nombreuses observations publiées depuis une vingtaine d'années, tant en France qu'à l'étranger, rendent inutile une nouvelle description des manifestations cérébrales ou cérébro-spinales de la syphilis dont le tableau est, on peut le dire sans crainte, aujourd'hui définitivement fixé. Quelles que soient en certaines circonstances les difficultés du diagnostic, il n'en est pas moins certain que pour tous ceux qui s'occupent aujourd'hui de l'une ou l'autre de ces affections, il y a toujours une distinction à établir entre la paralysie générale et la syphilis cérébrale; distinction dont la nécessité est si évidente qu'elle est implicitement reconnue même par les plus ardents partisans de l'action de la syphilis sur la paralysie générale.

Voici donc un point bien démontré : la syphilis cérébrale est distincte de la paralysie générale, sinon par ses symptômes, du moins par sa marche, son pronostic, les lésions anatomiques qui la caractérisent et le traitement qu'il convient de lui appliquer.

Reste à déterminer l'action hypothétique de la syphilis sur l'apparition et l'évolution de la paralysie générale.

Il n'existe pas actuellement d'observation qui établisse d'une façon certaine que la syphilis, *à elle seule*, peut engendrer la paralysie générale, soit par action directe sur l'encéphale, soit par irritation de voisinage amenant secondairement la méningo-péri-encéphalite chronique diffuse. Les partisans de l'intervention de la syphilis reconnaissent eux-mêmes qu'elle est toujours associée à d'autres causes productrices sur lesquelles ils lui accordent, sans qu'on puisse bien se rendre compte du pourquoi, une supériorité d'action considérable.

Il existe d'autre part un grand nombre de faits démontrant que la paralysie générale peut se produire, *en dehors de toute influence spécifique*, par l'action de l'hérédité, de l'alcoolisme, de l'absinthisme, de l'arthitisme, des excès ou des chagrins, plusieurs de ces causes se trouvant souvent réunies chez le même malade.

Les cas publiés comme exemple de paralysie générale syphilitique, qu'on trouvera exposés et discutés dans un mémoire spécialement consacré à cette étude (*Archivesde neurologie*, 11e fascicule 1891, Lecros-

nier et Babé, éditeurs, 1891), ces cas dis-je, au moins ceux qui se sont
terminés par des autopsies ou ceux dans lesquels le traitement spécifique a donné un succès complet (les seuls en somme qui permettent
de baser un jugement ferme), peuvent se diviser en 3 catégories :
1° ceux dans lesquels les seules lésions constatées à l'autopsie étaient
des lésions spécifiques. Ce sont des cas de syphilis cérébrale non diagnostiquée. On ne peut les invoquer en faveur de l'origine spécifique
de la paralysie générale ; 2° ceux où des malades syphilitiques présentant des symptômes de démence paralytique ont été soumis au traitement spécifique sans résultat et n'ont présenté que des lésions de paralysie générale. Ceux-ci sont, à notre avis, des cas de paralysie générale
vraie, dans la production desquels l'action de la syphilis est hypothétique et non démontrée; 3° les cas dans lesquels certains symptômes
ont été améliorés par le traitement spécifique, mais où les malades ont
cependant succombé plus tard aux progrès de leur mal et chez lesquels
on a trouvé, à l'autopsie, des lésions de paralysie générale et des traces
ou des lésions présentes de syphilis, coïncidant avec celles de la
démence paralytique, mais sans rapports de contiguïté ou de continuité
avec elles, permettant d'affirmer qu'elles fussent secondaires les unes
aux autres.

Ces derniers sont les plus intéressants et les plus instructifs.
M. Régis, qui les signale comme appartenant à la paralysie générale
d'origine syphilitique, fait remarquer qu'on y observe certains troubles
nerveux variés réalisant parfois l'ensemble du tabes ou de l'irritation
spinale ou la paralysie des nerfs moteurs de l'œil et en particulier celle
de la 3e paire. M. Christian, qui insiste sur l'importance de l'apparition de ces phénomènes à la période *prédélirante prodomique* de la
paralysie générale, déclare qu'il ne s'agit pas là d'accidents syphilitiques.

Je ne puis partager cette opinion. Plusieurs autopsies ont, en effet,
nettement établi l'origine spécifique de ces troubles quand ils apparaissent chez des paralytiques généraux. Les lésions qu'on peut incri-
miner comme causes productrices de ces symptômes sont des lésions
syphilitiques identiques à celles qu'on rencontre avec la même évolution clinique dans le cas de syphilis cérébrale.

Cela prouve-t-il d'ailleurs que la paralysie générale concomitante
soit aussi d'origine syphilitique? En aucune façon ; cela prouve
simplement que des accidents cérébraux syphilitiques peuvent coïncider
avec la paralysie générale. On a vu aussi, dans certaines autopsies,
l'artérite syphilitique coïncider avec l'athérôme sans en modifier ni

les caractères ni l'évolution. Et il n'y a pas de raisons pour que les lésions syphilitiques du système nerveux ne se rencontrent pas chez les fous paralytiques au même titre que les éruptions cutanées tertiaires, les gommes et les lésions viscérales qu'on rencontre dans d'autres organes que le système nerveux, le foie par exemple, chez des malades atteints à la fois de syphilis et de paralysie générale.

M. Régis prétend que la paralysie générale est exceptionnelle dans les milieux où la syphilis fait défaut, qu'elle est rare aussi, dans certains pays du Nord, où l'alcoolisme compte de nombreux adeptes. Il en est de même dans les milieux où la syphilis pullule, car elle est rare chez les Arabes, chez lesquels la vérole est presque générale, et chez les nègres, la démence paralytique, autrefois inconnue, devient d'autant plus fréquente depuis qu'ils se livrent davantage à l'alcool.

D'ailleurs, ainsi que nous l'avons déjà dit, la syphilis, même lorsqu'elle a une action sur l'apparition et le développement de la paralysie générale, n'est jamais seule en cause. Elle est toujours unie soit à l'hérédité, soit à l'alcoolisme, soit aux excès vénériens ou aux chagrins, ainsi que le démontrent les quelques observations suivantes extraites de notre statistique :

F., Augustin, *cordonnier.* — Mère s'est jetée par la fenêtre. — Bon ouvrier, mais boit de l'alcool et de l'absinthe. A eu 12 enfants, tous morts en bas âge, moins un qui a succombé à la variole.

C. Constant, *charretier.* — Grands parents inconnus ; père mort à 71 ans. Un frère buveur ; lui-même boit de l'absinthe ; 5 enfants, 2 à bec de lièvre, 1 anencéphale, 1 mort-né. — Pas d'enfants depuis la syphilis.

C., Charles, *31 ans.* — Grand'mère paternelle morte à 83 ans dans un asile. Grand-père paternel mort à 78 ans, alcoolique renforcé. Père mort de paralysie générale à forme méchante très active, très ambitieuse.

Le malade n'a pas fait d'excès. Fièvre typhoïde il y a 8 ans.

Paralysie générale ; idées de persécution et de grandeur. Légers ictus, mais pas d'attaques franches. Hypochondrie.

C. Alexandre, *46 ans.* — Père mort à 68 ans ; mère vivante, paralysée. Syphilis en 1879. Excès de boisson, surtout de vin ; ancien ouvrier.

C. de B., *négociant.* — Grand-père et père morts d'apoplexie. — Fièvre typhoïde dans le jeune âge.

V., Félix. — Mère morte de cancer de l'estomac. — Père d'une bronchite. 9 enfants, 7 morts en bas âge, pas d'excès d'alcool; pas d'excès de travail.

V., Charles, *32 ans, sculpteur*. — Grand-père maternel, mort vésanique. Père mort à Bicêtre. Un oncle maternel s'est suicidé.

On sait d'autre part que ces causes suffisent à elles seules à produire la paralysie générale. Mais on rencontre aussi l'alcoolisme, les chagrins et les excès dans des cas de syphilis cérébrale pure, nettement constatée à l'autopsie.

Pourquoi ces mêmes causes produisent-elles des résultats si différents chez des sujets également syphilitiques? Pourquoi l'un aura-t-il une paralysie générale, tandis que l'autre sera atteint de syphilis cérébrale?

Il y a une raison d'être à cet état de choses. C'est qu'en même temps que la syphilis, dont l'action est contestable, on retrouve chez les paralytiques généraux deux causes dont l'efficacité est encore considérée comme capitale : *l'hérédité* et *l'alcoolisme* des ascendants tantôt réunis, tantôt séparés. Chez le malade atteint de syphilis cérébrale il n'y a pas d'hérédité vésanique proprement dite. Il peut y avoir une certaine prédisposition aux accidents nerveux, mais ce n'est pas la même chose. Lorsque l'hérédité vésanique existe, des accidents syphilitiques cérébraux peuvent aussi se développer; mais s'il existe en même temps de la paralysie générale, ces accidents ne sont qu'une coïncidence, facile à comprendre, d'ailleurs, car il n'est nullement surprenant que la syphilis agisse sur un cerveau prédisposé, en même temps, autant et autrement qu'une autre cause d'irritation. Il se produit, en cette circonstance, ce qui se produit chez les artério-scléreux, dont les vaisseaux peuvent présenter et présentent quelquefois, nous l'avons vu, les lésions de l'athérôme et celles de l'artérite syphilitique.

C'est à l'hérédité congestive, paralytique ou alcoolique que le syphilitique est redevable d'une vraie paralysie générale. La coexistence d'accidents syphilitiques n'implique pas une action de la spécificité, car on peut assister à la guérison des manifestations de la vérole, tandis que la paralysie générale continue sa marche progressive, et on a vu aussi l'encéphalopathie spécifique éclater pendant une rémission de la folie paralytique.

Anatomiquement les deux affections ne sont pas moins distinctes. Dans le cerveau comme ailleurs, les lésions spécifiques ont une structure propre, et de plus elles présentent ce caractère qu'elles sont toujours localisées en foyers. Ceux-ci peuvent être multiples, dissé-

28

minés, plus ou moins étendus, mais quels que soient le nombre et
l'importance des lésions, elles ne sont jamais diffuses, et la diffusion
est, nous avons à peine besoin de le dire, le caractère dominant, pri-
mordial, caractéristique, des altérations qu'on s'accorde encore
aujourd'hui à regarder comme celles de la paralysie générale. Il
existe aussi des observations, données comme exemple de paralysie
générale syphilitique, où on ne trouve que des altérations communes,
sans caractère qui permette de les attribuer à la syphilis plutôt qu'à
une des autres causes coexistantes (arthritisme, diathèse congestive,
etc.). Mendel et certains auteurs expliquent ces faits qui condamnent
leur opinon en disant que, à l'instar d'autres causes, la syphilis aurait
aussi pour effet d'altérer les parois des vaisseaux. Mais Wesphall fait
avec raison remarquer qu'en ces cas rien ne permet de distinguer les
altérations de nature spécifique de celles qui ne le sont pas, tandis que,
quand il s'agit d'artérite nettement syphilitique, les lésions sont parfaitement reconnaissables et distinctes de celles des autres inflammations. De plus, on n'observe pas consécutivement à l'artérite spécifique les altérations considérées encore aujourd'hui, faute de mieux,
comme carastéristiques de la paralysie générale. D'ailleurs il ne faudrait pas conclure du fait que le microscope décèle des lésions
morphologiquement analogues, que celles-ci sont dues à une cause
unique et toujours la même. Ce qui prouve bien que les lésions
syphilitiques et celles de la paralysie générale sont d'une nature
différente, c'est que dans le cas où elles coïncident elles restent indépendantes les unes des autres et que les altérations spécifiques ne
perdent jamais les caractères qui permettent toujours à un œil exercé
de les reconnaître.

Nous maintenons donc nos conclusions de 1888, et il reste établi
pour nous que, pas plus au point de vue anatomique qu'au point de
vue étiologique, la syphilis cérébrale et la démence paralytique ne
présentent aucun lien qui les unisse.

Y a-t-il à côté de cela une paralysie générale syphilitique, ne
différant pas par ses altérations de la vraie paralysie générale, mais
revêtant cependant une allure clinique particulière, qui dans certains
cas permettrait de la reconnaître? La syphilis peut-elle être dans certaines circonstances une cause de vraie paralysie générale? Pour ce
qui concerne la première question, les avis sont encore très partagés.
D'après Hurd, on peut distinguer trois groupes de lésions syphilitiques, reproduisant d'une manière plus ou moins prononcée l'ensemble de la paralysie générale :

1° *Les lésions en foyer* (syphilomes, tumeurs gommeuses) qui agissent par *compression* et *inflammation* du tissu cérébral environnant;

2° *Les altérations spécifiques des artères cérébrales.* Ces lésions aboutissent, le plus souvent, au ramollissement cérébral, mais elles peuvent donner lieu, suivant leur localisation et leur dissémination, à des attaques convulsives, à des accès d'agitation maniaque, à l'affaissement intellectuel, à la démence pouvant simuler la paralysie générale;

3° La syphilis cérébrale à forme congestive, dans laquelle on rencontre dans les centres psycho-moteurs des lésions qui ne diffèrent en rien de celles de la paralysie générale véritable.

A notre avis le caractère spécifique de cette forme n'est pas suffisamment démontré, justement en raison de l'absence de tout caractère spécifique des lésions dans des observations où la syphilis n'est pas la seule cause à laquelle on puisse imputer la maladie.

S'il n'y a pas d'altérations spécifiques, comment alors, chez un individu qui est à la fois syphilitique, congestif et alcoolique, comment pourrez-vous affirmer l'origine syphilitique des lésions; l'affirmation dépend en cette circonstance d'une vue de l'esprit, les faits ne peuvent l'appuyer.

Il ne faut pas oublier ce fait que lorsqu'on peut saisir nettement l'action de la syphilis sur le système nerveux, c'est par des *lésions spécifiques* qu'elle se révèle et que si ces lésions peuvent, à leur tour, engendrer des altérations secondaires, le processus spécifique qui leur a donné naissance est toujours appréciable, soit qu'il persiste à l'état de gomme, soit qu'il n'ait laissé qu'une cicatrice d'un caractère indubitable.

L'existence d'une paralysie générale syphilitique distincte de la vraie paralysie générale nous semble indémontrable dans l'état actuel de nos connaissances.

Mais reste la troisième question. La syphilis peut-elle être comptée au nombre des causes de la paralysie générale, et, dans ce cas, quel est son mode d'action : est-elle déterminante ou prédisposante, directe ou occasionnelle?

Nous voici loin déjà de la paralysie générale syphilitique, car ce n'est plus un rôle pathogénique que la syphilis occupe dans cette interprétation. C'est simplement un rôle étiologique, en quelque sorte épisodique qu'elle va remplir. A elle seule, nous l'avons vu, elle est incapable de créer de toutes pièces la paralysie générale. Sur son action les théories varient : pour Savage, elle serait multiple; tantôt elle modifierait directement l'organisation, tantôt elle frapperait indirectement, portant le malade à l'inquiétude, au chagrin, à une sorte d'émotion persistante et pénible, et pourrait être considérée comme la véritable cause de la maladie. Somme toute, l'action de la syphilis se trouve réduite à celle des autres causes morales.

Mais supposons que la première hypothèse de Savage soit vraie et que la syphilis cérébrale produise dans l'organisme une modification directe capable de déterminer l'apparition de la paralysie générale : quelle est la fréquence de la syphilis dans les antécédents des paraly-tiques généraux? Sur ce point les opinions varient à l'infini d'une manière incompréhensible. Mendel déclare que 76 % de ses malades avaient des tares spécifiques. M. Régis, dans une statistique portant sur 318 malades, arrive à des résultats analogues et mêmes supérieurs, car il conclut à 78, à 80 % de syphilitiques.

Malheureusement sa statistique ne comporte aucune autopsie; grave objection, car combien se trouve-t-il parmi ces paralysies géné-rales de syphilis cérébrales méconnues? Le second reproche qu'on peut lui adresser est de ne pas donner de renseignements sur la coexis-tence possible d'autres causes capables d'engendrer la méningo-périen-céphalite chronique diffuse. La statistique est absolument muette sous le rapport de l'hérédité congestive, paralytique ou nerveuse, aussi bien que sous celui de l'alcoolisme et des causes morales autres que la syphilis. Il est impossible de s'entendre sur un tableau dont on modifie à ce point les ombres et les lumières. Il y a 78 % et 80 % de syphilitiques, je ne le contesterai pas; mais parmi ces syphilitiques combien de prédisposés? et puis, quelles sont les vraies paralysies générales, celles qu'a consacrées l'autopsie?

Il me semble par conséquent qu'on doit, jusqu'à plus amples ren-seignements, tenir pour douteux, au moins, les résultats publiés par M. Régis comme n'étant pas étayés sur des preuves suffisantes et surtout à cause de ce fait que les autopsies manquent totalement et qu'il n'est pas tenu compte des causes de paralysie générale autres que la syphilis.

M. Christian, qui a recherché la syphilis chez ses déments paraly-tiques, n'arrive qu'à la proportion de 15 %.

J'ai soigneusement analysé sous ce rapport les observations de 179 paralytiques généraux (125 hommes et 54 femmes, que je dois à la bienveillance de M. le Dr Magnan). Chez tous j'ai recherché la syphilis : 1° par l'interrogatoire des malades et des membres de la

famille ou des amis intimes sachant quelque chose du passé pathologique du malade; 2° par l'examen complet de celui-ci et la recherche
attentive de toutes les traces que peut laisser la vérole (cicatrices de
chancres ou de gommes, exostoses des tibias, indurations ganglionnaires, éruptions, macules, etc.).

Ces recherches m'ont donné les résultats suivants :

	CHEZ LES 125 HOMMES :	CHEZ LES 54 FEMMES :
Syphilis certaine.	13 fois	. . . . . 3 fois
— probable	16 —	. . . . . 7 —
— possible. . . .	15 —	. . . . . 0 —
— douteuse.	2 —	. . . . . 0 —
— certainement absente	9 —	. . . . . 0 —
— niée et n'ayant pas laissé de traces. .	13 —	. . . . . 2 —
— niée, bien que certaines traces permettent d'en soupçonner la présence.	2 —	. . . . . 0 —

Ce n'est donc que 16 fois sur 179 malades qu'il nous est possible
d'affirmer la syphilis. En ajoutant à ces chiffres les cas de syphilis
probable nous arriverons à un total de 55 cas. Mais je crois que faire
entrer ainsi en ligne de compte des résultats douteux ou incomplets ne
servira qu'à prolonger les incertitudes qui règnent encore aujour-
d'hui. Le fait certain, c'est que 16 fois la syphilis est certaine; mais
elle manque non moins certainement dans 26 cas.

Même en admettant que les chiffres de MM. Mendel et Régis sont
ceux qui se rapprochent le plus de la vérité, la simple constatation de
l'existence de l'infection spécifique dans les antécédents d'un paralytique général ne suffit pas pour qu'il nous soit permis d'affirmer
qu'elle a joué un rôle quelconque dans le développement de la
maladie. Il faut, avant d'invoquer l'action de la syphilis, établir
d'abord : 1° que la syphilis a été prise antérieurement à tous les
symptômes de paralysie générale; 2° rechercher à combien d'années
remonte la syphilisation; 3° de combien de temps elle a précédé
l'apparition des accidents paralytiques. Chacune de ces notions est
d'un intérêt capital dans la question qu'il s'agit de trancher.

Il est important, en effet, de déterminer la préexistence de l'une ou l'autre maladie. Il arrive quelquefois, peut-être même plus fréquemment qu'on ne le pense, qu'au début de la paralysie générale, le malade se livrant à des excès de tout genre et déjà sans une conscience absolue de ses actes prenne la syphilis. Le trouble mental existe, mais pas assez marqué pour que le malade consulte; la bonne opinion qu'il a alors de lui-même, de sa santé, son ambition naissante, les beaux projets qu'il nourrit l'éloignent encore du médecin. S'il consulte, c'est pour la syphilis naissante; mais alors le dérangement intellectuel passe le plus souvent inaperçu. Ce n'est souvent que plusieurs années après que les progrès de l'affection mentale amènent le malade devant l'aliéniste. Celui-ci scrute les antécédents, trouve la syphilis, et, s'il est partisan de la doctrine de l'étiologie syphilitique de la maladie, il ajoute un cas à sa statistique. Et cependant, dans les cas de ce genre, la syphilis ne peut et ne doit pas être incriminée.

Dans la statistique qui accompagne ce travail on trouvera deux cas de ce genre où la priorité de la paralysie générale sur la syphilis est parfaitement nette. Dans le premier cas les accidents syphilitiques sont au commencement de la période secondaire : il y a roséole, stomatite et gingivite spécifiques. *L'accident primitif* remonte *à 3 mois.* Depuis 8 mois déjà le malade présente des symptômes de dérangement intellectuel.

Chez la seconde, âgée de 42 ans, la syphilis, qui date de 6 mois, est en pleine évolution secondaire. Depuis 18 mois environ il y a des idées de satisfaction et de richesses.

Dans quelles proportions ces faits peuvent-ils se produire? Il n'est pas actuellement possible de se prononcer sur ce point. On peut dire toutefois qu'il est un certain nombre de cas où il est difficile de préciser quelle est celle des deux maladies qui a eu la priorité. Et d'ailleurs elle n'a jusqu'ici été recherchée par personne.

Dans les statistiques destinées à trancher la question, qui se feront rapidement sans doute sous l'influence de la commission d'initiative nommée au Congrès de 1889 et chargée d'élaborer un questionnaire, mention doit être faite, à mon avis, si on veut avoir des résultats qui comptent de l'époque de la syphilisation, de celle au moins où sont apparus les premiers symptômes notables (chancres ou plaques muqueuses, ou éruption spécifique) et de la date d'apparition des premiers phénomènes permettant de soupçonner l'existence de la paralysie générale. L'étude de la période de temps écoulée entre ces deux échéances fournira, j'en suis convaincu, des résultats aussi intéressants qu'inattendus.

Dans les 3 autres de nos observations où la syphilis a certainement précédé la paralysie générale, l'infection syphilitique est survenue avant les premiers signes appréciables de démence paralytique :

$$
\begin{array}{lr}
\text{de } 2 \text{ à } 5 \text{ ans.} \dots\dots\dots & 2 \text{ fois.} \\
- 6 \text{ » } 9 - \dots\dots\dots & 5 - \\
- 10 \text{ » } 15 - \dots\dots\dots & 3 - \\
- 16 \text{ » } 20 - \dots\dots\dots & 1 - \\
- 20 \text{ » } 30 - \dots\dots\dots & 1 -
\end{array}
$$

Voici d'ailleurs le tableau détaillé des dates comparées de l'apparition de la syphilis et de la paralysie générale chez nos paralytiques généraux syphilitiques.

Dates comparées de l'apparition de la syphilis et de la paralysie générale chez les paralytiques généraux syphilitiques :

Nos	Noms.	Age.	Date du début de syphilis.	Date de début de paralysie générale.	Différence.
1	X.	42 ans	1873	1887	14 ans
2	C..., Charles	31 —	1880	1884	4 —
3	C..., Alexandre	46 —	1879	1887	8 —
4	F..., Armand	37 —	1871	1885	14 —
5	P..., Victor	30 —	1881	1888	7 —
6	C. de B.	2 —	1877	1888	10 ans 1/2
7	V..., Nicolas	53 — avant 30 ans		1887	23 —
8	C..., Georges	36 —	1872	1885	13 —
9	V..., Félix	41 —	1871	1885	14 —
10	V..., Charles	32 —	1876	1885	10 ans 1/2
11	B..., Joseph	39 —	1885	1888	2 — 1/2
12	G..., Edmond	30 —	1881	1888	7 —
13	G..., Charles	41 —	1879	1885	6 —
14	G..., Eugène	32 —	1875	1888	13 —

Femmes.

| 1 | G..., Augustine | 26 ans | 1878 | 1889 | 11 ans |
| 2 | G..., Marie | 40 — | 1882 | 1888 | plus de 6 ans |

Ces faits sont malheureusement trop peu nombreux. Mais il sera facile à tous ceux qui s'occupent de cette importante question de les

multiplier par un interrogatoire attentif des malades. Ils semblent
toutefois démontrer que la paralysie générale ne se présente pas
comme un accident syphilitique précoce du système nerveux, comme
cela arrive pour d'autres manifestations nettement syphilitiques (hémi-
plégies, paralysies oculaires, épilepsie partielle, etc.). Elle survient
au contraire dans les limites classiques des accidents tertiaires.
Pourquoi donc se manifesterait-elle alors sous une autre forme anatomique que celle qui est habituelle aux lésions syphilitiques ?

Examinons maintenant un point d'une importance, à mon avis,
considérable.

Si la syphilis est une cause déterminante, importante de la paralysie générale (et il en serait ainsi pour les auteurs qui partagent les
opinions de M. Régis, puisqu'elle se rencontre dans leurs observations plus souvent que n'importe quelle autre cause), son action
doit se faire sentir de bonne heure et la maladie doit apparaître plus
tôt. C'est en effet ce qu'ils disent. Il ne semble pas en être toujours
ainsi, car chez les 16 paralytiques généraux syphilitiques qu'il nous
a été donné d'examiner nous avons trouvé que la maladie a débuté :

de 25 à 30 ans.	2 fois.
— 31 35 —	2 —
— 36 40 —	3 —
— 41 50 —	4 —
— 51 60 —	1 —

Chez les paralytiques généraux non syphilitiques qui constituent
le reste de notre statistique nous trouvons la maladie répartie au
point de vue de l'âge de la façon suivante :

	Hommes.	*Femmes.*
de 20 à 25 ans.	0	 1
— 26 30 —	11	 6
— 31 35 —	31	 11
— 36 40 —	37	 13
— 41 45 —	39	 17
— 46 50 —	19	 7
— 51 55 —	5	 1
— 56 60 —	1	 2

Chez les paralytiques généraux syphilitiques aussi bien que chez
ceux qui ont échappé à la contagion la maladie présente son maxi-

mum de 35 à 45 ans. On ne peut donc pas dire que la syphilis hâte l'apparition de la paralysie générale. En somme, à y regarder de bien près, on ne voit pas bien ce que la syphilis ajoute à l'action des autres causes qu'on retrouve toujours réunies à elle, ainsi que le montre le court tableau donné plus haut. Ce qu'il faut avant la syphilis c'est la *prédisposition*.

Nos conclusions restent identiques à celles de notre précédent travail et peuvent se résumer en ces termes :

1° La syphilis cérébrale est une affection distincte et indépendante de la paralysie générale ;

2° L'infection syphilitique n'a pas d'action démontrée sur la paralysie générale. Sa présence ne hâte ni l'apparition, ni la marche progressive de la maladie, elle est sans influence sur sa durée aussi bien que sur sa terminaison ;

3° Il n'y a pas de forme spéciale de paralysie générale à laquelle on puisse équitablement donner le nom de paralysie générale syphilitique ;

4° Des manifestations syphilitiques tertiaires du système nerveux peuvent se produire chez les paralytiques généraux, de même qu'il peut apparaître chez eux des manifestations spécifiques viscérales dans d'autres organes, soit en coïncidence avec les lésions syphilitiques des centres nerveux, soit indépendamment de toute altération encéphalique attribuable à la vérole.

Les deux affections peuvent être connexes, elles ne sont pas consécutives l'une à l'autre.

CONTRIBUTION A L'ÉTUDE

DES RAPPORTS DE LA PARALYSIE GÉNÉRALE ET DE LA SYPHILIS.

Statistique raisonnée sur 21 cas de paralysie générale

par le Dr EMMANUEL RÉGIS.

Le dernier Congrès international de médecine mentale a décidé, comme on sait, la nomination d'une commission chargée de déterminer par des enquêtes sérieuses la fréquence de la syphilis comme antécédent de paralysie générale. Avant de discuter la nature des relations qui peuvent unir l'une à l'autre les deux maladies, il convient en effet de se mettre au préalable d'accord sur un point : la réalité de ces relations.

J'ignore à quels résultats a pu arriver la Commission, si toutefois, plus heureuse que d'autres, elle est déjà arrivée à des résultats. Mais j'estime que dans une question de cette importance chacun a le devoir de fournir le contingent impartial et complet de ses propres recherches.

Il ne faudrait pas, ce me semble, beaucoup de documents de cette espèce pour parvenir en peu de temps à la vérité.

Pour ma part, j'apporte ici la statistique raisonnée des 21 cas de paralysie générale progressive que j'ai observés depuis le dernier Congrès. Numériquement, cette statistique ne présente sans doute pas une valeur considérable ; en revanche, elle est aussi exacte et aussi fidèle que possible et je puis en garantir, sans hésitation, l'authenticité. A ce titre, elle constitue un élément qui, ajouté à d'autres, peut contribuer dans une certaine mesure à l'élucidation du problème en litige.

Les paralytiques généraux, qui ont passé sous mes yeux depuis un an, sont au nombre de 21, dont 20 hommes et 1 femme.

Sur ce nombre, j'ai trouvé : 1° syphilitiques avérés, 18 (17 hommes, 1 femme) ; 2° syphilitiques douteux, 1 ; 3° non syphilitiques, 2. La proportion des cas certains est donc de 85.71 %. Dans mes recherches antérieures, j'avais trouvé cette proportion oscillant entre 70 et 76 %. La moyenne générale serait dès lors de 79.68, ou, en chiffres ronds, de 80 %. C'est exactement le chiffre donné par Mac-Dowald et, à peu de chose près, celui de Rumph (78 %) de Jespersen (77.2) Rohmell (77.2) Mendel (75) Snell (75) Reinhardt (73. 3). (Voyez Morel-Lavallée et Bélières.)

Je faisais remarquer, dans mon premier travail, que la maison de santé de X... n'avait reçu, dans un espace de plus de quarante années, que deux paralytiques femmes, et que toutes les deux étaient syphilitiques. Une troisième y a été admise depuis, c'est celle qui figure dans la statistique présente : comme les autres, elle avait eu la syphilis. Ainsi, fait important à noter, en 45 ans, un établissement privé d'aliénés n'a reçu que 3 paralytiques femmes et toutes les 3 étaient syphilitiques. J'ajoute, pour expliquer la genèse de leur infection, que la première menait une vie irrégulière, que la seconde, honnête mère de famille, avait contracté la syphilis en même temps que sa fille par une revaccination malheureuse; enfin, que la dernière l'avait reçue de son mari, dont elle s'était, depuis, divorcée.

Sur nos 18 syphilo-paralytiques, 16 avaient été atteints accidentellement de syphilis ; un seul était syphilitique de naissance. Le père et la mère de ce dernier étaient morts de syphilis des centres nerveux.

Lui-même présentait des stigmates congénitaux de dégénérescence attribuables à cette diathèse : dents d'Hutchinson, calvitie, yeux bridés, microcéphalie, etc., etc.

Chez les 17 paralytiques à syphilis acquise, l'infection remontait à une date plus ou moins éloignée variant entre 6 et 19 ans.

Chez 4 seulement cette date était inférieure à 10 ans. Chez 7, elle atteignait ou dépassait 15 ans. La moyenne, pour l'ensemble, était de 12 ans 1/2.

Presque tous nos syphilitiques avaient suivi un traitement; la femme seule n'avait rien fait contre sa syphilis, dont elle avait toujours ignoré l'existence. Quant au traitement, il n'avait guère été sérieux que chez 5 malades; chez les autres, il avait été plus ou moins sommaire. D'une façon générale, il paraît y avoir eu quelque relation entre la valeur du traitement et la date d'apparition de la paralysie générale. Chez les 5 malades sérieusement traités, le délai a été en effet de 14 ans 1/2, tandis qu'il n'a été que de 12 ans 1/2 chez les 11 traités légèrement et de 6 ans seulement, chez la femme qui n'avait suivi aucune médication.

Toutefois, il n'y a rien d'absolu dans cette relation, car le malade, chez lequel l'intervalle entre l'infection syphilitique et la paralysie générale a été le plus long (19 ans), ne s'était traité que pendant 2 mois et d'une façon tout à fait incomplète.

La plupart de nos syphilo-paralytiques ne portaient aucune trace de syphilis.

Chez quelques-uns cependant, j'ai trouvé des stigmates plus ou moins irrécusables : une fois, un ptosis complet, deux fois, des taches d'ecthyma, une fois, des exostoses crâniennes avec nécrose du nez, une fois de la glossite, plusieurs fois enfin des cicatrices au voile du palais et des poussées d'éruption spéciales. La constatation des traces de chancre m'a toujours paru des plus difficiles.

Sur nos 18 syphilo-paralytiques, 6 sont célibataires et 12 sont mariés. Parmi ceux-ci 7 n'ont pas et n'ont pas eu d'enfants.

Les 5 qui ont eu des enfants en ont eu 15, dont 12 sont vivants et 3 sont morts. Sur ces 15 enfants, 4 seulement, dont 3 vivants et 1 mort, ont présenté, à ma connaissance, des signes certains de syphilis héréditaire.

Un des malades qui se sont le plus légèrement soignés, celui précisément qui n'est devenu paralytique qu'après 19 ans de syphilis, a eu 8 enfants dont 7 sont vivants et en bonne santé, bien qu'il se soit marié 18 mois seulement après l'infection.

Les 18 syphilo-paralytiques de notre statistique donnent, comme moyenne d'âge, 37 ans 1/3. Le plus jeune a 28 ans, c'est la femme ; le syphilitique héréditaire vient après avec 33 ans. Le plus âgé a 44 ans. Le syphilitique douteux avait 45 ans. Les deux non syphilitiques avaient, l'un 64 ans, l'autre 65 ans.

Il résulte de là : 1° que dans l'ensemble de nos paralytiques généraux, les plus jeunes sont les syphilitiques; 2° que parmi les syphilo-paralytiques, les plus jeunes sont ceux également dont la syphilis a été la plus précoce. Les auteurs qui, depuis Coffin, se sont occupés de la paralysie générale, prématurée ou précoce, ont justement abouti, pour la plupart, à des conclusions analogues. Je rappellerai seulement le cas de Strumpell, d'une jeune fille de 13 ans, devenue paralytique par syphilis héréditaire, et celui que j'ai publié moi-même d'un paralytique de 17 ans, infecté de syphilis par sa nourrice.

En étudiant l'ascendance de nos syphilo-paralytiques, j'y ai retrouvé surtout comme antécédents les affections cérébrales, dont une fois la paralysie générale, et l'arthritisme. Aucun cas de vésanie ne s'y est rencontré.

Comme antécédents personnels, je n'ai pu relever chez 10 de mes malades, que la syphilis. Chez les autres, j'ai constaté avec la syphilis, l'arthritisme (3 avaient eu des hémorrhoïdes supprimées quelque temps avant l'invasion de la paralysie générale), des rhumatismes, la dysenterie, des troubles gastro-intestinaux.

Les causes dites morales (soucis d'affaires, contrariétés, chagrins de famille) n'ont joué, chez nos malades, qu'un rôle des plus secondaires. Dans un cas, la paralysie générale avait été attribuée à de mauvaises spéculations ayant abouti à la faillite. Or, il m'a été facile d'établir que la paralysie générale avait précédé d'assez longtemps les pertes d'argent et que cette cause supposée n'était en réalité qu'un effet de la maladie provoqué par la diminution du niveau mental.

Je puis en dire autant d'un autre malade qui, à la suite d'une chute grave de voiture, présenta très rapidement les signes les plus nets d'une paralysie générale. J'appris que la perturbation cérébrale existait depuis plus de 6 mois déjà, et que c'était sous l'influence de l'excitation produite par elle, que le malade se livrait aux courses les plus effrénées et les plus imprudentes. Le traumatisme avait donc été, ici encore, une simple cause d'aggravation.

2 seulement de mes malades avaient fait des excès de boisson.

Le paralytique chez lequel la syphilis est restée douteuse, était surtout un congestif. Tout ce que j'ai pu savoir sur son compte, c'est qu'il avait souffert à plusieurs reprises de l'estomac.

Quand aux 2 paralytiques non syphilitiques, c'étaient tous deux des arthritiques héréditaires, hémorrhoïdaires et congestifs.

Sur nos 18 syphilo-paralytiques, 7 sont morts à l'heure actuelle. La durée de leur maladie a varié de 8 mois à 2 ans. Chez 2, elle a revêtu la forme maniaque classique avec délire des grandeurs, et s'est terminée pour l'un très rapidement par un état aigu compliqué d'accidents gastro-intestinaux, pour l'autre plus lentement, par une série d'attaques épileptiques.

Chez un troisième, le délire expansif a été entrecoupé à plusieurs reprises par des périodes passagères de stupeur, avec mutisme et sitiophobie. La transition s'est opérée, la première fois, par de véritables crises hystériformes. Mort par accidents vésicaux et herniaires, étrangers à l'affection cérébrale. — Chez deux autres malades, la paralysie générale s'est présentée sous la forme démente simple, sans conceptions délirantes et sans rémission. L'un avait surtout des signes physiques très accusés, et en particulier un embarras énorme de la parole, des contractures, du mâchonnement, du grincement des dents, des troubles de nutrition. Il est mort cachectique, presque parcheminé. L'autre, chez lequel prédominaient les symptômes médullaires, avait long-temps été considéré comme atteint de sclérose en plaques. A une période déjà très avancée de sa maladie, il fit une tentative de suicide sans cause bien déterminée: il fut emporté quelque temps après par une attaque d'apoplexie. Le sixième malade, entré dans la paralysie générale par une série de plus en plus rapprochée de vertiges épilep-tiques, mourut au début même de sa maladie, à la suite d'attaques épileptiformes répétées et violentes.

Le septième et dernier malade décédé avait eu, l'année dernière, un accès de lypémanie avec dépression, refus d'aliments, tendance au suicide. Le délire était le délire hypocondriaque spécial (gorge et estomac bouchés, absence d'intestin, etc.). Il n'existait à ce moment aucun signe physique de paralysie générale ni aucune trace de démence. Je conclus cependant à la paralysie générale et non à la folie hypocondriaque simple en raison de l'antécédent syphilis, que j'ai donné, dans ces cas difficiles, comme un élément important de présomption.

Au bout de 2 mois, le malade, entièrement guéri de son accès, sortait de la maison de santé. Mais il y rentrait 5 mois après, sous la forme opposée de la folie paralytique, c'est-à-dire avec agitation et délire des grandeurs (Amiral de France, flotte vendue 10 milliards, etc.). Cette fois, les signes physiques (inégalité des pupilles, tremblements fibrillaires, embarras de la parole, étaient des plus manifestes. La mort survint au bout d'un mois et demi, en pleine agitation, par hémorrhagie intestinale et péritonite (au début de sa rechute, le malade avait eu du méloena).

Aucune des autopsies n'a été faite : il est très rare, comme on sait, qu'on puisse en faire dans les maisons de santé.

Chez les 11 syphilo-paralytiques vivants, la maladie est plus ou moins ancienne : elle remonte en moyenne de 1 à 2 ans. Sur le nombre, 5 présentent depuis le début la forme maniaque typique, avec délire ambitieux.

Un seul parmi eux offre une particularité importante à signaler. Conservé dans sa famille malgré l'avis des médecins, il réussit un jour à se brûler affreusement les pieds et les mains au feu de sa chambre, dans l'idée de s'embellir en les raccourcissant. Les plaies donnèrent lieu à une suppuration très abondante et très prolongée, et il y eut, en outre, perte de substance, chutes de phalanges, etc. Malgré tout, l'état resta le même, et cette complication chirurgicale fut sans influence réelle sur la maladie.

Deux autres malades ont eu, tout d'abord, un accès de folie paralytique à forme ambitieuse des plus accentuées.

Chez l'un, qui s'était cru fils de cardinal, baryton à l'Opéra, millionnaire, le délire et l'excitation ont complètement disparu et il se trouve, depuis 3 mois, en pleine rémission. Mais il est indifférent, sans volonté, sur le chemin, en un mot, de la démence, sans présenter encore toutefois des signes physiques bien nets de paralysie générale. C'est le syphilitique héréditaire (1). Chez le second, l'accès a été non moins typique, et il a dû être enfermé il y a 2 ans, dans une maison de santé de Montévidéo, où il est resté plusieurs mois, et où il a présenté tous les signes de la paralysie générale, y compris un othématome double, qui a ratatiné complètement le pavillon de ses deux oreilles. Guéri de son accès, il est venu en France, où il a été vu et soigné par notre confrère le Dr Paul Garnier, qui, au mois d'octobre 1889, lui a délivré un certificat attestant son état de santé et la possibilité pour lui de reprendre la direction de ses affaires. Je l'ai suivi, de mon côté, du mois de novembre 1889 au mois de juin 1890, et j'ai cru pouvoir lui délivrer un certificat dans le même sens. Ce malade est ce syphilitique qui, infecté à 21 ans 1/2 et soigné superficiellement pendant 2 mois, s'est marié l'année suivante et a eu 8 enfants, dont 7 sont vivants et bien portants.

C'est en outre un fils d'arthritique hémorrhoïdaire, arthritique lui-même, migraineux depuis l'âge de 15 ans, hémorrhoïdaire, dont les hémorrhoïdes supprimées 2 ans avant son accès sont redevenues fluentes au mois de mai dernier, sous l'influence d'un traitement approprié. L'examen le plus attentif, poursuivi pendant 6 mois, ne m'a décelé chez lui aucun trouble appréciable de l'intelligence ; j'ai

(1) A l'heure actuelle ce malade est en plein état d'agitation, de démence ambitieuse et de gâtisme.

42

constaté seulement un myosis absolument punctiforme et peut-être, un peu de tremblement fibrillaire de la langue, difficile à différencier de l'état normal.

Sur les quatre malades restants, nous en trouvons un qui, il y a 7 ans environ, a eu un accès de lypémanie avec délire de culpabilité et tendance au suicide. Guéri de son accès, mais resté obtus et triste, il a été pris l'année dernière d'un second accès identique, après la perte de sa femme et d'un de ses enfants, morts tous deux de complications syphilitiques. Dans l'intervalle, il avait eu une exostose crânienne et une nécrose des os du nez, ayant nécessité l'intervention chirurgicale.

Ce malade est toujours dans le même état mental, sans trace aucune de démence, mais avec quelques signes physiques de paralysie générale, d'ailleurs peu marqués (inégalité des pupilles, tremblement, légère hésitation de la parole). A la rigueur, son cas pourrait passer pour de la pseudo-paralysie générale spécifique (1).

Le neuvième malade a eu, il y a un an, un accès de lypémanie, sans délire bien marqué, caractérisé simplement par de la dépression, de l'inactivité, de l'aboulie et du découragement. Guéri au bout de 3 ou 4 mois, il est devenu peu à peu excité, et présente depuis cette époque, le tableau le plus fidèle de la dynamie ou exaltation fonctionnelle, telle qu'on l'observe au début de la paralysie générale (suractivité intellectuelle et physique, projets, inventions, achats, générosité pathologique).

Il s'y joint une certaine hésitation de la parole. Le diagnostic n'est pas encore absolument confirmé, et j'ai hésité quelque temps entre une folie à double forme simple et une folie à double forme paralytique ; mais l'antécédent syphilis et les caractères de l'excitation maniaque actuelle me font croire à l'évolution vers la paralysie générale, qui deviendra sans doute évidente, soit dans le cours de l'accès actuel, soit à la suite d'un nouvel accès.

Le dixième malade présente la forme démente simple. Toutefois, il a eu, à diverses reprises, des phases passagères de tristesse avec idées d'empoisonnement, hallucinations du goût et de l'odorat, et tendance au suicide. Actuellement, il est en pleine démence paralytique et les conceptions délirantes ont entièrement disparu.

(1) Je tiens à déclarer formellement qu'à l'exception de ce malade, chez lequel la question de syphilis cérébrale simple ou de pseudo-paralysie générale syphilitique pouvait se poser, *tous les autres étaient incontestablement atteints de paralysie générale vraie ou classique.*

Le onzième et dernier malade, bien qu'atteint depuis déjà 2 ans au moins, de paralysie générale confirmée, est absolument conscient de son état et ne présente ni délire, ni affaiblissement notable de l'intelligence. En revanche, les symptômes physiques sont chez lui très accusés. En outre de la syphilis, qui a été longtemps et convenablement soignée, c'est un arthritique héréditaire, dont les hémorrhoïdes se sont supprimées il y a 4 ou 5 ans.

Tel est le bilan des 18 cas de paralysie générale précédés de syphilis que j'ai pu observer dans le courant de l'année. Je n'ai plus qu'un mot à ajouter relativement aux trois autres.

Le malade chez lequel la syphilis était douteuse, est mort au bout de 18 mois environ. La paralysie a revêtu, chez lui, la forme purement délirante avec attaques congestives fréquentes à type épileptiforme, qui l'ont emporté rapidement.

Quant aux deux malades non syphilitiques, ils sont intéressants surtout par ce fait que l'un avait 64 ans et l'autre 65 ans, au moment de l'invasion de la paralysie générale. L'un est le fils d'un arthritique et d'une cardiaque ; arthritique lui-même, il a eu, à plusieurs reprises, dans sa vie, des accidents articulaires.

Il y a 3 ans, il a présenté tous les symptômes d'une affection de l'estomac qui a inspiré d'assez vives inquiétudes et pour laquelle il a été soumis pendant longtemps au régime lacté. Puis, brusquement, les symptômes gastriques ont disparu et ont fait place, comme par une espèce de substitution, aux symptômes cérébraux. Depuis cette époque, la paralysie générale a évolué d'une façon normale, s'accompagnant d'un délire de grandeurs tout à fait caractéristique. A plusieurs reprises, ce malade a en des attaques avec des pertes de connaissance qui, précédées de vomissements, ont affecté chez lui la forme syncopale bien plutôt que la forme congestive, et à la suite desquelles il a présenté des troubles très nets de la circulation (intermittence du pouls et du cœur, souffle aortique), plus difficiles à constater dans l'intervalle.

Le dernier malade a une histoire pour ainsi dire analogue. C'est aussi un arthritique dont un frère est mort récemment d'affection de l'estomac compliquée de troubles cérébraux. Il a également offert pendant deux ans des troubles gastriques qui ont subitement disparu pour faire place aux symptômes de la paralysie générale. Celle-ci a débuté par des accidents ataxiques accompagnés d'excitation violente et s'est manifestée ultérieurement par de la démence sans délire, de

44

l'embarras de la parole, de l'inégalité des pupilles, du tremblement. Un certain calme s'étant produit dans la maison de santé, le malade a été retiré par sa famille, mais il a dû, au bout de peu de temps, être réintégré dans un autre asile, où il est mort presque aussitôt. Il présentait, d'une façon encore plus nette que le précédent, des troubles cardiaques, caractérisés par un souffle organique au second temps et à la base, c'est-à-dire par une insuffisance aortique.

Comme on le voit, ces deux malades ont réalisé de la façon la plus nette la forme qu'on a appelée sénile ou athéromateuse de la paralysie générale, dans laquelle les troubles viscéraux, et en particulier les troubles de la circulation, font rarement défaut.

CONCLUSIONS.

Je dois résumer maintenant les résultats de cette enquête, tels qu'ils découlent des explications qui précèdent. Je le ferai sous forme de conclusions applicables seulement, bien entendu, à mes propres recherches.

1º Les 21 paralytiques généraux, dont 20 hommes et 1 femme, que j'ai observés depuis un an, se répartissent, au point de vue de la syphilis de la façon suivante : 1º syphilitiques certains, 18 ; 2º syphilitiques douteux, 1 ; 3º non syphilitiques, 2.

La proportion des cas certains est donc de 85,71 %. Dans mes précédentes recherches statistiques, j'avais trouvé cette proportion oscillant entre 70 et 76 %.

La moyenne générale serait dès lors de 79,68, ou, en chiffres ronds, de 80 % (1).

(1) Depuis la rédaction de ce travail, j'ai observé 3 nouveaux paralytiques : 1º un employé âgé de 44 ans, qui a été atteint de syphilis il y a 19 ans au régiment ; 2º un officier de 33 ans, dont le père, ancien syphilitique, a déjà subi plusieurs atteintes de ramollissement cérébral ; 3º un comptable de 46 ans, également issu d'un père cérébral et très probablement syphilitique. En classant ce dernier parmi les douteux, le total de mes 24 malades se décompose ainsi qu'il suit :

1º Syphilitiques certains, 20 (dont 18 personnels et 2 hérédités), soit   83.33 o/o
2º Syphilitiques douteux, 2 .... —   8.33 o/o
3º Non syphilitiques, 2 .... —   8.33 o/o

       99.99 o/o

Si l'on supprime les douteux du total, le résultat devient :
1º Syphilitiques certains, 20 .... --   90.90 o/o
Non syphilitiques, 2 .... —   9.09 o/o

       99.99 o/o

2° La paralysie générale est apparue en moyenne de 12 à 13 ans après l'infection. D'une façon générale, la paralysie générale survient d'autant plus tôt chez les syphilitiques que leur syphilis a été moins bien et moins longtemps traitée. Ce n'est pas là toutefois une règle absolue, et d'autres éléments individuels paraissent influer sur la date d'apparition;

3° La plupart des syphilo-paralytiques ne présentent pas de stigmates extérieurs de syphilis. Chez quelques-uns, cependant, on rencontre des traces d'accidents anciens ou récents plus ou moins pathognomoniques;

4° Si les manifestations spécifiques sont relativement rares chez les syphilo-paralytiques, il en est de même dans leur descendance, et, là encore, on ne saurait trouver d'indication absolue. Il n'est même pas rare de rencontrer des syphilo-paralytiques ayant peu ou point traité leur syphilis, qui, mariés peu après, ont eu un nombre considérable d'enfants vivants et bien portants. Toutefois, les stigmates habituels de l'hérédo-syphilis peuvent se rencontrer chez les enfants, dans les cas surtout où la paralysie générale du père s'est accompagnée des accidents de la syphilis commune ;

5° Il résulte des données relatives à l'âge que, d'une façon générale, les paralytiques syphilitiques sont plus jeunes que les paralytiques non syphilitiques et que, d'autre part, parmi les syphilo-paralytiques, les plus jeunes sont ceux dont la syphilis a été la plus précoce ;

6° Les affections cérébrales, congestives, arthritiques sont celles qui se rencontrent le plus fréquemment dans l'ascendance des syphilo-paralytiques. Eux-mêmes sont souvent aussi des arthritiques et des congestifs, moins souvent toutefois que les paralytiques non syphilitiques.

7° Toutes les formes cliniques de la paralysie générale peuvent s'observer chez les syphilo-paralytiques, depuis les formes vésaniques les plus compliquées jusqu'à la forme démente et à la forme paralytique consciente.

Les accès rémittents et circulaires paraissent être chez eux particulièrement fréquents.

NOTE

Sur le rôle étiologique des myélopathies dans la paralysie générale,

Par le Dr MALFILATRE.

La question de la coexistence des maladies de la moelle avec la paralysie générale, indiquée par Baillarger et surtout mise en lumière par les travaux de Westphal, fut mise à l'ordre du jour de la Société médico-psychologique en 1872 et 1873.

Elle donna lieu à de remarquables discussions auxquelles prirent part, notamment : Baillarger, Billod, Magnan, Falret, Bouchereau, Lunier, Voisin, Foville.

Ce dernier surtout publia, en 1873, dans les *Annales médico-psychologiques*, un très important travail sur ce sujet; il n'était alors question que des rapports du tabes avec la paralysie générale.

Plus tard, à mesure que le champ de la pathologie médullaire s'élargit et est plus complètement exploré, on voit d'autres myélopathies venir s'associer à la périencéphalite diffuse.

En 1879, Baillarger mentionne un cas de paralysie générale consécutif à une atrophie musculaire progressive.

Damaschino (1883) cite la sclérose en plaques comme coïncidant assez fréquemment avec la paralysie générale, et parle également de la coexistence de cette dernière affection avec la sclérose latérale.

La plupart des aliénistes ont admis, d'après des observations qui semblent démonstratives, une relation de cause à effet, entre le tabes et la paralysie générale.

D'autre part, la fréquence des symptômes ataxiques, survenant au cours de la périencéphalite, a fait supposer que les deux affections pourraient n'être que des modalités, variant suivant la localisation, d'une même entité morbide.

Pour ce qui concerne le mécanisme de la propagation inflammatoire de la moelle vers l'encéphale, Foville admettait une extension ascendante du processus scléreux.

Nombre de ses observations, ainsi que celles de Rey, rapportées deux ans plus tard, indiquent cependant une localisation de la sclérose des cordons postérieurs dans la région lombaire et dans la partie inférieure de la région dorsale.

Nous-même, depuis un peu plus de deux ans que nous sommes à l'asile de Bailleul, où entrent une moyenne de 20 paralytiques générales par an, nous avons pu observer deux cas de tabes chez ce genre de malades.

L'une d'elles est morte, et nous avons trouvé, en plus de lésions encéphaliques, types de la paralysie générale, une sclérose très nette des cordons postérieurs, dans la moelle lombaire et dorsale ; la moelle cervicale, au contraire, était absolument intacte.

Si la propagation vers l'encéphale se fait directement, par continuité, elle paraît donc, au moins dans certains cas, ne pas emprunter la voie des cordons blancs.

Mais, que ce soit la substance grise, les méninges, pie-mère ou plutôt arachnoïde qui servent de fils conducteurs à la sclérose, ou bien que le mécanisme de propagation soit tout différent et encore inconnu, il n'en paraît pas moins démontré qu'un certain nombre de myélopathies prédisposent à la paralysie générale.

Pour appuyer cette proposition, nous rapporterons 3 cas observés à l'asile de Bailleul et dans chacun desquels une lésion médullaire, non tabétique, a été suivie du développement de la périencéphalite diffuse.

Observation n° 1.

B....., femme F....., chanteuse ambulante, âgée de 28 ans 1/2, fille naturelle, entre à l'asile de Bailleul le 9 février 1888 avec les renseignements suivants, fournis par le mari : point d'aliénés dans la famille.

Mariée depuis 4 ans, elle n'a pas eu d'enfants. Le début de l'affection actuelle remonterait à la fin d'octobre 1887, c'est-à-dire à 3 mois 1/2. Elle avait perdu l'appétit, s'imaginait toujours que ses cheveux tombaient, pleurait, crachait continuellement et criait à son mari : « Tu n'auras qu'un seul nom ; c'est empoisonneur de cheveux de femme ». Un jour, elle coupa ses tresses avec des ciseaux, ce qui ne l'empêcha pas de répéter ensuite : « Mes cheveux tombent. » Elle poussait souvent la nuit des cris déchirants. Bientôt, elle resta constamment alitée, gardant de préférence la position assise. Son mari était obligé de la faire manger et de la nettoyer ; elle était gâteuse. Elle lui adressait de grossières insultes. Les renseignements de la mairie portent en outre qu'elle aurait eu des *convulsions*. Cécité.

Le certificat de 24 heures, signé du Dr Belle, porte : « Lypémanie avec idées de persécution. » Le certificat de quinzaine, fait par le Dr Lemoine, indique : « Lypémanie avec idées vagues de persécution. Hallucinations de la sensibilité générale ; gâtisme. »

Un mois plus tard, à la fin de mars, on signale l'affaiblissement progressif et un embarras très marqué de la parole.

Au commencement d'avril, plusieurs crises épileptiformes suivies d'une difficulté d'élocution telle qu'on ne peut la comprendre. La parole redevient cependant plus facile, mais s'effectue avec une grande lenteur. Le niveau intellectuel est singulièrement abaissé ; elle manifeste de temps en temps quelques idées ambitieuses absurdes.

Elle reste constamment alitée ; les muscles de la partie postérieure du tronc sont contracturés ; la tête est renversée en arrière en léger opisthotonos ; les essais de flexion de la tête sont douloureux et arrachent des cris. Les cuisses sont en demi-flexion ; les réflexes rotuliens sont très exagérés. Nystagmus très fréquent ; nous avons déjà noté l'amaurose complète. Les mouvements des membres supérieurs sont complètement incoordonnés, mais il n'y a pas de tremblement intentionnel.

L'alimentation est difficile ; elle mastique et avale avec une grande lenteur. Elle a fréquemment des vomissements alimentaires peu après les repas. L'émaciation est prononcée.

Elle reste ainsi quelques mois, ayant de temps à autre une série de plusieurs crises épileptiformes. A la fin de juillet elle ne pouvait à peu près plus parler et avait des menaces d'asphyxie en mangeant ou en buvant. Les vomissements devinrent plus rares et elle put encore, malgré un état de marasme profond, vivre jusqu'au 3 novembre, jour où elle s'éteignit sans présenter aucune particularité digne d'être notée.

A l'autopsie, faite 30 heures après la mort, nous trouvons le liquide céphalo-rachidien augmenté de quantité, l'arachnoïde opalescente et épaissie sur beaucoup de points.

La pie-mère, également épaissie, est très adhérente aux circonvolutions sur toute la convexité des hémisphères.

Les ventricules latéraux sont dilatés et l'épendyme granuleux, surtout sur le plancher du quatrième ventricule.

La moelle, enlevée avec beaucoup de précaution, s'étale et se vide en quelque sorte de sa pie-mère rompue, dès que la dure-mère est fendue. Elle présente un état de grande mollesse, presque de fluidité. Un assez grand nombre de segments, irrégulièrement répartis, restent cependant maintenus dans leur forme par la pie-mère.

La substance médullaire est partout d'une blancheur lactescente et ne présente nulle part de coloration rougeâtre.

Cette moelle, déjà en si mauvais état, resta 5 mois dans une solution d'acide chromique à 2 °/₀₀. Néanmoins, nous essayâmes d'en faire des coupes sur tous les points où la moelle avait conservé sa forme cylindroïde.

A la réunion du tiers moyen avec le tiers supérieur de la région dorsale, nous tombâmes sur une tige métallique paraissant être un fragment d'aiguille à coudre de 7 millimètres de longueur, fortement rongée sous l'influence de l'acide chromique.

Elle occupait une position presque verticale, avec une très légère inclinaison d'avant en arrière et de haut en bas, siégeant à la partie interne de la corne antérieure droite.

La cavité, moulée sur l'aiguille qu'elle logeait, paraissait tapissée d'une très mince membrane enkystante.

Malheureusement, la moelle était d'une friabilité excessive; nous ignorions, à ce moment, le moyen de diminuer cette friabilité en plongeant, pendant quelques semaines, dans de l'alcool, les fragments restés trop longtemps dans l'acide chromique. Aussi, n'avons-nous pu faire aucune coupe à ce niveau.

En examinant le segment médullaire situé au-dessus du corps étranger, nous avons trouvé, à 2 ou 3 millimètres de l'extrémité supérieure de l'aiguille, une petite perte de substance de la pie-mère limitée par un bord circulaire finement festonné et située à un demi-millimètre à droite du sillon médian antérieur.

Cet orifice nous a paru démontrer que le corps étranger avait pénétré par la partie antérieure de la moelle et qu'il y avait subi une légère migration descendante.

Nous ne sommes parvenus à faire des coupes qu'à l'endroit où commence la décussation des pyramides.

Nous avons constaté, en ce point, une sclérose avec atrophie très nette des deux cordons cérébelleux directs et un épaississement de la pie-mère au point correspondant.

La couche névroglique corticale envoie dans ce faisceau de longues travées et forme même de véritables coins s'engageant vers le centre.

On retrouve d'ailleurs des lésions analogues, mais un peu moins considérables, dans la zone radiculaire antérieure.

Les cordons de Goll et les autres faisceaux blancs ne présentent aucune altération appréciable.

En résumé, il s'agit ici d'un cas de paralysie générale ayant débuté brusquement par des signes psychiques qui ne pouvaient d'abord permettre l'affirmation du diagnostic.

Puis survinrent de très bonne heure une amaurose complète et des phénomènes spasmodiques, et paralytiques, à proprement parler, avec attaques épileptiformes, puis bientôt démence complète.

La maladie évolua juste en un an, et, à l'autopsie, nous trouvâmes une moelle presque fluide et renfermant en un de ses points, d'une consistance relativement plus ferme, un fragment d'aiguille.

N'y a-t-il pas lieu de voir là une relation de cause à effet, entre le corps étranger médullaire, très vraisemblablement préexistant, et le développement de la paralysie générale.

Observation n° 2.

H....., femme V....., ménagère, âgée de 47 ans 1/2, mariée depuis 3 ans 1/2, entre à l'asile de Bailleul le 5 avril 1888. Tout antécédent héréditaire est nié. Le changement de caractère remonterait à un an ; mais c'est seulement depuis 4 mois 1/2 qu'elle donnerait des signes d'aliénation ; conversation décousue et manquant de sens ; elle entrait dans un magasin, s'emparait des objets à sa convenance et disait qu'elle les partagerait avec son mari et son neveu.

Quand elle venait faire quelque emplette, elle demandait toujours par grandes quantités ; elle allait et venait dans la rue sans but déterminé et se livrait à toutes sortes d'enfantillages. De douce qu'elle était auparavant elle se montrait méchante, frappait et injuriait fréquemment son mari et faisait du tapage la nuit. Elle avouait elle-même qu'elle perdait la mémoire. Aucune habitude alcoolique.

Les certificats de 24 heures et de quinzaine, faits par M. le Dr Ed. Cortyl, directeur-médecin en chef, se résument en ceci :

« Folie paralytique caractérisée par un certain affaiblissement des
« facultés intellectuelles avec embarras de la parole, léger tremblement
« des membres, inégalité pupillaire et quelques idées de satisfaction.

« La malade pleure, est émotive et se rend compte de sa situation ;
« elle sait qu'elle est malade et qu'elle a besoin de soins. »

Peu à peu elle perdit ses idées de satisfaction et de grandeur, qui
furent toujours très frustes, et les idées mélancoliques et hypocondriaques occupèrent toute la scène : elle avait plusieurs maladies, était
infirme ; elle s'imaginait qu'on l'insultait ; son langage était d'ailleurs
fort incohérent ; elle pleurait sans cause.

L'affection évolua lentement mais progressivement ; l'intelligence
s'affaiblit de plus en plus ; la parole et la marche devinrent plus em-
barrassées.

Cependant, 1 an après l'entrée, c'est-à-dire 2 ans après le début,
elle n'était pas encore obligée de garder le lit ; l'état général était aussi
satisfaisant que possible.

Elle mourut le 28 juin 1889, dans le marasme paralytique.

L'autopsie fut faite par notre excellent ami le Dr Delbreil, alors
interne de l'asile, lequel nous déclara avoir constaté au niveau des
méninges et des circonvolutions les signes habituels de la périencéphalite diffuse.

La moelle, plongée en bloc dans une solution d'acide chromique à
2 °/₀₀, ne fut coupée par segments que 2 jours après, c'est-à-dire trop
tard pour nous rendre compte de la coloration et du degré de consistance de ses différentes parties.

Ce qui nous frappa d'abord fut l'existence d'une cavité centrale qui
avait son maximum d'étendue à la partie supérieure et moyenne du
renflement cervical. Cette cavité, de forme elliptique, atteignait, à cet
endroit, jusqu'à 7 millimètres dans son diamètre transversal ; elle était
tapissée d'une membrane lisse et résistante.

Excessivement réduite à la partie inférieure du renflement cervical,
elle se dédoublait, et l'on en apercevait là une seconde, très allongée
et occupant l'axe de la corne postérieure droite.

A la partie supérieure de la région dorsale, la cavité centrale avait
disparu, mais la fente étroite de la corne postérieure droite persistait
toujours.

A la réunion du tiers supérieur avec le tiers moyen de la moelle
dorsale, la cavité médiane reparaissait de nouveau sous forme d'une
fente étroite à direction transversale et l'on ne retrouvait plus de traces
de perte de substance dans la corne postérieure droite.

A la partie moyenne de la région dorsale, la cavité centrale s'était
de nouveau agrandie, arrondie irrégulièrement et avait le diamètre
d'une petite tête d'épingle ; elle disparaissait complètement vers la

réunion du tiers moyen avec le tiers inférieur, pour ne plus reparaître dans la région lombaire.

En faisant des coupes des divers segments, nous trouvâmes, vers la réunion du tiers moyen avec le tiers supérieur de la moelle dorsale, un léger enfoncement cupuliforme, siégeant à droite du sillon médian antérieur, à peu près à la réunion du tiers interne avec les deux tiers externes de la moitié droite.

La face postérieure de cette même moitié droite était aplatie et se trouvait avec la moitié gauche dans le rapport de 3 à 4 pour son diamètre antéro-postérieur; par contre, ce segment droit avait un diamètre transverse un peu plus étendu.

En essayant de faire une coupe à ce niveau, notre rasoir rencontra une résistance métallique, s'ébrécha, et nous pûmes alors extraire une tige du diamètre d'une épingle ordinaire, d'un peu plus de 3 millimètres de longueur, légèrement courbe, brisée à ses deux extrémités, d'un métal jaune cuivré, avec une surface incomplètement argentée.

Ce corps étranger occupait un plan antéro-postérieur et était situé presque horizontalement, toutefois avec une légère inclinaison de bas en haut et d'avant en arrière.

Il sectionnait le cordon antérieur, la partie externe de la corne antérieure, la corne postérieure au niveau de la colonne de Clarke et atteignait presque la périphérie du cordon de Burdach.

En examinant au microscope diverses coupes faites à ce niveau, nous avons pu constater l'existence d'une véritable membrane conjonctive tapissant la cavité occupée par le corps étranger.

Cette membrane, d'épaisseur très variable, est composée de faisceaux conjonctifs qui paraissent se continuer en avant, avec la pie-mère, et, sur les côtés, avec la névroglie périvasculaire.

A la partie antérieure, nous l'avons trouvée aussi épaisse que la pie-mère elle-même; en d'autres points, elle est réduite à de très minces trabécules, et enfin, en d'autres endroits, elle nous a paru manquer totalement.

Ce qui nous a persuadé de son absence partielle est l'existence d'une véritable lame de corpuscules noirs, évidemment d'origine métallique, qui était appliquée directement contre le tissu propre de la moelle.

Le plus souvent, au contraire, nous trouvions ces corpuscules noirs, en couche plus ou moins épaisse, appliqués à la face cavitaire de la membrane enkystante.

Nous croyons devoir ajouter de suite que, à côté de ces corpuscules métalliques, nous avons trouvé, dans la cavité où logeait le corps étranger, des masses de globes conglomérés, arrondis, réfringents, de volume très variable, les uns verdâtres comme la myéline (généralement les plus gros), les autres plus ou moins fortement colorés en rose par le carmin ; d'autres enfin, incolores et incontestablement de nature graisseuse.

Ils adhéraient tous à la membrane, qu'ils doublaient parfois sur une assez longue étendue.

Quelques-unes de ces masses globuleuses verdâtres présentaient à leur centre un point rouge très brillant, ressemblant à un cylindraxe atrophié, ce qui pourrait faire supposer qu'il s'agit de débris de tubes nerveux.

Cette supposition nous paraît appuyée par ce fait que ces masses sont surtout abondantes au niveau du cordon antérieur, et que, sur deux coupes, nous les avons vues cesser brusquement au point où elles atteignaient la corne antérieure, pour être remplacées là par une masse dense, amorphe, granuleuse et fortement colorée. Cette masse était, bien entendu, comprise à l'intérieur de la membrane enkystante.

On y trouve, en outre, des corps à arêtes vives, de dimensions très variables, généralement petits, fortement colorés, qui sont sans doute des cristaux d'hématine.

A la périphérie de cette capsule, il n'existe pas de prolifération conjonctive; il y a seulement une légère atrophie des tubes nerveux.

Au point où la cavité sépare la corne antérieure en deux parties très inégales on trouve une dégénérescence très marquée des cellules ganglionnaires, lesquelles sont plus ou moins globuleuses, petites, sans prolongements, sans noyau et souvent transformées en blocs hyalins ou en corps granuleux.

D'ailleurs, les cellules ganglionnaires plus éloignées du corps étranger, et celles mêmes de la corne antérieure gauche, sont très altérées.

Dans les zones avoisinant la membrane enkystante, on trouve des groupes de granulations pigmentaires et des corpuscules amyloïdes, d'ailleurs répandus dans toute la moelle, notamment dans les cordons postérieurs.

Les vaisseaux ont des parois très épaisses et leur gaîne lymphatique paraît comblée par une lamelle conjonctive, de densité variable, parsemée de noyaux ; ces lésions vasculaires sont presque aussi marquées dans les régions de la moelle éloignées du corps étranger.

Sur toutes nos coupes, nous n'avons trouvé, à droite de l'aiguille, aucune trace du tissu morbide, qui confine à sa partie interne et dont nous devons nous occuper maintenant.

Une masse, vivement colorée en rouge par le carmin, occupe le centre de la moelle.

Elle a la forme d'un trapèze dont les côtés parallèles ont une direction transversale de 2 1/2 à 3 millimètres de longueur.

Elle envahit, sans la dépasser en arrière, toute la commissure grise, atteint en avant la commissure blanche et laisse intacte, à gauche, une bande assez épaisse de substance grise, formant de ce côté un très léger prolongement dans la corne postérieure.

Au milieu de cette masse se trouve une fente étroite, allongée dans le sens transversal.

Au microscope, ce tissu présente l'aspect suivant : au milieu d'un stroma granuleux et dense, se voient de nombreux éléments nucléaires et cellulaires ; les cellules, généralement petites, sont composées d'un noyau entouré d'une mince couche de protoplasme ; sur les plus grandes, il est facile de voir émerger des prolongements fins et multiples.

A mesure que l'on approche de la fente médiane, le tissu se raréfie, les cellules et noyaux deviennent beaucoup plus rares et le stroma prend l'aspect nettement fibrillaire.

Les fibrilles traversent parfois isolément la cavité, pour aller d'une paroi à l'autre.

Au voisinage de cette cavité on trouve un assez grand nombre de masses très réfringentes, d'un beau rouge, très irrégulières comme forme et comme volume.

Nous voyons, au milieu de cette masse morbide et généralement localisés aux extrémités de son grand diamètre, des groupements cellulaires, composés d'éléments cylindriques, polyédriques ou arrondis.

Les cellules cylindriques se montrent, par endroits, réunies régulièrement les unes à côté des autres, très faciles à distinguer à cause de leur noyau et interceptant de temps à autre une cavité, allongée généralement dans le sens transversal, pouvant représenter un canal épendymaire ; mais ces cavités ne se correspondent nullement sur les différentes coupes. Sur certains points, la couche de cellules cylindriques est simple et l'extrémité acuminée repose directement sur une lame conjonctive. Les capillaires qui sillonnent ce gliôme sont peu nombreux dans toute la région centrale.

A la périphérie de la tumeur, existe une véritable ceinture composée de vaisseaux volumineux et à parois très épaisses.

Nous avons vu partir d'une de ces grosses artérioles un vaisseau plus fin formant le centre d'une ligne festonnée représentant assez généralement la coupe d'un limaçon, dont les tours de spire auraient été quadruplés.

Nous devons ajouter que sur certaines coupes, non sur toutes, nous avons trouvé, au milieu du tissu morbide, quelques tubes nerveux normaux et quelques cellules ganglionnaires, atrophiées, sans prolongements et sans noyau, faiblement colorées, granuleuses ou hyalines; le cordon blanc, à cette hauteur, ne présente aucune lésion importante.

Au-dessous du corps étranger, le tissu gliomateux subit peu de modifications.

La fente centrale disparaît bientôt complètement. Le stroma est un peu moins dense et les capillaires qui traversent la zone centrale sont plus nombreux ; les vaisseaux périphériques, au contraire, diminuent un peu de nombre et de diamètre. Les parties saines de substance grise sont un peu plus étendues et les éléments nerveux situés au sein du gliôme plus fréquents.

Nous avons vu, sur certaines coupes, quelques longues et grosses fibres élastiques, largement ondulées.

A quelques millimètres au-dessous du corps étranger, le tissu morbide envoie en arrière un prolongement grêle dans le sillon médian postérieur.

A la région dorsale moyenne, où la cavité s'est de nouveau élargie, nous trouvons, partant de la paroi antérieure de la cavité et s'étendant directement en avant, jusqu'à la commissure antérieure, un faisceau de tissu fibreux, qui décrit de très larges ondulations, se recourbe en avant pour venir s'accoler à lui-même et rejoindre son point de départ.

Il limite ainsi une cavité remplie incomplètement de tissu conjonctif, présentant une série de détroits et ressemblant un peu, comme disposition générale, à la coupe de l'olive bulbaire.

A la région lombaire, la zone épendymaire a repris son aspect normal. Le stroma de la substance grise paraît cependant raréfié; les cellules ganglionnaires, en nombre normal, sont presque toutes un peu altérées.

Dans la substance blanche, bon nombre de tubes nerveux ont perdu soit leur myéline, soit leur cylindraxe, soit l'un et l'autre; on n'y trouve de sclérose qu'à la partie profonde des deux cordons de Goll, où existe une légère prolifération conjonctive.

A 1 ou 2 millimètres au-dessus du corps étranger, la fente centrale s'agrandit, et elle est tapissée, dans sa plus grande étendue, d'une membrane amorphe, de couleur rouillée, à la surface de laquelle sont appliqués des éléments plus ou moins granuleux, qui semblent être des cellules cylindriques dégénérées.

La cavité de la tumeur coïnciderait donc, en cet endroit, avec la cavité de l'épendyme.

3 ou 4 centimètres plus haut, la masse centrale diminue beaucoup d'étendue ; elle est tantôt pleine, tantôt creusée d'une petite cavité anfractueuse, tapissée de cellules cylindriques extrêmement longues, avec des amas épars de cellules polyédriques ou globuleuses.

En ce point, le tissu morbide envoie dans la corne postérieure droite un prolongement qui occupe les deux tiers de cette corne.

Le centre du susdit prolongement est formé d'une épaisse membrane fibreuse, qui affecte la même disposition que la membrane trouvée à la partie antérieure, dans la région dorsale moyenne ; il y a toutefois cette différence qu'elle est beaucoup plus allongée.

Au centre de la cavité qu'elle limite, on trouve le tissu habituel de la tumeur, mais beaucoup moins dense qu'à la périphérie.

Elle envoie tantôt en dedans, tantôt en dehors, des prolongements un peu moins épais, qui lui sont presque parallèles et la doublent, en emprisonnant une nouvelle quantité de tissu gliomateux.

Le reste de la corne postérieure présente, ainsi que la périphérie du cordon de Burdach correspondant, un grand nombre de corpuscules amyloïdes.

A la partie inférieure de la région cervicale, nous trouvons cette lame fibreuse plus allongée, puisqu'elle atteint presque la pointe de la corne ; elle est composée de faisceaux un peu plus lâches.

De plus, le tissu qu'elle circonscrivait a disparu et il existe par conséquent à ce niveau une fente dans la direction de la corne elle-même. Les parois de cette fente sont formées, tantôt par de fines ondulations du tissu conjonctif, qui ont alors l'apparence de papilles, tantôt par un tissu réticulé dont les fibrilles ont une direction généralement parallèle à l'axe de la fente.

En outre de cette cavité latérale nous trouvons, séparée par du tissu gliomateux, une autre cavité, centrale, anfractueuse, de près d'un millimètre d'étendue dans son grand diamètre transversal et tapissée presque partout d'un épithélium cylindrique.

La masse néoplasique qui l'entoure représente la coupe d'un ovoïde ;

elle s'étend de la commissure blanche, qu'elle respecte, à la partie postérieure de la commissure grise.

Elle envoie, en arrière, 2 prolongements d'un millimètre à un 1/2 millimètre de profondeur, occupant, l'un, la droite du sillon médian postérieur, l'autre, le milieu de l'espace compris entre la corne postérieure droite et le premier prolongement.

Le tissu s'est un peu modifié, le stroma est moins dense, les noyaux moins abondants, les cellules plus volumineuses, et nous apercevons, pour la première fois, des groupes de cellules fusiformes, serrées les unes contre les autres. En d'autres points et au voisinage des vaisseaux se voient quelques longues travées de faisceaux conjonctifs assez lâches et légèrement onduleuses.

Les vaisseaux sont un peu moins nombreux et nous ne rencontrons plus, au milieu de la masse, de groupes de cellules cylindriques ; le tissu paraît donc là d'un âge plus avancé qu'à la région dorsale.

A la partie moyenne du renflement cervical, les deux cavités précédentes se sont fusionnées, agrandies et n'en forment plus qu'une seule, tapissée dans sa plus grande étendue par une membrane épaisse.

En certains points où la membrane fait défaut, on reconnaît l'épithélium épendymaire appliqué directement sur un stroma fibrillaire.

Le tissu gliomateux forme alors une coque d'épaisseur variable, mais généralement assez mince et en dehors de laquelle la substance grise paraît normale, simplement refoulée en dehors et en avant.

On retrouve, dans cette direction, tous les groupements cellulaires des cornes antérieures.

Les vaisseaux devenus peu abondants, se font surtout remarquer par l'épaisseur de leurs parois.

A ce niveau, les faisceaux pyramidaux croisés, surtout le droit, sont le siège d'une hyperplasie conjonctive très nette et qui paraît irradier des vaisseaux.

A la partie supérieure du renflement cervical, la cavité et ses parois ne sont pas sensiblement modifiées, mais la sclérose des cordons latéraux est plus avancée et égale des deux côtés ; elle confine à la corne postérieure, mais respecte le cordon cérébelleux direct.

On trouve également un commencement de sclérose à la partie profonde du cordon postérieur.

Au-dessus du renflement cervical, la cavité se rétrécit brusquement et le tissu morbide reprend la forme ainsi que le caractère qu'il avait à la région dorsale.

Toutefois, la partie centrale offre des caractères tout spéciaux.

La moitié gauche de la petite cavité observée en ce point est tapissée d'une unique couche de cellules cylindriques, soudées les unes aux autres, tandis que la moitié droite est presque comblée de globules graisseux, isolés ou conglomérés, souvent unis de façon à constituer des arborisations à branches moniliformes.

A la partie inférieure du bulbe, la zone épendymaire a repris à peu près ses caractères normaux; les cellules de la névroglie y sont cependant encore en léger excès; de plus, on y trouve, disséminés, un grand nombre de corpuscules amyloïdes, lesquels se retrouvent également en abondance à la partie postérieure du noyau post-pyramidal et sur les bords du sillon médian postérieur.

A la partie supérieure du bulbe, l'épendyme ventriculaire est le siège d'une légère et inégale prolifération de la couche réticulaire; à son niveau et au-dessous, nombreux corpuscules amyloïdes.

Les vaisseaux des noyaux gris sousjacents sont la plupart normaux; quelques-uns ont leur paroi très épaisse et infiltrée de granulations graisseuses. De gros globules de graisse oblitèrent même complètement la cavité de l'un d'eux.

En résumé, paralysie générale absolument classique au point de vue clinique; à l'autopsie, corps étranger de la moelle et syringomyélie qui, d'après ce que l'on sait sur cette dernière affection, devait remonter à plusieurs années.

Nous ignorons s'il y a un rapport de cause à effet entre la présence de la tige métallique et le développement du gliôme.

Le contact immédiat du corps étranger avec la tumeur pourrait faire admettre un lien entre les deux affections. La différence d'âge dans les divers segments de la moelle plaide cependant contre cette opinion. Le tissu gliomateux paraît en effet beaucoup plus jeune, au niveau même de la tige métallique, que dans la région cervicale.

Qu'on nous permette ici une courte réflexion sur ces deux cas de corps étrangers de la moelle.

Tous les deux avaient pénétré par la face antérieure et au même point, c'est-à-dire à la réunion du tiers supérieur avec le tiers moyen de la moelle dorsale. Ceci nous fait supposer que l'un et l'autre étaient entrés dans l'économie par la voie buccale et que, arrêtés dans l'œsophage, ils l'avaient traversé pour se rendre par un des trous de conjugaison dans le canal rachidien.

Le plus grand des hasards nous ayant fait rencontrer le premier, nous nous sommes livrés à des recherches beaucoup plus minutieuses des autres moelles, et c'est ainsi que nous avons trouvé le second.

Quant au rapport de la syringo-myélie avec la paralysie générale, nous devons rappeler que dans la thèse de Mlle Baûmler, citée par Raymond, et où sont consignés 112 cas de la première affection, les symptômes de la paralysie générale classique ont été notés deux fois.

Observation n° 3.

Des...aux, femme D......, ménagère, âgée de 36 ans, mariée en deuxièmes noces depuis 2 ans 1/2, est admise d'urgence à l'asile de Bailleul, le 16 novembre 1888, à la suite de tentative de meurtre sur l'enfant d'une de ses voisines, sur son mari et sur une personne qui était venue au secours de ce dernier. Elle avait poursuivi l'enfant, un tranchet à la main, avait frappé son mari de deux coups de couteau, l'un à l'oreille, l'autre à la main droite, et avait blessé la troisième personne à la main gauche.

Toute hérédité niée. Négation d'abus alcooliques. Comme antécédents personnels : paralysie infantile avec convulsions à l'âge de 7 ans; le reliquat de cette ancienne affection est très manifeste. Le membre inférieur droit est de 4 centimètres plus court que le gauche; cette différence de longueur paraît porter exclusivement sur la cuisse. Le volume de la cuisse est un peu moindre à droite qu'à gauche.

Le certificat de 24 heures, fait par M. le D^r Ed. Cortyl, médecin en chef et directeur, est ainsi conçu :

« Troubles nerveux consécutifs à des convulsions sur la nature desquelles nous ne possédons pas de données positives. A défaut de renseignements, c'est la séquestrée elle-même qui nous dit que, il y a deux ans, elle a eu une première crise nerveuse, avec perte de connaissance et quelques troubles consécutifs. Il y a environ un an, elle est tombée sur la rue et cette chute a été immédiatement suivie de crises qui, selon toute probabilité, étaient de nature épileptique; celles-ci se sont succédé coup sur coup pendant une dizaine de jours. Depuis cette époque, les attaques se reproduisent à des intervalles irréguliers. Dernièrement, à la suite d'une série de crises suivies de phénomènes hallucinatoires de la vue et de l'ouïe, la malade se serait livrée à des actes compromettant la sécurité d'autrui sans qu'elle en ait conservé le moindre souvenir. »

Nous n'avons guère à ajouter à ce tableau, si ce n'est quelques détails :

Pendant les crises, la malade se roulait à terre et avait de l'écume aux lèvres.

La langue porte, à la partie antérieure de son bord droit, un sillon qui paraît cicatriciel. Les hallucinations consécutives aux crises convulsives consistaient principalement en visions, soit d'animaux toujours très gros, soit de choses affreuses très larges ; elle se voyait aussi parfois, sans bras, sans mains. Elle rêvait beaucoup la nuit et avait fréquemment des cauchemars.

La parole est traînante, l'intelligence obtuse et la mémoire affaiblie. Les doigts et les mains sont animés d'un tremblement fin à oscillations de vitesse moyenne. Elle se plaint de céphalagie et d'un malaise vague.

Pendant la quinzaine, il n'y eut aucune crise et M. le Dʳ Cortyl ne note à ce moment, dans son certificat, que « le caractère, l'attitude et l'impulsivité de l'épileptique. »

Les crises convulsives ne tardèrent pas à se reproduire, procédant habituellement par petites séries longuement espacées. Au moment de l'attaque, immédiatement précédée d'un malaise vague, elle glissait de son siège, tombait du côté gauche, — c'est-à-dire du côté opposé à la paralysie, — se roulait à terre, avait quelques secousses presque exclusivement localisées aux membres supérieurs. Il n'y avait jamais de perte de connaissance absolue, de miction involontaire, ni de morsure de la langue.

Ces accidents furent assez fréquents en janvier 1889, mais ils ne tardèrent pas à devenir rares et souvent espacés d'un mois ou de six semaines.

Par contre, l'intelligence devenait de plus en plus torpide et les préoccupations hypocondriaques dominaient la scène ; elle se plaignait de douleurs rhumatismales dans les membres gauches.

En octobre, ses plaintes devinrent de plus en plus vives et ne cessèrent d'avoir trait au côté gauche exclusivement. La sensibilité à la piqûre était très émoussée de ce même côté. La langue et les membres étaient toujours agités d'un tremblement manifeste ; démarche difficile. Pupilles inégales, la droite plus large et ne donnant que des réactions presque insensibles sous l'influence de la lumière.

En novembre, l'anesthésie était complète et généralisée, ce qui n'empêchait pas la malade d'accuser des douleurs tellement vives qu'on aurait pu les qualifier de fulgurantes. Le réflexe rotulien était un peu exagéré. Le membre supérieur gauche manquait de coordination dans ses mouvements.

Au commencement de décembre, elle prétend qu'elle n'existe plus et refuse de manger ; on l'alimente à la sonde 8 à 10 jours.

Enfin, cette sitiophobie se calme un peu, et, à force de patience, la surveillante du quartier parvient à lui faire prendre des aliments liquides. Mutisme presque complet ; les rares mots qu'elle prononce, avec embarras d'ailleurs, portent le cachet d'une profonde hypocondrie.

« Elle n'a plus de langue, elle est affectée d'ordure. »

A ce moment, elle est devenue gâteuse ; elle est amaigrie. L'ataxie des membres supérieurs est prononcée.

Alitement constant.

Le 15 février 1890, de plus en plus affaiblie par l'insomnie, les plaintes et les gémissements continuels, nous la trouvons dans un état de surexcitation très grande, poussant des cris perçants, cherchant à se lever ou à saisir tout ce qu'elle peut, ayant la physionomie d'une personne en proie à des hallucinations terrifiantes.

La peau est couverte de sueur ; le pouls est à 144. Un fait qui nous frappe, c'est l'existence de contractions spasmodiques répétées 54 fois par minute dans les muscles de la région postérieure de l'avant-bras gauche.

L'extenseur des orteils du pied gauche est le siège de mouvements analogues, mais non synchrones, avec ceux de l'extenseur des doigts. Enfin, le triceps sural gauche présente une sorte de trépidation constante.

Le genou est en demi-flexion, tuméfié, très douloureux à la pression, tandis que sur les autres points du corps, à l'exception toutefois de la partie supérieure de la poitrine, il existe une insensibilité complète à la piqûre. Le réflexe rotulien droit est exagéré. Contractions fibrillaires des muscles de la face.

Mort le 21 février.

Autopsie 21 heures après la mort.

Cicatrice linéaire de 5 à 6 centimètres immédiatement au-dessus du ligament de Falloppe droit et lui étant parallèle.

Très léger épanchement dans les genoux ; phlyctène à la face interne du genou droit.

Eschare sacrée très superficielle.

Quelques tubercules pulmonaires de tout âge dans les deux poumons, surtout le gauche.

Crâne épais. Arachnoïde un peu opalescente.

Teinte hortensia de la partie moyenne de la convexité de l'hémisphère droit.

Quelques adhérences assez typiques disséminées.

62

La substance grise a, en général, une teinte rosée plus ou moins hortensia, notamment au niveau de la protubérance et du bulbe.

Le quatrième ventricule présente quelques granulations épendy-maires très fines. Le ventricule latéral droit est un peu dilaté.

Les deux feuillets de l'arachnoïde rachidienne sont, à la face pos-térieure, dans toute la hauteur des régions dorsale et lombaire, infiltrés de plaques confluentes cartilaginiformes et ossiformes ; ces plaques se touchent fréquemment par leurs bords et semblent même s'imbriquer ; leur longueur atteint et dépasse, par places, un centimètre ; elles sont laiteuses, opalescentes, avec des points gri-sâtres où elles prennent une dureté plus considérable et augmentent d'épaisseur en présentant à leur face médullaire de nombreuses et fines aspérités.

Quelques plaques rares et petites à la face antérieure.

A la coupe de la moelle dorsale, on trouve, en certains points, la corne antérieure droite de coloration beaucoup plus foncée (presque rougeâtre) que la gauche, qui offre même une pâleur excessive.

A d'autres endroits, toute la moitié centrale est le siège d'un véri-table piqueté rouge.

Les racines antérieures droites, qui émergent de la moitié inférieure du segment lombaire, sont atrophiées et aplaties. Des coupes de la moelle, faites à ce niveau montrent à l'œil nu une atrophie de la corne antérieure droite qui est à la gauche comme 1 est à 2.

Le cordon antéro-latéral correspondant est également diminué d'épaisseur.

Dans les coupes colorées par le picro-carmin, la partie postéro-externe de la corne antérieure droite est fortement colorée en rouge, tandis que, avant la coloration, la même zone paraissait aussi transpa-rente que la couche gélatineuse de Rolando.

Au microscope on voit que cette zone correspond au groupe cellu-laire postéro-externe ; elle se montre formée d'un reticulum conjonctif dense, sans exagération du nombre des noyaux et des cellules araignées.

On y trouve aussi quelques corpuscules amyloïdes, en général petits ; vaisseaux rares.

Dans la plupart des coupes, les cellules ganglionnaires font totale-ment défaut ; dans quelques coupes, on rencontre cependant une ou deux petites cellules plus ou moins arrondies, sans prolongements, sans noyau et faiblement colorées.

Les groupes antérieurs offrent des cellules en général plus petites, plus remplies de granulations pigmentaires, possédant moins de prolongements et prolongements plus gros que les cellules correspondantes du côté gauche; le noyau y est aussi moins visible.

Enfin, sur une coupe, pendant que nous comptons une vingtaine de cellules ganglionnaires dans les deux groupes antérieurs du côté gauche, nous ne trouvons, à droite, qu'une cellule à peu près normale et trois autres très atrophiées.

Le stroma conjonctif, au lieu d'y être plus dense, comme au niveau du groupe postéro-externe, est, au contraire, un peu raréfié.

Le reticulum des fibrilles nerveuses, presque absent au niveau du groupe postéro-externe, est aussi riche au niveau des groupes antérieurs qu'il l'est dans les parties correspondantes du côté gauche.

La corne postérieure droite, d'une largeur à peine moindre que la gauche, paraît renfermer le même nombre de cellules ganglionnaires.

Le cordon antérieur droit présente, surtout au niveau de la zone radiculaire, des lésions importantes. La couche névroglique corticale y est très épaissie, fort irrégulière, formant des festons qui s'enfoncent vers le centre et au milieu desquels on reconnaît, par places, des tubes nerveux, isolés ou groupés, quelques-uns normaux, la plupart dégénérés.

On rencontre également dans cette région un assez grand nombre de corpuscules amyloïdes.

Le cordon de Goll droit présente un épaississement très marqué de son réseau conjonctif; mais, au milieu des mailles, allongées dans le sens antéro-postérieur, les tubes nerveux ont un aspect normal, et on en trouve beaucoup moins de dégénérés que dans les autres faisceaux de la moelle. Cette néoformation conjonctive n'atteint ni la périphérie ni la commissure grise.

Le cordon de Goll, du côté gauche, présente exactement les mêmes lésions, mais dans sa moitié interne seulement.

Les zones radiculaires postérieures offrent aussi un reticulum un peu épaissi, sans aucune orientation.

Nous devons ajouter que cette néoformation conjonctive des cordons postérieurs varie sensiblement suivant les différentes coupes, et que nous l'avons trouvée le plus marquée là où les groupes cellulaires antérieurs étaient le plus atteints.

Quand on arrive au centre du renflement lombaire on trouve que la corne antérieure droite est à peine moins large que la gauche, et cependant la même zone, transparente avant la coloration et d'un rouge foncé après l'action du picro-carmin, est tout aussi étendue; elle s'est néanmoins un peu déplacée et occupe maintenant l'emplacement des deux groupes cellulaires externes.

Le groupe antéro-interne lui-même ne contient qu'un petit nombre de cellules, en grande partie atrophiées.

A ce niveau, les cellules ganglionnaires du côté gauche sont également moins abondantes. Des corpuscules amyloïdes sont semés dans tout le champ de la coupe, mais beaucoup plus abondants dans la moitié externe de la corne antérieure droite.

Les cordons de Goll présentent encore à ce niveau une légère hyperplasie conjonctive ; le réseau est irrégulier et a perdu sa direction antéro-postérieure.

La moitié postéro-interne des deux cordons latéraux est notablement sclérosée, et beaucoup de tubes nerveux sont privés de myéline ; celle-ci fait aussi défaut dans les zones radiculaires antérieures, notamment dans la droite.

Un peu plus haut, la corne antérieure droite s'amincit de nouveau au point d'être à la corne gauche comme 2 est à 3.

Le groupe antéro-interne, qui avait été jusqu'alors le plus respecté, devient le plus atteint, et on ne tarde pas à trouver, dans les 2 groupes externes, de belles cellules à prolongements multiples et ramifiés, tandis que le groupe antéro-interne ne renferme que quelques cellules très grêles, plus ou moins arrondies et presque incolores.

A la partie supérieure du renflement lombaire, la corne antérieure droite a repris son aspect normal ; il n'y a de particulier à noter en ce point qu'un grand nombre de corpuscules amyloïdes, répandus dans les zones périphériques, notamment à la partie postérieure des cordons latéraux et au niveau des cornes et cordons postérieurs.

A la région dorsale moyenne, les tubes nerveux des cordons antéro-latéraux ont presque tous recouvré leur myéline.

On trouve toujours une légère hyperplasie conjonctive au niveau du faisceau pyramidal.

Aux cordons postérieurs, cette hyperplasie s'est limitée à la ligne de séparation du cordon de Goll et du cordon de Burdach ; elle est plus prononcée à gauche, c'est-à-dire du côté opposé à la corne antérieure lésée.

A la région cervicale, cette bande conjonctive s'épaissit, surtout à gauche, dans sa partie profonde d'abord, puis bientôt jusqu'à la périphérie.

A la région cervicale supérieure, le prolongement piemérien du sillon médian postérieur envoie d'épaisses travées à la rencontre de la

bande ci-dessous ; mais en somme la plus grande partie des tubes nerveux sont conservés intacts.

Le cordon latéral présente aussi une hyperplasie conjonctive,
comme à la région dorsale, et envoie vers la périphérie des travées qui
vont s'amincissant et traversent la moitié postérieure du cordon cérébelleux direct, sans altérer en rien ses tubes nerveux.

Les corpuscules amyloïdes sont moins nombreux et ne se retrouvent
guère qu'à la périphérie des zones radiculaires antérieures et des cornes
et cordons postérieurs.

A ce niveau, les vaisseaux de la substance grise, comme ceux de la
substance blanche, présentent des dilatations irrégulières et les artérioles ont leurs parois épaissies et d'aspect hyalin.

En somme, les lésions observées à ce niveau ne diffèrent pas sensiblement de ce que l'on trouve d'ordinaire dans les moelles des paralytiques généraux.

L'examen histologique des circonvolutions cérébrales ne nous a
laissé aucun doute sur l'exactitude du diagnostic.

En résumé, paralysie infantile à l'âge de 7 ans ; à 36 ans, début de
la paralysie générale par des attaques épileptiformes, bientôt suivies
d'un délire hypocondriaque.

A l'autopsie, lésion vulgaire de la paralysie infantile, sans myélite
ascendante, mais plaques très confluentes dans l'arachnoïde rachidienne jusqu'à la partie supérieure de la région dorsale.

Ce cas nous semble devoir être rapproché des observations de Ballet,
de Dutil, de Raymond, de Charcot, dans lesquelles un ancien foyer
de polio-myélite a servi de point de départ à une autre lésion médullaire.

Ces trois observations, que nous venons d'avoir l'honneur de présenter à MM. les Membres du Congrès, nous semblent confirmer une
fois de plus les idées déjà émises par d'illustres devanciers. Nous
croyons donc inutile d'ajouter de plus longues réflexions.

Nous ferons seulement remarquer que certaines myélopathies
peuvent être latentes et ne se révéler qu'après un examen minutieux
de la moelle.

Celui-ci serait donc toujours indispensable pour établir la fréquence
relative des cas de paralysie générale développés secondairement à une
lésion médullaire.

L'expérience et l'étude approfondie pourront donc seules nous conduire, avec le temps, à une conviction plus nette et plus affirmative.

RELATIONS DE LA SYPHILIS

ET DE LA PARALYSIE GÉNÉRALE

Par le Dr A. CULLERRE.

Après avoir été pendant longtemps d'un scepticisme absolu en ce qui concerne les rapports de la paralysie générale et de la syphilis, j'en suis arrivé à considérer ces rapports comme très réels et plus fréquents qu'on n'est disposé à l'admettre si l'on s'en fie aux renseignements presque invariablement négatifs qui nous sont fournis quand nous nous enquérons des antécédents syphilitiques des malades.

La famille, en effet, ne sait jamais ces choses-là. Quant aux malades eux-mêmes, il en est qui ignorent réellement qu'ils ont eu la syphilis. D'autres qui n'ont eu que des accidents spécifiques légers, passés pour ainsi dire inaperçus, affirment de bonne foi en être indemnes tout en avouant avoir eu des chancres ou des blennorrhagies. D'autres enfin, par un sentiment de fausse honte, qui subsiste même dans l'état de démence avancée, nient avec énergie une infection cependant très réelle. Il y a quelques jours je recevais un marin atteint de démence paralytique à la seconde période, qui protestait avec indignation contre tout soupçon de syphilis et qui tomba soudain dans une confusion comique quand je lui montrai, dans sa rainure balano-préputiale, la cicatrice très nette d'un chancre ancien.

L'asile que je dirige reçoit peu de paralytiques. En 10 ans, 38 seulement y ont été admis (27 hommes et 11 femmes). Sur ce nombre, 5 (4 hommes et 1 femme) avaient indubitablement des antécédents syphilitiques, ce qui donne une proportion de 13,2 o/o.

Mais je considère cette proportion comme certainement inférieure à la réalité. Les métiers de marin et de militaire sont de ceux qui exposent le plus à contracter le mal vénérien. Or, les marins et les anciens militaires comptent pour 14 dans mes paralytiques ; sur ce nombre, 6 (2 marins et 4 militaires) peuvent être, avec une certaine probabilité, soupçonnés de syphilis, ce qui porterait pour les hommes la proportion de 15 à 37 o/o. Je ne crois pas qu'elle puisse être légitimement grossie davantage. Parmi mes 27 cas de paralysie générale chez l'homme, en effet, il en est où la syphilis n'a certainement rien à voir : telles sont 2 paralysies générales séniles, 1 saturnine, 1 traumatique, 1 héréditaire similaire, 1 chez un cardiaque, etc.

Si maintenant j'examine les 11 cas féminins, j'y découvre 2 filles publiques et 3 filles de mauvaise vie chez qui la syphilis peut être soupçonnée avec quelque probabilité et dont le nombre pourrait, par hypothèse, s'ajouter au cas unique où l'infection est avérée ; ce qui porterait pour le sexe féminin la proportion 10 à 54,5 o/o, soit pour les deux sexes une proportion hypothétique de 42 o/o.

Un fait digne de remarque, c'est le jeune âge des 5 paralytiques à antécédents syphilitiques certains.

Ils étaient âgés, au moment de leur admission, les hommes de 38, 30, 29, 27 ans, la femme de 32 ans. Pour ma part, en présence de paralysies générales aussi précoces, je serai toujours porté à soupçonner la syphilis.

Je ne veux pas dire que la paralysie générale imputable à la syphilis ne se développe jamais à un âge avancé ; les exemples du contraire ne sont sans doute pas bien rares. Mais étant donné que le plus grand nombre des syphilitiques contractent la maladie dans la jeunesse, d'autre part que chez ces derniers c'est aux environs de la dixième année qui suit l'infection que semble se développer la paralysie générale, il me semblera toujours naturel de songer à la syphilis chez des paralytiques qui n'ont pas atteint leur trentecinquième année et chez lesquels les facteurs étiologiques habituels de l'encéphalite interstitielle ne peuvent être invoqués.

Si le paysan n'était ni militaire ni marin, ni attaché à la domesticité des villes pendant une partie de son existence, si en un mot il ne quittait pas son village, *il ne deviendrait jamais paralytique.* Cette proposition, basée sur une pratique de 10 années, dans un asile rural, équivaut presque à ceci : Si le paysan n'était jamais exposé à contracter la syphilis, il ne deviendrait jamais paralytique.

D'autre part, l'observation m'a conduit à cette autre constatation : les femmes de mœurs faciles et les prostituées, celles par conséquent

68

qui sont le plus exposées à contracter la syphilis, constituent la classe qui fournit le plus de cas de paralysie générale. Sur les 11 femmes paralytiques de l'asile de la Roche-sur-Yon, 7, y compris la syphilitique, appartenaient à cette classe. A l'asile de Marseille, dont j'ai été médecin, sur 39 paralytiques femmes de mon service, 22 étaient des prostituées ou des femmes entretenues ; 21 étaient célibataires et avaient l'âge moyen de 34 ans 1/2.

Le rôle étiologique de la syphilis admis, on doit se demander si elle est susceptible, à elle seule, d'engendrer la paralysie générale. Pour moi, je crois qu'ordinairement d'autres causes interviennent, les unes prédisposantes, les autres adjuvantes. Si la syphilis attaque de préférence le cerveau et y provoque l'inflammation interstielle, c'est que, par suite d'une prédisposition héréditaire ou acquise, il est l'organe le moins résistant de l'économie.

On sait combien la syphilis aggrave les tendances diathésiques des organismes dont elle prend possession et combien les manifestations goutteuses, rhumatismales ou scrofuleuses acquièrent parfois de gravité et surtout de ténacité chez les anciens syphilitiques. Je suis donc porté à admettre que, chez ceux qui, par leur constitution, sont prédisposés aux lésions vasculaires cérébrales, la syphilis peut hâter l'éclosion de ces lésions vasculaires et en favoriser le développement.

La prédisposition héréditaire est importante à considérer, je l'ai constatée 4 fois sur 5 paralytiques entachés de syphilis. Sur les 38 cas qui servent de base à ma statistique, 13 fois je n'ai pu avoir de renseignements. Sur les 25 restants, 15 fois la prédisposition héréditaire était manifeste, 5 fois elle était directe, 1 fois atavique, 9 fois collatérale.

Les 5 cas d'hérédité directe se décomposent ainsi : 3 mères aliénées, 1 père atteint lui-même de paralysie générale, 1 père apoplectique.

Dans le cas d'hérédité atavique il s'agit d'une aïeule paternelle apoplectique. Les 9 cas d'hérédité collatérale sont constitués par : 3 aliénations mentales, 2 apoplexies, 3 idioties par lésions organiques du cerveau, 1 affection organique de la moelle.

Je n'insiste pas sur cette question qui pourrait donner lieu à des considérations intéressantes (1).

Je passe aux causes adjuvantes, parmi lesquelles je mets en pre-

(1) Je signalerai seulement ce fait que 2 de mes paralytiques étaient de véritables fous moraux avant de faire de l'encéphalite interstitielle.

mière ligne l'alcoolisme. La plupart des paralytiques que j'ai observés avaient des antécédents alcooliques certains; quelques-uns présentaient même à l'entrée des traces du délire spécifique. Ensuite, viennent les insolations et le séjour prolongé dans les pays chauds; une seule fois j'ai vu le surmenage intellectuel entrer en ligne de compte.

La paralysie générale des syphilitiques n'affecte pas une forme clinique spéciale, sans quoi ce ne serait plus la paralysie générale. Elle est d'ailleurs réfractaire au traitement spécifique. Cependant les quelques cas avérés qu'il m'a été donné d'observer ont présenté des particularités symptomatiques assez curieuses; 4 fois sur 5 la maladie s'est développée d'emblée sous la forme démentielle. En quelques semaines les malades en étaient arrivés à la période d'hébêtement et de gâtisme, sans accès maniaques, sans agitation. Deux d'entre eux, qui avaient des antécédents héréditaires apoplectiques, ont commencé par avoir des attaques apoplectiformes et n'ont manifesté d'autre réaction délirante que le délire d'action et de locomotion des déments séniles ramollis.

Un troisième, à antécédents vésaniques (mère morte aliénée), a présenté au contraire, concurremment avec des symptômes somatiques très avancés, un délire mélancolique très actif avec idées d'indignité, de ruine et tentatives répétées de suicide.

Un autre, dont le frère est paraplégique consécutivement à une myélite, a présenté la forme congestive type avec accès épileptiformes répétés et finalement mortels.

Ces quelques exemples me semblent confirmer très positivement ce fait que le rôle de la syphilis est surtout d'exciter, chez les prédisposés, leurs tendances morbides particulières.

Telles sont les quelques considérations que ma pratique m'a suggérées, en ce qui concerne les rapports de la paralysie générale et de la syphilis. Ce n'est guère qu'un programme de questions à résoudre, mais qui seraient résolues très vite, j'en suis convaincu, si tous les médecins d'asiles portaient pendant quelques années leur attention sur ce sujet.

SYPHILIS ET PARALYSIE GÉNÉRALE

Par le Dr H. MABILLE,

Médecin en chef, directeur de l'Asile de Lafond.

Dans un mémoire, récompensé par l'Académie de médecine, en 1888, et dont j'ai lu les conclusions au Congrès de médecine mentale de Paris, en 1889, je me suis efforcé de démontrer l'importance des méningites deutéropathiques dans la syphilis du cerveau.

Ou bien, ai-je essayé de prouver, les lésions anatomiques observées dans la paralysie générale sont les mêmes chez les paralytiques généraux syphilitiques et ceux qui ne le sont pas.

La syphilis jouerait alors, dans ce cas, un rôle très problématique, qu'il serait impossible d'apprécier, au double point de vue clinique et anatomique.

Il appartiendrait alors à la statistique de rechercher la fréquence de la syphilis dans la paralysie générale.

Ou bien les lésions sont différentes, et alors on observe des symptômes se rapprochant ou différant de la paralysie générale.

Alors il devient nécessaire de rechercher quelles ont été les lésions primitives, quelles ont été les lésions secondaires.

Or, dans tous les cas de ce genre, dont l'autopsie a été publiée par les auteurs, sous la rubrique « Paralysie générale syphilitique », dans nos observations personnelles, on ne trouve que des lésions de méningo-encéphalite secondaire, généralement circonscrites au voisinage des lésions syphilitiques, portant même souvent sur un seul côté du cerveau.

Ce sont là, en un mot, des méningites deutéropathiques, et si la communauté d'expression des symptômes rend parfois le diagnostic différentiel des deux affections difficile, surtout dans la dernière période de la maladie, l'évolution de ces symptômes, leur enchaînement et la nature des lésions constatées suffit généralement à les différencier l'une de l'autre.

Le rôle de la syphilis serait donc, à mon avis, très restreint.

D'autres auteurs, M. Régis en particulier, viennent nous dire au contraire :

« Le champ de la syphilis s'est étendu. De même que certaines affections réputées autrefois non tuberculeuses, rentrent aujourd'hui dans le domaine de la tuberculose, de même ne pourrait-on pas soupçonner que les lésions observées chez les paralytiques généraux sont d'origine syphilitique? » Et ce point de départ établi, il devait se produire pour la paralysie générale ce qui s'est passé pour l'ataxie locomotrice progressive : tous les malades paralytiques généraux sont des syphilitiques, de même que les ataxiques sont syphilitiques.

Or, en ce qui concerne l'ataxie locomotrice, la réaction commence à se faire sentir, et M. Benedikt, pour ne citer que cet auteur, proteste avec énergie contre une opinion aussi absolue.

Et d'ailleurs, puisque plusieurs de mes honorables collègues semblent attribuer peu de poids au diagnostic anatomique souvent difficile, je l'accorde, et que, faisant table rase des opinions de l'école anatomiste française, ils arrivent à croire que les lésions de la syphilis et de la paralysie générale sont identiques, il devenait alors utile de chercher dans la statistique la solution de la question.

Alors chaque médecin devait se placer sur ce terrain nouveau, et de ce nouvel examen devait jaillir la lumière.

Or, il s'est trouvé que bon nombre de médecins d'asile ont cherché en vain l'action spécifique de la syphilis, alors que certains autres la rencontrent toujours.

Nous avons tous présente encore à l'esprit l'opinion de M. Christian (1), bien placé cependant pour étudier la question et dont la clientèle spéciale, provenant de l'armée, est plus apte peut-être que toute autre à contracter la syphilis.

Or, il se trouve que quelques-uns seulement de ses paralytiques généraux sont syphilitiques.

Pour ma part, la statistique m'a donné depuis longtemps déjà des renseignements identiques et ma proportion de syphilitiques est

(1) Congrès de Médecine mentale, Paris, 1889.

encore moindre que celle de M. Christian. Il est vrai que les affections syphilitiques sont rares dans la Charente-Inférieure.

Je n'en veux pour preuve que le tableau suivant qui concerne des malades observés depuis plusieurs années seulement :

	HÉRÉDITÉ		ALCOOLISME	SYPHILIS	CAUSES MORALES	EXCÈS VÉNÉRIENS	INSOLATION
	NERVEUSE	CONGESTIVE					
B R...	Sa femme alcoolique est morte P. G. 3 ans après lui.	»	» 2	» »	» »	» »	» »
M....	»	Congestifs : père et mère.	»	»	»	»	»
B....	»	Congestifs : père et mère.	»	»	»	»	»
S....	Grand'mère aliénée.	»	»	»	1	»	»
J....	Sœur aliénée.	»	1	»	»	»	»
C....	»	»	1	»	»	»	»
B....	»	»	1	»	»	»	»
G....	»	»	»	»	1	»	»
N....	»	Arthritisme.	»	»	»	»	»
D....	»	Arthritisme.	1	»	»	»	»
P....	»	»	1	»	»	»	»
D....	»	Congestifs : père et mère.	»	»	1	»	»
P....	»	»	1	»	»	»	»
C....	Frère P. G. alcoolique.	»	2	»	1	»	»
D....	»	»	2	»	»	»	»
R et B.	»	»	»	1	»	1	»
R....	»	Arthritisme.	1	»	»	»	»
P....	»	»	1	»	»	»	»
F....	»	Arthritisme.	»	»	»	»	»
C....	»	»	1	»	»	»	»
P....	»	»	1	»	»	»	»
F....	Mère aliénée	»	»	»	»	»	»
G et R.	»	»	»	»	2	»	»
B et L.	»	»	»	»	2	»	»
B	»	»	»	»	»	»	1

J'ai pris soin d'éliminer les paralytiques généraux nombreux, venus sans renseignement, et qui d'ailleurs ne présentaient aucun signe de syphilis ancienne.

Il en résulte, qu'en ce qui me concerne, j'ai rencontré une fois seulement la syphilis, sur 29 cas de paralysie générale avec renseignements exacts.

Et s'il fallait attacher une importance extrême à la statistique, comme s'il était facile de distinguer au milieu des causes diverses la cause unique de l'affection, on verrait, par ce tableau, que 16 de ces paralytiques généraux étaient alcooliques :

Deux frères alcooliques vinrent à mourir de paralysie générale à quelques années de distance ; ils n'avaient pas d'hérédité nerveuse ni de syphilis.

Il en fut de même pour un mari et sa femme qui moururent à l'asile de Lafond à 3 années de distance ; tous deux étaient alcooliques.

Ensuite viendraient l'arthritisme et l'hérédité congestive, les causes morales, les déceptions, l'excès du travail, l'insolation. Je note cependant dans plusieurs cas l'hérédité vésanique chez les ascendants.

Mais, encore une fois, je crois qu'il est bien difficile d'isoler les causes qui ont pu contribuer à créer la paralysie générale ; ainsi mon seul syphilitique devenu paralytique général avait commis, depuis un temps immémorial, des excès vénériens inénarrables.

Est-ce la syphilis qui a créé la paralysie générale, ou bien les excès en sont-ils la cause ?

De même plusieurs de mes alcooliques, paralytiques généraux, étaient en même temps arthritiques.

En présence du petit nombre de mes syphilitiques devenus paralytiques généraux, je me refuse donc à croire à l'identité des lésions anatomiques de la paralysie générale et de la syphilis cérébrale.

En sorte que, provisoirement, je croirai devoir m'en référer aux descriptions de M. Lancereaux et de M. Fournier.

Or, n'est-ce pas ce maître éminent qui a insisté lui-même sur les méningites secondaires si fréquentes dans la syphilis du cerveau ?

DISCUSSION.

M. Auguste Voisin. — Je pense qu'il faut apporter quelques restrictions aux deux mémoires de MM. Régis et Cullerre.

Nos confrères acceptent trop facilement l'intervention de la syphilis. Il ne suffit pas de se fier à des anamnestiques, il faut voir les caractères physiques de la syphilis tertiaire qui seule peut donner lieu à des manifestations cérébrales ressemblant à la paralysie générale des aliénés : taches de la peau, psoriasis, exostoses, ulcérations de la peau, des commissures labiales, de la voûte palatine, alopécie, etc.

M. Régis nous a communiqué plusieurs observations qui ressemblent à des cas de paralysie générale des aliénés ; les autopsies n'ont point été faites ; seules elles pouvaient nous éclairer.

La statistique donnée par M. Régis ne me paraît pas admissible. Pour moi, sur 560 observations de paralysés généraux que j'ai prises moi-même, je n'ai rencontré que 9 fois des signes certains de syphilis tertiaire, et on ne doit accepter que ceux-là.

Les malades atteints de syphilis cérébrale tertiaire, qui présentent des symptômes de la paralysie générale des aliénés, ont du reste une physionomie particulière : céphalée presque constante, parésies partielles, peu de netteté et fugacité des troubles de la parole, diminution ou perte de la mémoire, délire mal caractérisé, démence dominante, inégalité pupillaire exceptionnelle, ataxie de la langue ou des lèvres rare ou peu nette ; cet état morbide ne ressemble pas entièrement à la paralysie générale des aliénés.

Le traitement spécifique est encore une pierre de touche.

M. ROUILLARD. — Je reproche à la statistique de M. Régis le petit nombre des observations qui sont cependant détaillées et précises. En outre, elles manquent toutes d'autopsies. Je reste stupéfait devant la contradiction qui existe entre MM. Voisin et Régis, de 9 sur 560 à 80 %.

Les raisons de ce désaccord viennent de la manière dont sont faites les observations.

Il faut considérer l'âge de la syphilis. Il est étonnant, par exemple, qu'un syphilitique marié, après 18 mois d'infection, ait eu 8 enfants bien portants et que 18 ans après il soit devenu paralytique général par suite de syphilis. Ensuite, on n'a pas observé de stigmates persistants.

D'après M. Cullerre, dans les asiles ruraux, la paralysie générale ne s'observe que chez ceux qui auraient quitté la campagne pour venir à la ville, soit comme soldat ou domestique. Cependant, il faut tenir compte des excès alcooliques et vénériens et aussi des excès de travail physique, des traumatismes, de l'insolation, toutes causes pouvant exister à la campagne.

Pour l'alcoolisme, qui paraît jouer un grand rôle dans le tableau de M. Dubuisson, il est important de signaler la date des excès alcooliques qui sont souvent un symptôme de la paralysie générale pendant la période de dynamie fonctionnelle. Je sais bien qu'il a été impossible à M. Dubuisson d'avoir des renseignements sur la durée des excès alcooliques chez les malades qui font l'objet de la statistique qu'il nous a d'ailleurs très bien présentée dans un tableau graphique. J'insiste cependant sur l'importance de la date de ces excès ; il faut savoir si l'on a affaire à des malades imbibés ou simplement arrosés.

M. Charpentier. — Je trouve M. Voisin sévère dans ses exigences pour admettre la syphilis. Il est souvent difficile, sinon impossible, surtout chez les femmes, de retrouver les traces du chancre, lorsqu'elles existent, et les taches cutanées peuvent disparaître. Je n'ai jamais vu d'accidents syphilitiques initiaux débuter sur des paralytiques généraux. J'admets la paralysie générale syphilitique ; je ne la crois pas fréquente et de plus je la considère comme généralement incurable. L'amélioration de la paralysie syphilitique par l'iodure de potassium ne prouve pas la nature syphilitique de cette affection qui peut être améliorée par le même médicament dans la paralysie générale alcoolique et arthritique ; si la paralysie générale existe, je ne crois pas qu'elle soit due à des tumeurs syphilitiques, ni à de l'artérite syphilitique, elle doit relever de la prolifération conjonctive interstitielle diffuse causée alors directement par la syphilis. Je me permets de rappeler un cas, que j'ai communiqué à la Société médico-psychologique, de démence paralytique due à la syphilis, dans lequel il y avait de l'inégalité pupillaire et de l'embarras de la parole ; il n'y avait pas d'altération du fond de l'œil, ni des milieux réfringents, ni de paralysie du moteur oculaire commun capable d'expliquer l'inégalité pupillaire.

M. Cullerre. — Je crois à l'existence de la paralysie générale d'origine syphilitique et je relaterai l'observation d'un paralytique général, ancien militaire, atteint de syphilis pendant la campagne de Tunisie.

Quelques-uns des symptômes observés chez ce malade me firent d'abord penser à une encéphalopathie syphilitique et il fut soumis à un traitement spécifique énergique. Ce fut en vain ; il succomba rapidement dans le marasme paralytique le plus complet.

J'ai dit, dans ma communication précédente, que sur 39 paralytiques femmes de mon service, à Marseille, 22 étaient des prostituées, la plupart sans doute anciennes syphilitiques.

En résumé, je crois, d'après mon expérience clinique, que la syphilis joue un rôle réel dans l'étiologie de la paralysie générale.

M. Rist. — Je ferai remarquer que les différences énormes dans la proportion des paralytiques généraux syphilitiques auxquelles arrivent les observateurs, dont on ne saurait soupçonner la compétence, ne peuvent tenir qu'à la manière dont sont portés les diagnostics. Je prie donc MM. les Membres de la Commission chargés de rédiger un questionnaire de ne pas poser simplement la question : Y a-t-il eu syphilis ? Y a-t-il eu paralysie générale ? La réponse, dans ce cas,

76

dépendrait plutôt du tempérament et des idées théoriques du signataire du formulaire que des faits eux-mêmes. Il s'agit donc de ne pas prendre le foin des mots pour le bon grain des faits, et pour y arriver il faut que les réponses portent sur les éléments du diagnostic : lésions observées, anamnestiques, autopsies.

A défaut d'entente immédiate, on aura au moins ainsi des documents qui, compulsés avec soin, pourront fournir les éléments d'une numération utile à nos successeurs. M. Voisin parle de lésions trouvées à l'autopsie, mais il faut quelquefois, pour les reconnaître, une analyse microscopique souvent impossible, parce qu'il n'y a pas de micrographe attaché aux asiles.

Dans un cas de tumeur cérébrale, on peut confondre un gliome avec une gomme ; les lésions cutanées ne sont pas toujours indélébiles.

Il est donc nécessaire de préciser.

M. ROUILLARD répond que c'est bien là l'idée de la Commission nommée pour la rédaction du questionnaire.

M. FALRET. — Le principe : *naturam morborum ostendunt curationes.....* ne trouve pas son application lorsqu'il s'agit de distinguer la syphilis et la paralysie générale, car j'ai toujours trouvé le traitement spécifique impuissant, aussi bien dans la syphilis cérébrale que dans la paralysie générale.

M. VOISIN. — Il ne suffit pas que les parents disent que le malade a contracté une mauvaise maladie pour que ce soit la vérole, ainsi que cela s'est passé pour le soldat cité par M. Cullerre. Ce pouvait être une blennorrhagie. Si ce malade avait été syphilitique, le traitement spécifique n'aurait pas été inefficace.

Je répondrai à M. Charpentier que ce n'est pas à la recherche des cicatrices du chancre à la verge et dans les replis du vagin que le médecin doit s'appliquer, mais bien à la découverte des signes physiques de la syphilis tertiaire.

Quant à l'inégalité pupillaire que M. Charpentier a observée chez un syphilitique qui avait des gommes aux paupières, je ferai remarquer que l'inégalité pupillaire n'a de valeur que si on ne découvre aucune lésion dans le globe oculaire ; l'inégalité pupillaire des paralytiques généraux a une origine cérébrale.

M. MOREL-LAVALLÉE. — J'avais cru répondre d'une façon définitive à l'objection qui vient de m'être faite indirectement, par M. Voisin, de voir mes statistiques recueillies à l'étranger (sur la fréquence des antécédents syphilitiques chez les paralytiques généraux) viciées de ce fait que hors de France on englobait encore sous le nom de syphilis des accidents tels que le chancre simple et la blennorrhagie. Si on veut bien se reporter à l'appendice de mon livre, *Syphilis et Paralysie générale*, on verra que cette difficulté est résolue par les réponses qu'ont bien voulu faire à un questionnaire adressé par moi à plusieurs éminents confrères, tels que MM. B. Tarnowsky, J. Hutchinson, Haslund, Kjellberg, Bergh, Neumann, etc.

Mais je crois avoir établi ce fait que, sans parler de la pseudo-paralysie générale syphilitique de J. Mickle et A. Fournier, dont l'existence n'est plus à discuter, la vérole figure dans les antécédents de la paralysie générale vraie avec une fréquence assez considérable et assez significative pour qu'on soit autorisé à chercher là une relation de causalité entre les deux maladies.

Cette relation est encore rendue probable pour les raisons suivantes :

a) La proportion des accidents syphilitiques relevés chez les sujets atteints de paralysie générale est fort supérieure à celle que l'on retrouve chez les malades atteints d'autres formes d'aliénation;

b) La démence paralytique est rare dans les milieux où la syphilis est exceptionnelle;

c) La fréquence des antécédents syphilitiques relevés chez les paralytiques généraux augmente en raison des facilités de l'anamnèse (Régis);

d) Dans les cas ou on ne trouve qu'un seul facteur à invoquer pour l'étiologie de la paralysie générale, c'est la vérole que l'on trouve le plus souvent (Obersteiner); — Il s'agit ordinairement d'une syphilis bénigne (partant, peu ou point traitée), ce qui explique que l'on n'en retrouve plus de traces sur la peau ou ailleurs;

e) Il est des cas où la paralysie générale paraît suivre la syphilis communiquée d'un sujet à plusieurs autres (Goldsmith, Morel-Lavallée et Bélières);

f) Comme il ne s'agit plus là de pseudo-paralysies générales, on conçoit qu'il ne faille pas s'attendre à trouver des symptômes spéciaux chez les paralytiques généraux que la syphilis pourrait déterminer à l'instar de tout autre facteur moins fréquent.

M. LAURENT, médecin en chef à l'Hôtel-Dieu, ex-médecin en chef des asiles publics d'aliénés. — Je tiens tout d'abord à féliciter MM. les Organisateurs du Congrès du choix de la première question, non seulement à cause de son importance mais à cause de son opportunité dans la région que nous habitons.

Au mois de juin dernier, j'ai fait savoir, dans une communication à la réunion annuelle des Conseils d'hygiène du département, que la région occupée par le 3e Corps d'armée était celle où l'élément militaire se trouvait *affecté du plus grand nombre de maladies vénériennes de tout genre* et fournissait le plus de blennorrhagies, le plus de chancres mous, le plus de syphilis.

Ce fait est établi par la statistique militaire; je mets sous vos yeux un tableau qui vous montre la proportion des maladies vénériennes pour tous les Corps d'armée. Ce document est emprunté à la statistique officielle militaire de l'année 1887.

Vous y remarquerez que les 21 corps d'armée y sont inscrits par ordre progressif, suivant la proportion des individus atteints :

1° Pour la blennorragie et ses complications, tandis que le minimum est de 22.94 pour 1,000 (15e corps d'armée), le 3e corps atteint le maximum avec 55.33 pour 1,000. La moyenne, pour tous les corps d'armée, se trouve être de 33.43 pour 1,000 ;

2° Pour le chancre mou et ses complications, c'est le 9e corps d'armée qui a le minimum, avec 3.69 pour 1,000. Le 3e corps possède la proportion la plus élevée, 22.92 pour 1,000. La moyenne, pour tous les corps d'armée, est de 9.30 pour 1,000 ;

3° Pour la syphilis, le 1er corps d'armée offre le minimum, 4.85 pour 1,000. Le 3e corps d'armée, de même que pour les deux autres genres d'affections, présente encore le maximum, 13.92 pour 1,000. La moyenne pour tous les corps d'armée est de 8.89.

Les observations qui accompagnent ce tableau expriment que cette proportion varie peu pour les années précédentes. De plus, les renseignements que j'ai obtenus pour les années suivantes ne présentent pas de différence, quant à cette prédominance du 3e Corps d'armée comme maladies vénériennes.

Cette constatation nous fait apercevoir qu'à propos de la paralysie générale des aliénés dans ses rapports avec la syphilis, notre contrée peut fournir des éléments d'étude nombreux pour trancher le différend qui sépare ceux qui examinent ce sujet.

Il est évident que, puisque les maladies vénériennes sont si fréquentes en Normandie, il devrait y avoir aussi dans cette région plus que partout ailleurs, des affections mentales de nature syphilitique, s'il en existe de spéciales.

Quant à ma manière de voir, je crois devoir dire que, lorsque j'étais médecin en chef à l'asile de Marseille, j'ai eu l'occasion d'observer, comme notre honorable collègue, le Dr Cullerre, des paralysies générales chez les prostituées et susceptibles, par conséquent, d'être attribuées à l'influence prédominante de la syphilis. Autant que mes souvenirs me les rappellent, ces cas, d'ailleurs en très petit nombre, se présentaient sous un aspect qui n'était pas précisément celui de la paralysie générale des aliénés dont la description est considérée comme classique.

Depuis que j'ai quitté les asiles, je vois moins de paralysies générales et je ne pourrais apporter l'appui d'une statistique pour aider à élucider les recherches poursuivies en ce moment.

Mais à défaut d'une contribution touchant tout spécialement à l'ordre du jour proposé par les organisateurs du Congrès, je crois devoir signaler à l'Assemblée, entre autres faits, un cas de syphilis cérébrale que je suis à même de présenter dans mon service à l'Hôtel-Dieu.

Il s'agit d'une femme, prostituée depuis l'âge de 28 ans et âgée actuellement de 63 ans.

J'ai suivi cette malade depuis 1878, comme médecin du dispensaire de santé. A ce titre, je l'ai envoyée à l'hôpital, parce qu'elle était atteinte d'un chancre mou. En juin 1879, je l'envoyais de nouveau, mais pour un chancre induré à la fourchette. A cette même époque, j'étais en même temps chargé du service des vénériens à l'Hospice-Général. J'ai donc pu suivre la série des accidents syphilitiques ultérieurs. Elle avait 51 ans quand elle fut atteinte de ce chancre induré.

En 1884, 5 ans après, elle entre à l'Hôtel-Dieu, dans mon service, pour douleurs articulaires rhumatoïdes, de nature syphilitique et, pendant ce temps, il se manifeste une contracture des doigts des deux mains.

En 1887, surviennent des manifestations de syphilis cérébrale on ne peut plus accusées. Une démence torpide, avec parésie du système musculaire général, affaiblissement considérable de la vue et de la mémoire. La malade restait étendue dans son lit dans un état véritable de stupeur. En raison des accidents que j'avais constatés, la nature syphilitique de l'affection ne faisant pas l'ombre d'un doute, j'eus recours à l'iodure de potassium pendant un temps fort long et une amélioration progressive se manifesta. Toutes les fonctions se rétablirent peu à peu. La physionomie de la malade s'élucida et la religieuse, surveillante en chef du service, eut soin, sur ma recommandation, de l'occuper autant que possible à des travaux manuels.

Après un certain temps de la cessation de l'iodure, je vis revenir les symptômes précités d'affaiblissement intellectuel et physique, qui disparurent de nouveau sous l'influence du traitement spécifique. De distance en distance j'ai repris le traitement ioduré.

J'ai revu hier cette malade à l'Hospice-Général où elle a été transférée comme sexagénaire. La mémoire, quoique restée affaiblie, est pourtant revenue en grande partie. Elle se souvient de ce qu'elle éprouvait à l'Hôtel-Dieu, où d'ailleurs elle va se promener tous les dimanches. Elle se plaint encore de pesanteur dans la région lombaire et dans les articulations du genou. Elle a de la peine à se baisser et à se coucher.

Cette observation me paraît très intéressante au point de vue des rapports de la syphilis et des maladies mentales et me permet même de confirmer ici ce que Fournier et Mauriac ont décrit dans leurs ouvrages concernant la paralysie générale de nature exclusivement syphilitique.

Il ne s'agit que d'une pseudo-paralysie générale, et la perte momentanée de la mémoire le prouve d'une manière incontestable.

Dans la paralysie générale des aliénés, même à la période de début, où l'on remarque une excitation d'une durée plus ou moins longue, les malades ne se souviennent plus de leurs élucubrations délirantes et l'amnésie va en augmentant.

On voit qu'il n'en est pas de même dans la syphilose cérébrale.

Je serais bien aise de présenter la malade dont je parle aux Membres du Congrès et je les invite à venir l'examiner à l'Hôtel-Dieu, où l'Administration hospitalière a eu l'obligeance de la faire transporter pour être agréable aux savants réunis aujourd'hui dans cette enceinte. Je me ferai un plaisir de donner tous les développements omis dans cette rapide communication verbale.

Je crois devoir vous faire remarquer que j'ai en traitement en ce moment, en même temps que la malade précédente, d'autres cas de maladies du système nerveux de nature syphilitique et je serais heureux de les soumettre aussi à votre examen.

DEUXIÈME SÉANCE.

Présidence de M. le Professeur BALL.

Le procès-verbal de la première séance est lu et adopté.

M. LAILLER lit un travail ayant pour titre : *Considérations sur l'urine des aliénés atteints de paralysie générale progressive.*

Considérations sur l'urine des Aliénés

ATTEINTS DE PARALYSIE GÉNÉRALE PROGRESSIVE

Par M. A. LAILLER,

pharmacien en chef à l'asile de Quatre-Mares-Saint-Yon.

MESSIEURS,

Sous le titre de « Recherches sur l'urine dans les différentes formes de l'aliénation mentale, » j'ai adressé à la Société médico-psychologique, en 1874, à l'appui de ma candidature comme membre correspondant de la Société, un mémoire qui fut confié à l'examen d'une commission. Celle-ci nomma, comme rapporteur, M. le Dr Edouard Dumesnil, inspecteur général du service des aliénés, président de la Société médico-psychologique et ancien directeur-médecin en chef de l'asile de Quatre-Mares. M. le Dr Dumesnil fit son rapport dans la séance du 28 février 1875, et c'est grâce aux conclusions de ce rapport que j'ai l'honneur d'assister à ce Congrès et de prendre part à vos travaux. Je m'en félicite hautement.

Permettez-moi, Messieurs, de saluer ici la mémoire de M. le Dr Dumesnil ; nous sommes aux portes de l'asile de Quatre-Mares dont ce savant médecin fut le premier directeur-médecin en chef. Ce n'est

6

pas lui qui en conçut les plans; ils sont dûs à M. le Dr Parchappe, un autre Rouennais, que la médecine mentale, dont vous êtes les dignes représentants, ne peut oublier. M. le Dr Dumesnil n'eut qu'à exécuter l'œuvre de Parchappe; il sut la mener à bien, y apporter les modifications que lui inspirèrent ses connaissances médicales et administratives; il sut, de plus, préparer les voies pour doter le département de la Seine-Inférieure du magnifique asile Saint-Yon. M. Dumesnil a été mon chef de service pendant 12 ans; c'est avec lui et par lui que j'ai compris combien la tâche à laquelle, Messieurs, vous consacrez votre science et votre dévouement est difficile et pénible. En saluant la mémoire de M. le Dr Dumesnil, je ne crois pas seulement faire acte de gratitude, je crois faire acte de justice envers un des vôtres.

I

Il me paraît inutile de vous rappeler la composition chimique de l'urine dite normale. Je ne veux pas non plus m'étendre sur les procédés d'analyse urologique mis en pratique. Je veux cependant faire quelques remarques préliminaires.

Etablir d'une façon rigoureuse la composition d'une urine normale est un problème des plus difficiles. D'abord, qu'entend-on par urine normale?

La réponse s'impose pour ainsi dire : c'est celle qui est excrétée par un sujet en état de santé absolue; mais cette santé absolue se rencontre chez l'homme à des âges très différents; elle existe chez l'homme maigre, comme chez l'homme plus ou moins gras; chez celui qui est de petite taille comme chez celui qui est de haute stature; chez le petit comme chez le gros mangeur; chez l'habitant des pays froids ou tempérés, comme chez l'habitant des pays chauds; chez l'homme d'étude ou de cabinet qui ne se livre qu'à un travail intellectuel comme chez l'homme qui, pour ses besoins ou pour satisfaire ses goûts, se livre à un exercice corporel, etc. Or, vous le savez, tous ces facteurs ont une influence dûment constatée sur la sécrétion urinaire. Aussi, rencontre-t-on chez les auteurs que, nous chimistes, nous consultons journellement, des différences sensibles dans la composition moyenne de l'urine humaine. Les chiffres donnés par A. Becquerel, Robin, A. Gauthier, Ritter, Yvon, Gontrelet, ne sont pas concordants. Le savoir et l'habileté de ces chimistes n'y sont pour rien; les différences tiennent aux types qu'ils ont analysés. Partant de là, je me sens autorisé à dire que, si dans l'examen chimique de l'urine on considère comme un signe de perturbations apportées dans les fonctions physiologiques tous les écarts que l'on observe dans la composition des urines comparées à l'urine normale, il faut renoncer à leur examen comme moyen de diagnostic, car on se trouverait fréquemment en présence de causes d'erreur, et la santé la plus florissante ne pourrait échapper au soupçon.

A mes yeux, peu importe, au point de vue purement pathologique, qu'il y ait dans une urine quelques centigrammes en plus ou en moins de ses principes immédiats; ce ne sont pas quelques pulsations de plus que le rythme normal qui constituent la fièvre; ce ne sont pas quelques globules rouges en moins qui constituent la chloro-anémie, et, de même, vouloir rattacher les légères variations que l'on observe quotidiennement dans la composition chimique de l'urine à des causes morbides, c'est invoquer des théories que la pratique ne peut justifier. L'examen chimique de ce liquide excrémentitiel est d'une importance physiologique et pathologique réelle; tous les cliniciens le savent, mais il ne faut lui demander que ce qu'il peut mettre en relief. Mon intention, en m'exprimant ainsi, est de signaler les erreurs qui résultent d'analyses d'urines faites dans des cas isolés et dont les déductions reposent sur des chiffres qui n'ont qu'une valeur purement relative.

Dans cet examen, lorsqu'on veut doser les principes soit physio-logiques, soit pathologiques que l'analyse dévoile, il y a une obliga-tion avec laquelle on ne doit pas transiger : c'est de recueillir toute l'urine éliminée pendant un cycle déterminé. Ce cycle est représenté par une période de 24 heures. Cette obligation ne rencontre pas, dans la pratique courante, de grandes difficultés ; quand il s'agit des aliénés, il en est tout autrement. Je tiens même à le dire afin que les résultats de mes recherches n'aient que la stricte conséquence qu'ils comportent.

Comme l'indique le titre de ma communication, je ne m'occupe aujourd'hui que de l'urine des aliénés atteints de paralysie générale. Circonscrire ainsi cette étude, c'est la mettre en rapport avec une partie du programme que vous vous êtes tracé, et c'est le plus sûr moyen de ne pas abuser de votre attention. Je m'efforcerai d'ailleurs d'être bref.

II

S'il était acquis que l'on pût indiquer les différents caractères de l'urine des aliénés dans les différentes formes de l'aliénation mentale, on devrait faire une exception pour la paralysie générale, car peu de maladies s'offrent sous des aspects aussi divers, surtout au moment de leur début ou pendant les premières périodes. Plus tard, la paralysie générale prend une marche plus uniforme à mesure qu'elle s'approche du terme final ; néanmoins, dans cette période ultime, il y a encore les dissemblances de sujet à sujet.

Peut-il y avoir similitude dans les fonctions de la vie chez le paralysé général dont la maladie débute par un délire mélancolique, hypocondriaque, et chez celui dont les prodrômes se révèlent par un état général d'exaltation ?

Lorsque la maladie suit une marche rapide, les phénomènes de la nutrition peuvent-ils s'accomplir comme dans les cas où, pour me servir d'une expression consacrée, il y a rémission ?

Et, dans la période terminale même, que de variabilité dans les principales manifestations morbides ! Comment l'urine, que les anciens qualifiaient, avec un peu d'exagération sans doute, de miroir du sang, pourrait-elle offrir des caractères constants ?

Il est donc matériellement impossible de donner, comme essentiellement propre à la paralysie générale, la composition chimique d'une urine. Tout ce qu'il est possible de faire, et on doit s'en tenir là, c'est d'indiquer ce que l'analyse chimique de l'urine révèle dans telles ou telles manifestations de la maladie, et encore doit-on se contenter, quand il s'agit des produits normaux, de donner des moyennes. Ce sont ces moyennes que je vais avoir l'honneur de vous communiquer. Je vous soumettrai ensuite le résultat de mes recherches à l'égard des produits anormaux. Mes recherches et mes observations portent exclusivement sur l'urine des paralytiques hommes. Je n'ai pas fait d'analyses d'urines de paralytiques femmes en assez grand nombre pour en tenir compte.

III

Chez les paralysés généraux, dont les débuts de la maladie sont caractérisés par un délire dépressif, avec ou sans idées hypocondriaques, j'ai trouvé, comme moyenne de 20 cas choisis entre beau-

coup d'autres, les doses suivantes des principaux éléments physiologiques de l'urine.

Pour 1 litre :

Éléments fixes à 100° centésimaux	34 gr.	71
Acide phosphorique total	1	70
Chlore combiné	3	47
Urée	15	62
Acide urique combiné	»	35

Densité à + 15° 1,015. Couleur pâle ; flocons de mucus un peu
au-dessus de la moyenne ; pas de sédiment ; réaction acide.

Lorsque le délire dépressif se transforme en délire mélancolique
aigu ou subaigu, lorsque le malade est dans un état d'anxiété extrême,
qu'il se croit menacé de dangers, qu'il refuse les aliments, etc., j'ai
trouvé, en prenant la moyenne de 20 cas, les chiffres suivants :

Pour 1 litre :

Éléments fixes à 100° centésimaux	65 gr.	17
Acide phosphorique total	3	05
Chlore combiné	4	40
Urée	30	10
Acide urique combiné	»	62

Densité à + 15° 1,029. Couleur foncée ; mucus, proportion au-
dessus de la normale ; sédiment uratique ; réaction acide.

Quand le malade est en proie à l'exaltation, — on sait ce que l'on
entend par exaltation dans la paralysie générale, — la moyenne de
20 analyses m'a fourni les résultats suivants :

Pour 1 litre :

Éléments fixes à 100° centésimaux	45 gr.	90
Acide phosphorique total	2	»
Chlore combiné	4	05
Urée	20	78
Acide urique combiné	»	44

Densité à + 15° 1,020. Couleur normale ; mucus, proportion normale ; léger sédiment uratique ; réaction acide.

Si, la maladie continuant sa marche, le malade s'épuise lentement, sans secousses, si je peux parler ainsi, la somme des produits éliminés s'éloigne peu de la normale ; mais, si l'épuisement est rapide, s'il y a, comme on le dit, fonte paralytique, la proportion des déchets devient considérable.

Je l'ai trouvée, en prenant la moyenne de 10 cas :

Pour 1 litre :

Éléments fixes à 100° centésimaux.	84 gr.	»
Acide phosphorique total	3	75
Chlore combiné	4	90
Urée.	37	02
Acide urique combiné	»	83

Densité à + 15° 1,036. Couleur foncée ; mucus en excès ; sédiment très abondant d'urates et de phosphates basiques. Réaction ordinairement acide au moment de l'émission, mais devenant rapidement alcaline et même ammoniacale.

Un fait digne de remarque, c'est que, si un paralysé général, émettant une urine d'une composition à peu près physiologique, vient à avoir des crises épileptiformes, l'urine, pendant la durée des crises, est très chargée ; si, les crises cessant, le malade redevient ce qu'il était avant, l'urine redevient à peu près normale.

Des chiffres qui précèdent, et dont la lecture a pu vous paraître aride, découlent des considérations qui ont leur importance en pathologie mentale. Ainsi, nous voyons dans le délire dépressif, comme prodrôme de la paralysie générale, que la somme des déchets éliminés par l'urine est au dessous de la proportion physiologique. Dans cet état, les malades mangent peu ; généralement, c'est à peine si le total des aliments qu'ils prennent atteint ce qu'on est convenu d'appeler la ration d'entretien. Mais, s'ils reçoivent peu, ils dépensent relativement peu ; aussi, peuvent-ils rester pendant un certain temps dans ces conditions sans que leur santé physique s'altère.

Dans le délire anxieux, avec toutes ses manifestations, les choses se passent autrement : il y a, comme je l'ai démontré, excès dans la dépense, et tous les cliniciens savent qu'il y a insuffisance dans la réparation ; de là naît le dépérissement du malade, qui se manifeste rapidement. Peut-il y avoir intoxication lorsque ces déchets, n'étant pas suffisamment éliminés, sont retenus dans l'économie ? Je suis porté à le croire.

Quand le malade est sous le coup d'une grande exaltation, qu'il prodigue tout ce qu'il a de forces physiques et intellectuelles, les matériaux de l'urine augmentent, mais la réparation se fait largement, si largement même que, si les malades sont abandonnés à eux-mêmes, ils font de véritables excès de table. Dans la période ultime, quand le marasme est sur le point d'achever son œuvre de destruction, la composition de l'urine indique que tout l'organisme s'use et marche à grands pas vers son anéantissement.

Je ferai observer que j'ai eu soin de prendre comme types des sujets non atteints d'affections intercurrentes.

Je dois signaler une remarque qui ressort des analyses précitées :

D'après l'étude très consciencieuse de Byasson sur l'influence du travail intellectuel par rapport à la proportion d'acide phosphorique rejetée par l'urine, il est acquis, et d'autres observateurs partagent cette opinion, que lorsque l'esprit est fortement occupé, il y a exagération dans la dépense d'acide phosphorique. Or, il semble naturel d'admettre que, chez le paralytique général qui est sous le coup d'idées délirantes de grandeur et de richesse, qui parle avec emphase de sa personne, de ses qualités, qui, se croyant apte à tout, enfante les projets les plus gigantesques, pour qui tout est facile, qui ne voit aucun obstacle, qui n'admet pas d'objection, il semble, dis-je, que chez lui il doit y avoir excès dans la proportion d'acide phosphorique urinaire. Il n'en est rien. Cette proportion reste dans la moyenne ; parfois même elle est au-dessous.

Ce fait me semble venir à l'appui de l'opinion admise que les caractères du délire ambitieux des aliénés paralytiques sont ceux plus ou moins prononcés de la démence. Dans les conceptions et dans les élucubrations de ces malades, le travail intellectuel est nul ou à peu près nul. Tout est passif.

Il serait intéressant de savoir si, dans la période prodomique de la paralysie générale, lorsque l'activité intellectuelle est portée à l'excès, il y a exagération dans l'élimination de l'acide phosphorique. Je n'ai pu m'en rendre compte, l'internement des paralytiques généraux n'ayant ordinairement pas lieu pendant cette époque.

IV

Les principes anormaux que l'on trouve dans l'urine sont, notamment :

L'oxalate de chaux.

Le carbonate d'ammoniaque.

Le glucose.

L'inosite.

L'indican.

L'albumine sérine.

Les peptones.

Les pigments biliaires et acides biliaires.

La cystine.

Je passe sous silence les alcalis organiques et les microbes que l'on rencontre dans les urines.

Oxalate de chaux. — Depuis que je m'occupe de l'examen de l'urine des aliénés, et le début de mes recherches remonte à plus de 25 ans, j'ai très souvent recherché la présence de l'oxalate de chaux dans l'urine. Cette recherche était surtout motivée parce que des observations d'oxalurie, citées par Golding Bird, s'appliquaient parfaitement à certaines formes de l'aliénation mentale, surtout au délire dépressif et à l'hypocondrie.

Je n'ai trouvé de l'oxalate de chaux, en quantité appréciable, que rarement ; c'était, principalement, chez les aliénés mélancoliques se nourrissant mal. Cela n'avait rien d'étonnant, surtout si on accepte la théorie de MM. Bencke et Bouchard, qui font de la production en excès de l'acide oxalique dans l'économie un signe de ralentissement de la nutrition.

Dans les différentes phases de la paralysie générale, je n'ai rencontré qu'accidentellement et passagèrement l'oxalurie ; on ne peut donc la rattacher à cette entité morbide.

Carbonate d'ammoniaque. — Ce sel résulte de la décomposition de l'urée sous l'influence du micrococcus ureæ ; cette décomposition se fait soit dans les voies urinaires, soit après l'émission.

Dans les premières périodes de la paralysie générale, on ne trouve pas d'urine contenant du carbonate d'ammoniaque ; mais dans la dernière période, il en est tout autrement. Parfois, j'ai constaté la présence de ce sel au moment de l'émission ; le plus souvent, c'est peu de temps et même très peu de temps après.

L'explication m'en paraît simple. Chez les malades de cette catégorie, la puissance vitale de la vessie est généralement diminuée ; les contractions de cet organe au moment de la miction ne se font pas assez pour chasser toute ou à peu près toute l'urine ; celle qui reste devient promptement alcalino-ammoniacale et suffit pour rendre telle toute la masse excrétée ; si elle n'est pas, dans la vessie, complètement alcaline, elle est dans les conditions les plus propices pour que la fermentation ammoniacale se produise aussitôt que l'émission a lieu.

L'alcalinité de l'urine n'implique pas, quand même, l'existence du carbonate d'ammoniaque; mais, comme Becquerel l'a démontré, la transformation de l'urée en carbonate d'ammoniaque est hâtée par le fait même de l'alcalinité de l'urine. Il est encore une autre cause qui active cette fermentation, c'est la présence, en excès, du mucus vésical.

Je ne veux pas m'étendre sur les transformations moléculaires de l'urée; j'ai abordé cette question dans une note à l'Académie des sciences, à propos des doctrines de l'illustre Pasteur. J'ai voulu seulement démontrer que la présence du carbonate d'ammoniaque dans l'urine des paralytiques généraux ne provient généralement pas d'un excès d'ammoniaque et de ses sels dans le sang, et qu'il ne peut se rattacher à ce que l'on appelle l'ammoniémie.

Glucose. — Le glucose existe-il ou non dans l'urine physiologique? On affirme le pour et le contre. En admettant qu'il y existe, ce n'est qu'à des doses infinitésimales et je n'ai pas à m'en occuper.

La présence du sucre dans l'urine, en quantité vraiment pondérable, constitue la glucosurie.

Qui dit glucosurie ne dit pas diabète; ces deux termes ont été confondus assez longtemps. C'était une erreur qui n'est plus commise aujourd'hui dans le langage médical.

On a, à une époque, affirmé que le sucre ne se trouvait pas dans l'urine des aliénés. Cette opinion a été contredite par d'autres expérimentateurs. Mes nombreuses analyses me permettent d'affirmer que l'on trouve des urines sucrées chez les aliénés et que cela ne doit pas être regardé comme une rareté.

Je distingue deux classes de glucosuriques : 1° ceux qui le sont momentanément, dont les urines ne contiennent que de faibles doses de sucre, de o gr.5o à 5 gr. par exemple, par litre; 2° ceux qui le sont pendant une durée plus ou moins longue et dont les urines contiennent de fortes doses de sucre. Les premiers sont des glucosuriques de passage, dont la santé ne paraît pas se ressentir de l'émission urinaire du sucre; les seconds sont des glucosuriques à demeure, dont la santé est plus ou moins compromise par cette émission. Ces derniers, seuls, sont des diabétiques.

J'ai rencontré la glucosurie passagère chez les aliénés, surtout chez ceux qui étaient atteints de lypémanie anxieuse. Chez les paralysés généraux, je l'ai quelquefois trouvée pendant la première et la seconde période; c'était, principalement, chez les malades profondément déprimés ou encore chez ceux qui avaient ou qui venaient d'avoir des crises épileptiformes nombreuses et incessantes. Le sucre se trouve également à l'état passager dans les urines de paralysés généraux arrivés au dernier terme de la déchéance organique. Ceci, en résumé, n'a rien qui doive surprendre. M. le Dr Morache l'a dit avec raison : « La présence d'un sucre analogue au glucose, dans l'urine, est un symptôme banal, fréquent même ; car, plus on le recherche, plus on l'observe dans des conditions où, à *priori*, on ne le soupçonnait pas. »

Je m'abstiens, Messieurs, de toutes considérations de physiologie pathologique, et il m'appartient encore moins de m'aventurer sur le terrain de la clinique ; je reste dans mon modeste rôle de pharmacien-chimiste.

Si j'ai trouvé la glucosurie passagère chez les aliénés, j'y ai trouvé aussi, et fréquemment, le diabète. J'avais même pensé, à une époque, que cette maladie était plus fréquente chez les aliénés que chez les gens sains d'esprit. Certaines théories me donnaient raison, apparemment du moins. Mon opinion s'est modifiée avec l'expérience. Aujourd'hui, le diabète est si souvent constaté dans les différentes classes de la société, je connais tant de personnes, en dehors de nos asiles, qui en sont atteintes, que je ne crois plus que les aliénés y soient prédisposés.

J'appelle votre attention, Messieurs, sur un fait qui aurait une grande importance pathologique si des observations nombreuses venaient confirmer les miennes. C'est le suivant : depuis plus de 25 ans que j'analyse les urines des aliénés, et je peux, sans exagération, évaluer le nombre de mes analyses à 5,000, *je n'ai jamais trouvé, parmi nos paralytiques généraux, un seul diabétique.* J'ajoute que, parmi les aliénés que j'ai reconnus diabétiques, pas un n'est devenu paralytique général.

Je ne veux certes pas poser comme axiome que les paralysies générales confirmées et le diabète vrai sont deux entités morbides incompatibles ; je tiens seulement à vous signaler que, quant à présent, je ne les ai jamais rencontrés chez le même sujet. Je crois, je le répète, que ce fait est digne de remarque et d'intérêt.

Je n'ai pas constaté de polyurie simple (diabète insipide) chez les paralytiques généraux, mais je dois faire observer que quelques-uns ont pu l'être sans que je le sache. Le diabète sucré est plus facile à reconnaître chez les aliénés paralytiques que le diabète insipide, du moins, dans les conditions où je suis placé.

Inosite. — Je l'ai trouvée dans le diabète, la polyurie, mais mes cahiers d'observations ne relatent pas d'inosurie chez les paralytiques généraux ; c'est du reste un glucoside qui, dans l'espèce, offre peu d'intérêt.

Indican. — Ce glucoside se rencontre assez rarement dans l'urine. Je l'y ai trouvé quelques fois ; une fois seulement, chez un malade atteint de paralysie générale.

Albumine du sérum ou sérine. — J'ai peu de chose à dire à ce sujet. J'ai, plusieurs fois, trouvé l'urine albumineuse dans le marasme paralytique, dans les jours qui précédaient la mort ; à part cela, en dehors des cas où une affection intercurrente en rend la présence inévitable, je n'ai pas constaté la présence de l'albumine dans la paralysie générale. Du reste, la constatation de la présence de l'albumine dans l'urine des aliénés est, quoi qu'on en ait dit, assez rare ; et, c'est avec raison que M. le professeur Jaccoud a affirmé que les névroses sont, de toutes les maladies, celles qui sont le plus rarement accompagnées d'albumine.

Ce que je dis de la sérine s'applique à la paraglobuline qui l'acccompagne presque toujours.

Peptone. — Il y a peu d'années encore, je ne m'occupais nullement de la recherche de la peptone dans l'urine. En cela, je n'étais pas plus en arrière que la plupart de ceux qui s'occupent d'analyse urologique. Aujourd'hui, à moins d'ignorance ou de négligence, on ne peut omettre cette recherche.

Je ne rappellerai pas les travaux qui, en Allemagne, en Autriche, en Italie, en France, ont fait de cette étude une question d'actualité. M. le Dr Raymond les a savamment résumés. De ce que j'ai observé, il résulte ceci : c'est que, dans la paralysie générale, dans toutes ses périodes, on peut trouver de la peptonurie, comme on en trouve dans toutes les autres maladies mentales, mais c'est toujours lorsqu'il y a une perturbation quelconque dans les fonctions de la nutrition.

Les paralysés généraux, à moins que la déchéance physique ne soit complète, n'y sont pas plus sujets que d'autres.

Pigments et acides biliaires. — Je cite ces éléments anormaux de l'urine pour mémoire. Dans la paralysie générale, ils ne sont ni plus ni moins fréquents que dans les autres formes des maladies mentales. Les affections hépatiques me paraissent n'avoir aucun lien avec la paralysie générale, à moins que, dans la pathogénie de cette maladie, l'alcoolisme n'entre en cause.

Cystine. — Ce que je viens de dire des pigments et des acides biliaires s'applique à la cystine.

V

J'aurais désiré, Messieurs, pouvoir vous montrer que, comme cela a lieu pour certaines maladies, l'urine, dans la paralysie générale des aliénés, est caractérisée, soit par une composition toute spéciale des éléments normaux, soit par la présence d'éléments anormaux. Rigoureusement, il n'en a pas été ainsi.

Pourtant, en vous montrant que dans la période de dépression de la paralysie générale, si les malades mangent peu, ils éliminent peu ; que, dans la période d'anxiété, ils éliminent beaucoup, bien qu'ils se nourrissent insuffisamment ; que, dans la période d'exaltation, si la dépense est encore exagérée, elle est largement compensée par les recettes ; que, dans la période ultime, la somme des déchets est considérablement accrue, je crois avoir contribué à l'étude de la marche de cette redoutable maladie. En outre, en vous signalant que les paralysés généraux, dont les facultés intellectuelles semblent être portées au paroxisme de l'activité, n'émettent pas une quantité d'acide phosphorique au-dessus de la normale, je pense être allé à l'encontre de ce que l'on pouvait supposer. Enfin, Messieurs, et c'est par là que je termine, en relatant que je n'ai jamais constaté l'existence du diabète proprement dit dans la paralysie générale confirmée, j'ai l'espoir que votre attention sera appelée sur ce fait.

M. le Dʳ FALRET. — J'ai observé la polyurie simple et l'azoturie chez les paralysés généraux, pendant les périodes de dépression avec cachexie. Legrand du Saulle avait remarqué que le diabète s'accompagne d'idées mélancoliques ; aussi, doit-on, dans les cas de mélancolie, rechercher le sucre dans les urines.

M. le Dʳ VOISIN. — J'appuie les observations de M. le Dʳ Falret par mes observations personnelles ; j'ai observé la polyurie chez des paralytiques généraux et alors j'ai trouvé, à l'autopsie, un ramollissement de la moelle au niveau des centres urinaires.

M. LAILLER. — Je ne puis suivre mes honorables collègues du Congrès sur le terrain de l'anatomie pathologique et j'ajoute que je

serais heureux de savoir s'ils ont eu à soigner des paralytiques généraux diabétiques. MM. Falret et Voisin ayant répondu négativement,
M. Lailler pense qu'il doit y avoir, dans ce cas, plus qu'une simple
coïncidence.

M. CHARPENTIER. — Qu'il me soit permis de faire observer à
M. Lailler que j'ai en ce moment, dans mon service de Bicêtre, un
paralytique général qui élimine, à des intervalles irréguliers, du sucre
en grande quantité, par les urines ; la production n'est point quoti-
dienne ; le malade est sujet, par intervalles, à des accès de coma ou
d'assoupissement, avec odeur particulière de l'haleine et sans crises
convulsives.

J'ai communiqué à la Société de Médecine de Paris un cas de
glycosurie ayant précédé et accompagné la paralysie générale.

La glycosurie a été constatée à l'occasion d'une irido-choroïdite
ayant duré trois ans et disparue au moment de l'apparition de la
paralysie générale ; la quantité de sucre variable d'une journée à
l'autre diminuait toujours un peu avant et pendant les accès fréquents
mais très passagers de coma de ce malade.

M. le PRÉSIDENT adresse, au nom du Congrès, des félicitations à
M. Lailler à l'occasion de sa communication.

OBSERVATION DE MORPHINO-COCAÏNISME

Par le Dr SAURY.

Au mois de janvier 1889, M. Magnan, en son nom et au mien, communiquait à la Société de biologie une note sur 3 cas de cocaïnisme chronique. Le mois suivant, je reprenais le même sujet devant la Société médico-psychologique, pour insister, personnellement, sur l'évolution du délire cocaïnique dans ses rapports avec les hallucinations. J'ai eu, depuis cette époque, l'occasion de recueillir plusieurs autres faits d'empoisonnement, consécutifs à l'usage prolongé de la cocaïne. Actuellement encore, j'observe un malade qui présente, au plus haut degré, les troubles intellectuels et physiques inhérents à cette intoxication.

Il s'agit, dans ce nouveau cas, d'un homme de 32 ans, adonné depuis longtemps à l'opium et à la morphine avant d'abuser de la cocaïne et voué, semble-t-il, à ces pratiques, par tous ses antécédents. Un de ses frères, par exemple, s'était déjà morphinisé, circonstance qui permet de supposer une influence morbide familiale. Quant à lui, s'il a fait preuve de brillantes aptitudes, il a toujours manqué de pondération dans l'exercice de ses facultés.

Durant l'année 1883, M. X... suivait, en qualité d'officier, les opérations militaires au Tonkin, lorsqu'il fut blessé, puis soigné au moyen de piqûres de morphine. Il n'usa, d'ailleurs, du médicament qu'à dose thérapeutique et pour y renoncer, aussitôt qu'il fut rétabli. Mais, rentré en campagne et subissant la contagion des mœurs orientales, il se prenait d'une vraie passion pour l'opium, dont il fumait bientôt jusqu'à 10 et 20 pipes (1) par jour. Son retour en France ne

(1) Ce qui représente environ de 2 à 4 grammes d'opium.

devait guère modifier cette déplorable habitude. De 1885 à 1888, toutes les fois qu'il a eu besoin d'un dérivatif contre les ennuis de l'existence, c'est à l'opium qu'il a eu recours, soit en le fumant, soit en absorbant du laudanum ou de l'extrait thébaïque. Enfin, au mois de février 1889, à la suite d'une chute de cheval ayant déterminé une large contusion avec phlébite douloureuse du membre inférieur droit, il revenait, pour ne plus s'y soustraire, aux injections de morphine.

Aucun accident imputable au morphinisme ne s'était encore produit, quand, au mois d'août de la même année, un médecin lui conseilla l'essai d'un traitement substitutif par la cocaïne. La tentative eut lieu, en effet, avec toutes ses fâcheuses conséquences ; 3 mois s'étaient à peine écoulés que le malade avait perdu l'appétit et le sommeil et qu'il tombait dans un état de marasme progressif. Des vertiges, des syncopes, des attaques épileptiformes ne tardaient pas à compliquer une situation déjà alarmante.

Du côté intellectuel, les désordres n'étaient ni moins rapides ni moins prononcés. Après une courte phase de simple stimulation cérébrale, d'ailleurs improductive (1), la cocaïne provoquait les hallucinations et le délire. Dès le mois d'octobre, M. X... se présentait avec les allures d'un persécuté. Dans la rue, on l'interpellait, on le regardait ironiquement, tout le monde avait l'air de se moquer de lui ; des voix l'engageaient à surveiller la conduite de sa femme et le tournaient en ridicule ; des gens s'introduisaient dans son appartement, se cachaient dans la cheminée, sous les meubles, guettant l'occasion, pensait-il, de se rapprocher de sa femme, car, peut-être en raison d'une extrême tendance à la jalousie, la malveillance dont il se croyait victime s'exerçait, le plus souvent, contre son repos conjugal.

Pour mieux dire, les idées de persécution n'ont jamais revêtu, chez lui, d'autre forme que celle d'une défiance morbide à l'égard de sa femme. C'est toujours sa femme qu'il a mise en cause dans le thème de ses interprétations. Sur ce point, le moindre incident donnait prise à ses soupçons et lui portait ombrage. Un papier quelconque, trouvé sur son chemin, représentait un billet à l'adresse de sa femme ; on correspondait avec elle au moyen d'encres sympathiques ; les jour-

(1) La poussée dynamique qui survient après l'injection de cocaïne, me disait à ce propos M. X..., est loin d'être négligeable, mais elle se dépense en « manies de bavarder, de discourir et d'écrivailler » pour n'aboutir, en somme, qu'à la diffusion mentale et ne réaliser qu'un travail défectueux.

naux étaient rédigés pour elle en langage conventionnel, etc. Il l'accusait de se prêter à ces manœuvres, l'entourait d'une surveillance blessante, parfois assez peu maître de lui pour s'abandonner à des actes violents. Un jour, entre autres, il usa de voies de fait contre un de ses amis, coupable d'avoir été reçu par sa femme, en son absence.

J'ai décrit, tout d'abord, ces phénomènes, à cause de leur intensité. Des perversions non moins remarquables et, dans l'espèce, plus caractéristiques, intéressaient la vision et la sensibilité générale ; elles avaient même précédé les hallucinations de l'ouïe et l'organisation de l'état délirant.

M. X... raconte qu'il éprouvait, après chaque injection de cocaïne, un besoin automatique, irrésistible, de fouiller, avec la pointe d'une aiguille ou d'un canif, dans ses ulcérations cutanées. « L'altération de la vue, ajoute-t-il, s'est manifestée chez moi par des illusions sans nombre. Les objets perdaient à mes yeux leurs contours réels ; des coupures linéaires de la peau affectaient une apparence circulaire ; le lait que je buvais me semblait taché de corpuscules noirs. J'appréciais étrangement les formes et le contenu des abcès résultant de mes piqûres. Chacun de ces abcès figurait un relief hémisphérique dont l'aspect (blanc et mamelonné) rappelait à mon esprit l'idée d'un teton. Je voyais la saillie grossir et s'encadrer d'une série d'éminences plus petites. L'ensemble était parsemé de points sombres qui remuaient comme des vers. »

Cependant, au mois de mars 1890, M. X... avait fini par consentir à suivre un traitement et à supprimer de son régime les deux poisons dont il faisait usage. Il en était résulté la disparition complète des troubles sensoriels. La modification des autres symptômes s'annonçait également favorable. Mais, sous le coup d'un prompt retour à ses funestes pratiques, le malade allait être repris de nouveaux accidents.

Sa rechute devait se montrer d'autant plus grave qu'il abusait, cette fois, de la morphine et de la cocaïne, au point de s'injecter, dans l'espace de quelques heures, jusqu'à 3 et 4 grammes de chacune de ces substances. Aussi, bien avant l'époque où j'eus l'occasion de l'observer (juillet 1890), menait-il une vie misérable, dormant le jour, errant la nuit, négligeant sa personne et ses affaires, sans volonté pour réagir. Du reste, en proie au délire hallucinatoire qui avait débuté au cours de la période précédente, avec préoccupations et emportements de même nature. En dernier lieu, on pouvait le rencontrer parcourant, armé d'un revolver, l'escalier de son hôtel, à la recherche de sa femme qu'il supposait cachée dans le voisinage.

20 juillet. — Considéré physiquement, l'état du malade est celui d'un cachectique. Le corps, d'une maigreur excessive, le teint d'une pâleur terreuse, l'œdème des jambes, la coloration violacée des mains témoignent de la gêne que subit la nutrition. A la partie antérieure du tronc et des membres, la peau est dure, bosselée, empreinte de cicatrices, criblée de piqûres bleuâtres. Sans être abolie, la sensibilité paraît émoussée dans tous ses modes (contact, douleur et température). Malgré les quantités énormes de cocaïne prises quotidiennement, les pupilles ne sont pas dilatées.

Au point de vue mental, ce qui domine, c'est la confusion des idées, l'obtusion intellectuelle.

21 juillet. — Insomnie et agitation nocturne avec hallucinations de l'ouïe : on reproche à M. X... de s'être laissé surprendre et enfermer ; c'est déshonorant pour un soldat ; ses chefs douteront maintenant de son courage et de sa vigilance, etc. Il prétend que les voix partent d'une pièce attenante à la sienne et, pour s'en assurer, il passe la nuit à réclamer l'ouverture des portes qui donnent sur le palier de sa chambre.

4 août. — La morphine est encore injectée à la dose de 0,50 centigrammes par jour. Néanmoins, les troubles auditifs ont cessé entièrement, grâce à la diminution rapide de la cocaïne, aujourd'hui réduite, presque sans malaise, à 0,15 centigrammes. Il est vrai que M. X... croit toujours à la réalité de ses conceptions délirantes : unique motif de la rancune qu'il garde aux parents de sa femme, tenus, dans sa pensée, pour ses pires ennemis, pour ses plus ardents persécuteurs.

Réflexions. — Cette observation mérite évidemment d'être rapprochée de celles que j'ai déjà publiées sur le cocaïnisme chronique (1). On y retrouve les mêmes désordres intellectuels, moteurs et sensitifs. Aussi, ne saurais-je mieux faire que de renouveler ici, en les complétant, mes conclusions antérieures.

1° Le cocaïnisme occupe une place importante dans le groupe des folies par intoxication. Il aboutit *rapidement* à la déchéance physique et mentale ;

2° Le délire qu'il provoque est un délire essentiellement halluci-

---

(1) Magnan et Saury. — *Trois cas de cocaïnisme chronique;* Communication à la *Société de biologie,* séance du 26 janvier 1889.

Saury. — *Du cocaïnisme ; contribution à l'étude des folies toxiques ;* dans les *Annales médico-psychologiques,* mai 1889, p. 440.

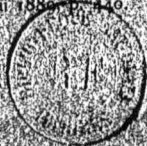

natoire, analogue à celui de l'alcoolisme, et surtout de l'absinthisme ; en effet, de même que l'absinthe, la cocaïne possède une action épileptisante ;

3° Comme ceux de l'alcoolisme, les troubles sensoriels d'origine cocaïnique sont multiples et mobiles, pénibles, souvent professionnels, plus accusés la nuit que le jour. La phase de suractivité fonctionnelle qui précède leur apparition peut être aussi justement comparée à l'ivresse alcoolique ;

4° Le délire cocaïnique offre, cependant, quelques attributs spéciaux qui permettent de le distinguer. D'une façon générale, et, quoi qu'il puisse atteindre tous les sens, il est moins continu, moins varié, moins diffus que le délire alcoolique. En dehors de certains paroxysmes, les illusions y prédominent sur les hallucinations. Il puise, en outre, dans les troubles de la sensibilité cutanée (impressions anormales de la peau) un caractère véritablement pathognomonique ;

5° L'altération de la vue donne lieu à des manifestations particulières : diplopie, amblyopie, chromatopsie, micropsie. Des phénomènes d'un autre ordre (analgésies, hyperexcitabilité neuro-musculaire, attaques épileptiques) constituent également des signes essentiels ;

6° Les troubles trophiques et vaso-moteurs sont des plus marqués dans la cachexie cocaïnique. L'amaigrissement est favorisé par des sueurs abondantes. Il survient des œdèmes, des congestions passives, de l'albuminurie, etc.

L'impulsion génitale, que l'on remarque au début, est remplacée bientôt par une frigidité complète ;

7° Le pronostic du cocaïnisme n'est jamais sans gravité. Au cours de l'empoisonnement, la vie peut être menacée par des syncopes ou par des accès convulsifs. D'un autre côté, s'il est vrai que certains phénomènes aigus, notamment les hallucinations, disparaissent vite, presque au lendemain de la suppression de la cocaïne, il n'est pas moins réel que la convalescence est longue, pour l'ensemble de l'affection. Enfin, les récidives sont fréquentes ;

8° Le meilleur mode de traitement consiste dans la suppression brusque de la cocaïne. Cette suppression n'entraîne aucun danger et c'est à peine si l'abstinence détermine quelques malaises ;

9° Dans les cas de morphino-cocaïnisme, la morphine ne joue qu'un rôle accessoire. Il est indubitable qu'elle contribue au développement de la dégradation physique, intellectuelle et morale des malades, mais elle n'a aucune influence sur les troubles délirants proprement dits;

10° Il en résulte que la cocaïne est un toxique autrement redoutable que la morphine, par la nature, l'intensité et la rapidité de ses manifestations. Nous ne saurions trop attirer sur ces faits l'attention des praticiens. Quand on les connaîtra mieux, on ne sera plus tenté de recommander la cocaïne aux morphiniques, pour remplacer leur poison habituel.

M. GILLERRE. — Je demanderai si les malades de M. Saury étaient vierges d'alcoolisme; l'un de mes malades a présenté un délire analogue à celui du malade de M. Saury, et il était alcoolique.

M. SAURY. — Aucun de mes malades n'était alcoolique et le dernier, dont j'ai rapporté l'histoire, éprouvait pour l'alcool une grande répulsion depuis qu'il prenait de la cocaïne ; d'ailleurs, l'alcoolisme amène les hallucinations de la vue et mon malade éprouvait surtout des hallucinations de l'ouïe.

M. SÉGLAS rapporte l'observation d'un malade qui prenait 2 grammes de cocaïne et une dose presque égale de morphine par jour. Il ne se livrait pas à l'alcool et cependant les faits prédominants chez lui étaient des troubles de la sensibilité ; fait presque ordinaire chez les cocaïniques, il croyait avoir de petits insectes sous la peau et il cherchait à les extraire avec une aiguille ; il en voyait également sous la peau des autres et leur proposait de les extraire par le même moyen. Les hallucinations de l'ouïe étaient plus faibles et de date postérieure. Un fait à signaler est l'exacerbation des troubles de la sensibilité, le soir, à la période hypnagogique. C'est même à ce moment qu'elles se sont montrées tout d'abord. Ce fait est à rapprocher de ce qu'on voit dans les délires alcooliques, ainsi que les idées de jalousie, fréquentes chez les alcooliques et observées par M. Saury chez son cocaïnique.

M. RIST. — J'ai vu un confrère atteint de cocaïnisme qui éprouvait les hallucinations caractéristiques en même temps que l'insensibilité des extrémités. Il avait aussi des idées de jalousie.

M. ROUILLARD. — J'ai observé un autre confrère adonné à l'abus de la cocaïne. Il éprouvait des hallucinations de tous les sens avec hyperesthésie. Ce malade prenait également des boissons alcooliques, de la théobromine, de la caféine et de la strychnine. Il se croyait persécuté, sous le coup d'une cabale médico-pharmaceutique. Transféré à Ville-Evrard, il est maintenant paralysé général avéré.

Les abus des alcaloïdes ne peuvent-ils pas être invoqués comme cause de cette affection ?

MODIFICATIONS

du volume de la glande thyroïde pouvant s'observer chez les idiots

Par le Dr MORDRET,

médecin en chef de l'asile d'aliénés de la Sarthe.

C'est en lisant la dernière observation d'idiotie myxœdémateuse (*Cachexie pachydermique*), publiée par M. Bourneville dans les Archives Neurologiques (mai 1890), que j'ai conçu la pensée de ce travail. Il m'a semblé que, puisqu'à l'absence de la glande thyroïde correspondait assez souvent un état mental particulier qui a beaucoup d'analogie avec le crétinisme et même avec l'idiotie ordinaire, il pourrait n'être pas sans intérêt de rechercher quel était le développement du corps thyroïde chez les idiots de mon service. Ces recherches entreprises, sans idée préconçue, ne m'ont pas conduit à des résultats bien concluants. Je les donne cependant tels quels. D'autres, peut-être, auront la pensée de reprendre cette étude, et, plus heureux que moi, produiront un travail plus complet et plus utile.

J'ai dû commencer par revoir, en partie du moins, ce qui a été dit sur le myxœdème dont la littérature est déjà très riche, bien qu'elle date de 20 ans à peine. Il ne sera peut-être pas hors de propos que je commence par un court exposé de ce travail préliminaire.

Gull isola le premier, de divers états sclérodermiques confondus jusqu'à lui sous des dénominations diverses, une affection dont l'entité est aujourd'hui bien établie et qu'il propose d'appeler état crétinoïde (1873). Ce qui l'avait le plus frappé, ce n'était pas la sclérose toute spéciale des téguments, qu'il avait cependant bien observée et bien décrite, c'était surtout un état de déchéance physique et intellectuelle des malades qui les rapproche beaucoup des crétins. Il considéra donc comme caractéristique de la nouvelle maladie un engourdissement progressif de l'intelligence pouvant aller jusqu'à l'idiotie, se manifestant d'abord par de la lenteur, de la lourdeur dans les perceptions et dans la motilité, de l'apathie, de l'indifférence à tout, de la somnolence. Il avait aussi remarqué que la sensibilité générale et même sensorielle peut présenter des anesthésies d'intensité variable, sans être jamais complètes ; que la calorification était diminuée, que les malades se plaignaient souvent d'avoir froid, que leur démarche était incertaine, tremblotante, que leur parole était empâtée et même que leur torpeur habituelle pouvait être parfois interrompue par des poussées d'excitation maniaque ou de dépression mélancolique constituant de véritables accès d'aliénation mentale.

Quelques années plus tard (1877-1878), W. Ord porta plus spécialement son attention sur l'œdème tout particulier que présentaient ces malades, œdème dur, dépourvu d'élasticité, la peau ne se déprimant pas à la pression du doigt. Il reconnut qu'il n'était pas constitué par une infiltration séreuse comme celui de l'anasarque, mais par une matière gélatineuse contenant beaucoup de mucine qui envahissait peu à peu le tissu conjonctif, soit d'une manière générale, soit par plaques ; que le visage et les membres étaient surtout atteints et qu'il en résultait des déformations hideuses. Il admit que cette matière qui enveloppait, comprimait les réseaux vasculaires, nerveux et glanduleux du derme, le rendant de plus en plus impropre à remplir ses fonctions ; d'où un premier ordre de symptômes locaux auxquels tous les autres étaient subordonnés. C'est ainsi qu'il expliquait la tension, la sécheresse, la rigidité de la peau, le ralentissement et parfois la suppression de ses sécrétions, la chute des poils dans quelques cas, la diminution de la sensibilité, et dès lors la transmission plus lente et moins complète des impressions aux centres nerveux. Ceux-ci moins excités et surtout moins normalement excités, réagissent mal et retournent aux organes des incitations moins fortes et moins régulières, d'où un second ordre de symptômes *le premier de Gull* qui, d'une manière générale, consistent dans une diminution des échanges organiques, se manifestant par un abaissement de la température et par les troubles moteurs, perceptifs et intellectuels, déjà signalés.

M. le professeur Charcot qui, de son côté, avait observé quelques cas de cette singulière maladie l'a nommée *cachexie pachydermique*, expression qui a prévalu en France sur celle de myxœdème et qui a l'avantage de rappeler les symptômes les plus apparents de l'affection sans rien préjuger de sa nature qui est encore aujourd'hui fort discutée.

Enfin, M. Féris, qui ne voit dans cette affection qu'une variété du béribéri, un béribéri-nostras, a proposé le nom d'hydroparésie qui n'a été adopté par personne. (*Dict. encycl. des Sciences médicales.*)

La théorie d'Ord, pour être la plus suivie, est cependant loin d'être admise par tous; elle a été plus ou moins attaquée par MM. Goodhart (*Médical Times*, mai 1880), Adder (*Progrès médical*, juillet 1880), Ballet (*ibidem*), Thaon (*Revue médicale de Médecine et de Chirurgie*, 1880), Charcot (*Gazette médicale*, 1880), etc... L'argumentation peut se résumer en quelques mots : on ne saurait admettre que les lésions de la peau, si caractéristiques qu'elles puissent être, produisent des symptômes cérébraux aussi complexes et aussi graves que ceux que présentent les myxœdémateux; cela est contraire à tout ce qu'on observe en clinique.

Dans la lèpre, par exemple, dans les diverses formes de l'anasarque, dans toutes les autres sclérodermies, les lésions cutanées sont souvent plus graves, sans jamais donner lieu à rien de semblable. Il y a donc lieu de croire que cette maladie est une cachexie spéciale, relevant d'une lésion morbide plus générale que celle du système cutané et ayant très probablement une origine centrale.

On avait cru d'abord que les femmes étaient seules atteintes de cette affection, les premiers cas connus n'ayant été observés que chez elles; mais un premier fait publié par Hammond (1880), suivi bientôt de ceux d'Inglis, Sauvage, Charcot, Bourneville et Ollier, prouvèrent bientôt que l'homme n'était pas à l'abri de la cachexie pachydermique, bien qu'il y fût assurément moins sujet que la femme. Cette affection n'est pas davantage, comme on l'avait cru, l'apanage exclusif de l'adulte. Les cas les plus typiques présentés par M. Bourneville appartiennent à de jeunes sujets; on ne saurait du reste nier qu'il y a plus d'une analogie entre le myxœdème tel qu'on le comprend aujourd'hui et le sclérème des nouveaux-nés. Il suffit pour s'en convaincre de se reporter à l'excellente description qu'en a donné Valleix. On y trouve signalés : le même œdème gélatineux, la même dureté de la peau, sur laquelle la pression du doigt ne laisse pas de traces, sa sécheresse, sa rigidité, sa teinte jaunâtre et terne, l'algidité, la lenteur et la difficulté des mouvements, la torpeur générale, etc. Si les troubles psychiques n'y figurent pas, c'est sans doute parce que ceux-ci ne sauraient être appréciés chez les petits enfants, et que la marche de la maladie est chez eux trop rapide pour qu'ils aient le temps de paraître. Presque tous les cas cités par M. Bourneville se rapportent à des idiots, chez lesquels l'affection avait débuté incidemment dès la première enfance. Cette analogie n'avait point échappé à Thirial qui publia les deux premiers cas de myxœdème connus et il fait le rapprochement. Il s'agissait de deux femmes du service de Trousseau qui, l'une à la suite d'un refroidissement, l'autre, après des troubles menstruels, avaient présenté un état particulier des téguments, analogues, dit-il, à celui du sclérème de l'enfant et qu'il propose d'appeler sclérème de l'adulte. (*Journ. de médecine,* 1845.)

Ce fut en 1882 que J.-L. Reverdin, communiquant à la Société de Genève le résultat de ses opérations de goitre, signala pour la première fois les accidents du myxœdème ou cachexie strumiprive survenue deux ou trois mois après l'opération chez quelques malades sur lesquels il avait pratiqué l'ablation complète de la glande thyroïde, faisant dès lors remarquer que ceux dont la glande n'avait été enlevée que partiellement, n'étaient point atteints des mêmes accidents.

A partir de ce moment, l'attention fut éveillée sur l'importance que pouvait avoir la glande thyroïde dans la production de la cachexie strumiprive.

L'année suivante, au Congrès de Berlin, Kocher, Borel, Julliard, apportèrent d'autres faits plus nombreux, et ceux-ci ne tardèrent pas à se multiplier encore. On examinait en même temps la thyroïde chez les individus atteints de cachexie pachydermique et l'on constatait que le plus souvent cette glande semblait ne pas exister, qu'elle était au moins impalpable; mais comme il est souvent fort difficile d'apprécier son volume par le toucher, surtout si le cou est tuméfié, on ne put se prononcer avec succès que d'après le résultat des autopsies; celles-ci sont peu nombreuses encore, mais toutes sont significatives.

Dès 1885, MM. Bourneville et Bricon, dans un remarquable travail où l'état de la question est très bien exposé (*Arch. de Neurologie*), recueillirent 4 cas, posthumes il est vrai, mais qui n'en ont que plus de valeur : deux sont dus à Curling (1849), un à Fagge (1871), et le quatrième à Fletcher-Beack (1876). Depuis, M. Bourneville a publié deux nouvelles autopsies (celle de Th. dit le Pacha et celle de Debard, *ibid.*), ce qui fait 6 observations bien complètes dans lesquelles il n'a pas été trouvé trace de l'existence de la thyroïde.

Quant aux observations qui n'ont pas été suivies d'autopsies, elles sont également peu nombreuses, car la cachexie pachydermique paraît être une affection assez rare ; cependant, M. Bourneville en a déjà recueilli au moins 20 dans lesquelles la glande thyroïde a été cherchée et a paru ne pas exister. On en trouverait bien un plus grand nombre, surtout dans les auteurs anglais et allemands, mais l'état de la thyroïde n'a pas été constaté et de plus il est aisé de prendre pour le véritable myxœdème les cas anormaux de sclérodermie généralisée ou en plaque, de morphée, de sclérodactylie, d'éléphantiasis même.

Toutes ces affections, en effet, ont un symptôme qui leur est commun, au moins à l'une de leurs périodes, c'est cet épaississement de la peau que produit l'hypertrophie du tissu conjonctif, qui s'infiltre de mucine et qui présente, à la coupe, un aspect plus ou moins gélatineux.

Les expériences des physiologistes vinrent bientôt à la rescousse ; Schiff le premier, je crois, éthyroïda des chiens et tous moururent myxœdémateux en moins de 30 jours. Il remarqua que les animaux qu'il n'opérait que d'un côté résistaient plus longtemps que les autres ; que les lapins, les rats, et même tous les rongeurs, supportaient assez bien l'ablation de la thyroïde.

Horsley, de son côté, opéra des singes et le résultat fut également un œdème se compliquant d'un état de paresse, de somnolence, de parésie, d'imbécillité, d'idiotie même, dans lequel ces animaux ne tardaient pas à succomber ; il pouvait toutefois prolonger leur existence en les surchauffant.

Il ne saurait donc être douteux que l'absence de la glande thyroïde, qu'elle soit extirpée ou qu'elle manque congénitalement, détermine une forme toute spéciale de sclérodermie qui se complique d'un état crétineux. Il est vrai que les Italiens disent avoir souvent extirpé la thyroïde sans myxœdème consécutif (Trombetta, Carelli, Ruggi), que quelques chirurgiens allemands (Baumguertner, Küster, Billroth), n'ont eu également qu'un petit nombre de myxœdèmes opératoires ; mais on peut leur objecter qu'ils n'ont probablement pas fait l'ablation complète de la glande, très difficile à extirper dans sa totalité, ou bien qu'il existait des lobules supplémentaires. (Kocher, Reverdin, Semon de Londres.)

Il se peut aussi que la cachexie strumiprive ne soit pas également

fréquente partout, qu'elle le soit surtout dans les pays où le goitre est
plus endémique, que très commune en Suisse et dans le nord de
l'Italie elle le soit moins dans le reste de cette presqu'île, moins en
Allemagne, en Angleterre et surtout en France. On a cité aussi un
cas de myxœdème chez l'homme, avec persistance de la thyroïde
(Savill), un autre chez la femme, sans épaississement de la peau,
c'est-à-dire sans pachydermie (Verriest). Mais ces faits isolés, très
rares tout au moins, ne sauraient empêcher de reconnaître une corrélation bien certaine entre l'état de la glande thyroïde et les phénomènes
nervoso-cutanés qui constituent la cachexie pachydermique.

On s'est bien demandé comment l'absence de la thyroïde pouvait
engendrer un état crétinoïde, alors que le goitre et le crétinisme
marchaient toujours de pair (Laborde). Il a été répondu : d'abord
que c'était une erreur de dire que goitre et crétinisme fussent toujours
solidaires, que sur un relevé fait en Sardaigne, il y a 50 ans, il est
vrai, 3,912 étaient goitreux et 204 ne l'étaient pas, d'où il suit que
l'existence du goitre chez les crétins, est loin d'être absolue. En second
lieu, le crétinisme est congénital ou acquis : dans le premier cas, il y
aurait atrophie de la glande, dans le second hypertrophie. Cette
hypertrophie ne prouve pas, du reste, l'exagération de sa fonction ;
elle peut, au contraire, avoir pour résultat l'abolition plus ou moins
complète de cette fonction (Horsley). Si cette dernière opinion est
exacte, il devient, ce me semble, plus difficile encore de comprendre
la genèse du myxœdème opératoire, car l'ablation d'un organe qui ne
fonctionne plus ne devrait pas déterminer une cachexie.

Quoi qu'il en soit, il existe un myxœdème opératoire ou cachexie
strumiprive, il existe un myxœdème idiopathique ou cachexie pachydermique. L'un et l'autre présentent le même symptôme anatomique
et clinique donnant lieu à deux ordres de symptômes identiques dans
chacune des deux maladies, les uns dermiques, les autres tropho-
nerveux. La cachexie strumiprive est consécutive à l'ablation de la
glande thyroïde ; dans la cachexie pachydermique, cette glande
n'existe pas. Comment douter que son absence n'exerce une influence
considérable sur le développement de ces affections, si tant est qu'elle
n'en soit pas la cause ? L'importance des fonctions de la thyroïde
n'était guère soupçonnée, il y a 20 ans, mais s'il n'en est plus de
même aujourd'hui, sa physiologie n'est pas pour cela beaucoup plus
avancée.

Les anciennes hypothèses, celles dans lesquelles on considérait cet
organe comme un diverticulum de la circulation cérébrale ne parais-

sent plus pouvoir être exclusivement maintenues; toutefois, il ne faudrait peut-être pas les abandonner tout à fait. On ne saurait oublier, en effet, que la thyroïde est un organe très vasculaire, que deux grosses artères, trois quelquefois (art. thyr. de Neubauer), venant directement, l'une de la carotide, l'autre de la sous-clavière, lui sont presque entièrement destinées, et que si le sang afflue plus fort dans ces vaisseaux, il doit en arriver une quantité moindre aux organes supérieurs, à la face et à l'encéphale en particulier. On sait, d'autre part, que cette glande est, comme la rate, sujette à des variations assez brusques de volume, qu'elle se gonfle dans un effort respiratoire violent, dans un accès de colère ; c'est qu'elle reçoit alors une plus grande quantité de sang, ce qui décongestionne d'autant les vaisseaux voisins. De plus, la pression que, dans ces cas, elle exerce sur les carotides primitives, qu'elle recouvre en partie, diminue le calibre de ces artères et y modère l'afflux sanguin (Guyon). La thyroïde augmente de volume dans toutes les circonstances où la circulation devient plus gênée ou devient plus active, et remplit ainsi l'office d'une soupape de sûreté. C'est ainsi qu'on la voit assez souvent se développer chez la femme à l'époque de la puberté, pendant les règles et pendant la grossesse. On peut donc admettre, sans crainte de trop se tromper, qu'elle joue un rôle de modérateur et de régulateur de la circulation cérébrale ; mais ce ne saurait être là le seul qu'elle ait à remplir, ni même le plus important. Il n'expliquerait pas, en tous cas, l'action de cette glande sur le myxœdème.

Ce qu'on sait de plus précis sur les fonctions de la thyroïde a été dit par Schiff, par Horsley et par Wirchow, qui en font un organe hématopoïétique analogue à la rate, au thymus et surtout à la pituitaire. La thyroïde, comme toutes les glandes qui n'ont pas de conduit excréteur, ne peut que verser directement dans le sang le produit de sa secrétion, si toutefois elle est un organe secrétant. Ce n'est encore guère que par hypothèse qu'on admet que le sang qui la traverse en grande quantité y prend ou y perd certaines propriétés qui modifient sa constitution et le rendent plus propre à l'entretien normal de la vie. Schiff croyait cette glande chargée d'élaborer une substance spéciale, agissant sur le système nerveux et pouvant neutraliser certains produits toxiques de l'économie. Horsley paraît avoir fait faire un pas à la question ; il a constaté dans le tissu de la glande thyroïde des agglomérations d'organes lymphoïdes semblables aux corpuscules de Malpighi de la rate, et, s'appuyant sur ce qu'il a trouvé plus de leucocytes dans les veines que dans les artères, c'est-à-dire dans les vaisseaux efférents que dans les afférents, il a conclu que la thyroïde, aussi bien que la rate, verse des leucocytes dans la circulation. D'autre part, il a rencontré de la mucine dans le sang des singes ethyroïdes alors que ce liquide n'en doit pas contenir normalement. Il a enfin reconnu que cette substance était alors aussi en plus grande quantité dans la parotide, dans la peau et d'une manière générale partout où l'on a coutume de la rencontrer, qu'il se développait chez ces animaux une sorte d'état mucoïde. Ces constatations, résultat d'expériences délicates, ont conduit Horsley à considérer la glande thyroïde comme un organe régulateur de l'assimilation et de la désassimilation ; il pense qu'elle préside au dédoublement des éléments albumineux et protéiques, de sorte que quand elle manque, ceux-ci s'accumulent dans nos tissus à l'état de mucine, parce qu'ils n'ont pas pu subir les métamorphoses qui les rendent aptes à servir à la nutrition de nos organes ou bien à être rejetés de l'économie.

On comprend assez bien ainsi le développement de l'œdème pachydermique, surtout si, avec Wirchow, on admet qu'il ne s'agit pas seulement alors d'un phénomène de rétention, mais qu'il s'y joint bientôt un processus irritatif à la faveur duquel se fait une prolifération mucoïde dans le tissu sous-cutané.

Quant aux phénomènes cérébraux qui accompagnaient et qui, peu à peu, produisent l'idiotisme, il faut bien, pour les expliquer, admettre encore avec Horsley et Wirchow, que le cerveau se trouve directement altéré par l'afflux d'un sang impropre à le nourrir ; c'est ainsi que se produiraient l'anémie cérébrale et les lésions atrophiques constatées dans quelques autopsies. On ne sait donc encore rien de certain sur les fonctions de la glande thyroïde. Tout ce qu'on peut inférer de ce qui précède, c'est que ses fonctions sont bien plus importantes qu'on ne l'avait supposé. L'hypertrophie aussi bien que l'atrophie de cette glande peuvent être suivis de dégénérescences diverses, d'un arrêt, ou de régression dans le développement physique et intellectuel ; son ablation, alors surtout qu'elle est complète, ne tarde pas à déterminer des états analogues ; il doit y avoir là plus qu'une simple coïncidence ; cependant, ce ne saurait être une règle absolue. De même qu'il y a beaucoup de crétins qui ne sont pas goitreux, de même il peut y avoir des atrophies thyroïdiennes qui ne déterminent point la cachexie pachydermique, tout en laissant subsister d'autres états morbides, peut-être en favorisant leur production. Quant aux myxœdèmes opératoires, on sait qu'ils sont fréquents, si fréquents même qu'on a prétendu qu'ils étaient constants chaque fois que l'extirpation de la thyroïde avait été complète. C'est, je crois, être allé un peu loin ; le grand nombre d'opérations faites par d'habiles chirurgiens, sans que cette complication soit survenue, ne doit pas permettre d'être aussi affirmatif, d'autant que la cachexie strumiprive paraît être bien plus fréquente dans certains pays que dans d'autres. Il n'en reste pas moins avéré que l'absence de la glande thyroïde ou son atrophie, ce qui est tout un, peuvent donner lieu à une idiotie d'une forme toute spéciale ; c'est ce qui m'a conduit à rechercher si cette atrophie ne se rencontrait pas aussi quelquefois dans l'idiotie commune.

Mon examen a porté sur 151 sujets : 75 hommes et 76 femmes. Ils ont été divisés en 4 catégories : 1° débiles ; 2° imbéciles ; 3° idiots simples ; 4° idiots complets, correspondant autant que possible aux divers degrés de l'obnubilation de l'intelligence, car il est parfois assez difficile de faire un classement bien exact. Tous ces malades ne sont pas exclusivement retenus à l'asile pour leur insuffisance intellectuelle ; bon nombre de ceux de la première catégorie surtout et souvent de la seconde présentent des troubles cérébraux actifs qui se sont greffés sur leur débilité mentale et qui plus que celle-ci motivent leur séquestration. Je n'ai voulu faire porter mes recherches que sur de véritables imbéciles ou idiots, afin de les mieux limiter. Je me suis donc appliqué à éliminer tous les déments, mais comme il entre dans les asiles publics beaucoup de malades, sans qu'on puisse rien savoir sur leurs antécédents et que la démence peut, quand elle est très complète et très ancienne, se confondre quelquefois avec les états congénitaux de déchéance intellectuelle, je n'oserais pas affirmer n'avoir commis aucune erreur sur ce point.

La constatation du volume de la glande thyroïde par le palper présente presque toujours plus de difficulté qu'on ne le croirait de prime abord. La situation de cette glande, dont les lobes latéraux s'enfoncent sous les muscles de la région sterno-hyoïdienne en contournant le larynx et la trachée, la rend peu accessible quand le lobe médian ou isthme n'est pas développé, ce qui arrive assez souvent. De plus, son volume peut varier dans des limites assez étendues, tout en restant normal. Il m'a fallu, pour fixer mon opinion, répéter plusieurs fois l'examen de chaque sujet et faire contrôler mon diagnostic par chacun de mes deux internes, MM. Bacarisse et Roux, auxquels j'adresse mes remercîments pour le concours qu'ils m'ont prêté ; ces précautions prises, il y a lieu de croire que notre triple appréciation a donné des résultats aussi précis que possible. L'état de la glande a été indiqué par les dénominations de : normale, peu atrophiée, atrophiée, très atrophiée. Ce dernier chef ne comprenant guère que les cas où la glande a été tout à fait introuvable.

Quatre fois seulement, elle a paru un peu plus grosse que de coutume, bien qu'il n'y eût aucune apparence de goître. Ceci dit, il ne faut que bien peu de mots pour faire connaître les résultats obtenus.

La glande thyroïde a été trouvée :

Normale	chez	37	hommes et	37	femmes	=	74
Un peu grosse	—	2	—	2	—	=	4
Légèrement atrophiée	—	13	—	16	—	=	29
Sensiblement atrophiée	—	16	—	11	—	=	27
Très atrophiée, impalpable	—	7	—	10	—	=	17
		75	hommes	76	femmes	=	151

Ce n'est donc que sur la moitié des imbéciles et idiots de mon service que la thyroïde a été trouvée parfaitement normale ; chez l'autre moitié elle nous a présenté ou plutôt elle nous a paru présenter une altération plus ou moins prononcée, mais presque toujours atrophique, puisqu'il ne se trouve que 4 sujets chez lesquels elle ait semblé un peu plus grosse que la moyenne. Toutefois, en raison de la difficulté de bien apprécier par le palper le volume de cette glande, qui peut aussi varier sans qu'elle cesse d'être normale, je veux faire abstraction des 29 cas où sa diminution de volume a paru légère, ainsi que des 4 cas où elle a été trouvée un peu grosse. Il reste encore 44 cas, soit 22 ou 23 %, dans lesquels on a cru constater une atrophie fort appréciable, et sur ceux-ci, il en est 17, soit 11 à 12 %, dans lesquels cette atrophie a semblé très prononcée. Sur 6 au moins de ces derniers cas il n'a pas été possible de trouver traces de la glande.

En classant les malades par catégorie, j'ai obtenu les résultats suivants :

1° *Débiles*, 36 *malades* (15 *hommes*, 21 *femmes*).

Glande normale	11 hommes	14 femmes	=	25 }	
Un peu grosse	1	—	4	—	} 30
Peu atrophiée	1	—	3	—	4 }
Atrophiée	2	—	3	—	5 } 6
Très atrophiée	0	—	1	—	1 }
	15 hommes	21 femmes	=	36	

2° *Imbéciles, 40 malades (20 hommes, 20 femmes).*

Glande normale........	13 hommes	7 femmes	=	20 } 31
Un peu grosse	1 —	1 —	=	2 }
Peu atrophiée.........	3 —	6 —	=	9 }
Atrophiée.............	2 —	4 —	=	6 }
Très atrophiée........	1 —	2 —	=	3 } 9
	20 hommes	20 femmes	=	40

3° *Idiots simples, 38 malades (21 hommes, 17 femmes).*

Glande normale.........	9 hommes	10 femmes	=	19 } 28
Un peu grosse	» —	1 —	=	1 }
Peu atrophiée..........	5 —	3 —	=	8 }
Atrophiée.............	4 —	1 —	=	5 }
Très atrophiée........	3 —	2 —	=	5 } 10
	21 hommes	17 femmes	=	38

4° *Idiots complets, 37 malades (19 hommes, 18 femmes).*

Glande normale	4 hommes	6 femmes	=	10 } 18
Peu atrophiée..........	4 —	4 —	=	8 }
Atrophiée.............	8 —	3 —	=	11 }
Très atrophiée	3 —	5 —	=	8 } 19
	19 hommes	18 femmes	=	37

En lisant ce tableau, on est frappé de la progression croissante qu'il présente.

Sur 36 simples débiles, il n'y en a que 6 dont la thyroïde soit vraiment atrophiée, soit 11 %.

Sur 40 imbéciles avérés, il y en a 9, soit 22.5 %.

Sur 38 idiots simples, il s'en trouve 10, soit 26.3 %.

Enfin, sur 37 idiots complets, il y en a 19, soit 50.5 %.

Il est certainement difficile d'admettre que cette progression soit un simple effet du hasard, qu'elle ne soit pas l'expression d'une certaine relation qui doit exister assez souvent entre l'atrophie thyroïdienne et le degré d'abaissement de l'intelligence.

L'atrophie ne m'a pas paru correspondre toujours exactement à la déchéance intellectuelle, car les 17 glandes les plus atrophiées ont été

1

trouvées sur des malades appartenant aux 4 catégories. Cependant il est aisé de voir que leur nombre suit dans chacune d'elles une progression rapidement croissante : 1, 3, 5, 8. D'où il suit que, d'une manière générale, l'atrophie thyroïdienne serait d'autant plus fréquente et d'autant plus prononcée que l'idiotie serait elle-même plus complète.

Aucun de mes malades n'est myxœdémateux, il faut donc admettre que l'atrophie, voire même l'absence de la thyroïde ne donnent pas toujours lieu à cette affection, qui suit si souvent son ablation, et qui se manifeste aussi, constituant alors la cachexie pachydermique, quand la glande manque congénitalement ou quand elle vient à s'atrophier. Dans ce dernier cas tout au moins, il y a lieu de se demander si la maladie est cause ou effet, si la lésion glandulaire la précède ou si cette lésion ne suit pas elle-même les progrès de la cachexie ? Les faits connus jusqu'à ce jour ne permettent pas de répondre, et peut-être l'attention des observateurs ne s'est-elle pas assez portée sur ce côté de la question. Il ne faut pas oublier que l'absence congénitale de la thyroïde a été constatée chez tous les enfants atteints de cachexie pachydermique dont l'autopsie a été faite, et que dans les autres cas, ceux d'enfants aussi bien que d'adultes, on a rencontré une atrophie prononcée de cette glande chaque fois que l'on a cherché à constater son volume apparent. Le cas de Sawill fait, je crois, seul exception. Suffit-il pour qu'on dise que cette cachexie n'est pas toujours liée à l'atrophie thyroïdienne, bien qu'elle en soit la conséquence la plus habituelle ?

Lorsqu'on lit les observations, on remarque que les phénomènes cutanés ne sont pas toujours les premiers en date, qu'ils ne sont pas même toujours ceux qui ont fixé le plus l'attention; c'est que le plus souvent la maladie paraît débuter par les symptômes psychiques, qu'il s'agisse de cachexie strumiprive ou pachydermique.

Deux ou trois mois après la thyroïdectomie, quelquefois plus tôt, quelquefois plus tard, les opérés deviennent tristes, indifférents, affaissés; leur mémoire faiblit, tout travail intellectuel ou physique est pour eux une fatigue; ils prennent peu à peu les allures de l'idiotie, mais surtout d'une idiotie spéciale qui les rapproche des crétins et c'est quand ces symptômes existent déjà qu'on s'aperçoit qu'en même temps qu'ils se développent, se manifeste l'œdème caractéristique. La marche est en tout semblable si la maladie naît spontanément. Ceux qui vont en être atteints, et ce sont le plus souvent des enfants malingres chez lesquels existe déjà un arrêt de développement, présentent depuis quelque temps déjà une expression d'idiotie qui est notée dans plusieurs des observations de M. Bourneville. « Il est « incontestable, dit M. Blaise, que les troubles psychiques peuvent « être indépendants des lésions tégumentaires puisqu'on les a vus « constituer les premiers symptômes de la maladie ». (Arch. de Neurologie, 1882). Ces remarques permettent de supposer que l'atrophie thyroïdienne ne donne pas, chez tous et toujours, lieu aux mêmes effets, et que ceux-ci peuvent varier avec le degré qu'elle présente; c'est ce que des études ultérieures parviendront peut-être à préciser.

J'ignorais absolument ce que je trouverais en examinant la thyroïde chez mes idiots, et j'ai été quelque peu surpris de la trouver aussi souvent atrophiée; ce fait qui, je crois, n'a pas encore été signalé, m'a paru mériter de l'être. Je ne suis point en mesure d'en donner l'explication et ce n'est encore qu'aux travaux des physiologistes qu'on peut essayer de la demander.

S'il est vrai, comme nous l'enseignent Schiff et Horsley, que la glande thyroïde soit un organe hématopoïétique chargé de parfaire le sang, de lui conférer certaines qualités utiles sinon tout à fait nécessaires, par une sorte d'épuration qu'elle lui fait subir ou par l'apport de quelque principe inconnu, on conçoit que le cerveau, en raison de sa grande vascularité et de la délicatesse de son parenchyme soit l'un des organes sur lesquels l'action nocive d'un sang incomplètement élaboré se fera le plus vite et le plus aisément sentir. L'un des premiers effets de cette nutrition imparfaite doit être une certaine langueur dans toutes les aptitudes fonctionnelles qui se trouvent plus ou moins amoindries. Il en résulte des troubles dépressifs qui peuvent rester fort légers et passer inaperçus, mais qui peuvent devenir intenses et s'étendre plus ou moins loin; les fonctions cérébrales étant atteintes, l'intelligence s'affaiblit et d'autant plus que presque toujours alors il intervient d'autres causes pouvant produire sur elle les mêmes effets ; ce sont toutes celles auxquelles nous avons l'habitude de rattacher l'idiotie congénitale ou acquise. L'atrophie thyroïdienne, sans être précisément une cause suffisante de cet état, doit être au moins une circonstance qui peut aider à le produire ou à l'aggraver. Les organes les plus irrigués et les mieux innervés doivent avoir plus que d'autres à souffrir d'un sang qui ne possède pas toutes ses qualités; la peau, avec ses riches réseaux vasculaires et nerveux, se présente comme l'un de ceux où les échanges nutritifs se ralentiront alors davantage. Les substances protéiques n'y subiront qu'incomplètement les transformations qui les rendent assimilables; de là, leur dépôt sous forme de mucine. C'est ainsi que dans les cas les plus graves on verra survenir des phénomènes myxœdémateux qui, se combinant avec les phénomènes psychiques, constituent le double syndrome de la cachexie pachydermique.

Tout ceci, bien que déduit des expériences de Schiff et d'Horsley, peut n'être qu'une hypothèse qui sera renversée demain; mais ce qui reste acquis par la clinique, c'est que dans les cachexies myxœdémateuses, qu'elles soient consécutives à une opération ou spontanées, on constate l'absence de la glande thyroïde; c'est ainsi, je crois, que l'atrophie de cette glande se rencontre à un degré plus ou moins avancé chez un certain nombre d'idiots qui ne sont point myxœdémateux.

Pour être tout à fait affirmatif, il me faudrait pouvoir présenter quelques autopsies, mais je n'en ai pas et l'on conçoit que je n'en puisse avoir, qu'il soit même peu probable qu'un des 7 ou 8 idiots sur lesquels j'ai cru constater une absence presque complète de la thyroïde vienne à mourir d'ici peu (1). Les observations que je puis présenter sont donc nécessairement incomplètes; j'en ai cependant recueilli quelques-unes pour être annexées à ce travail. Ne devant insister que sur ce qui s'y rapporte, ces faits seront exposés très brièvement.

Observations.

1° M....., Hortense, vieille idiote de naissance, à l'asile depuis 11 ans, vient de mourir, âgée de 73 ans, à la suite de phénomènes

(1) Depuis la rédaction de ce travail je n'ai pu faire l'autopsie que d'un seul des idiots sur lesquels j'avais constaté le peu de développement de la thyroïde. Le poids de sa glande était de 35 grammes, 20 pour le lobe droit, 15 seulement pour le gauche. Rien d'anormal dans cette différence, car le lobe droit est presque toujours un peu plus fort que son congénère. La couleur de l'organe était d'un rose pâle et terne, ce qui est également normal. Mais à la coupe les éléments glanduleux en partie détruits, formaient de petites cavités ou loges remplies d'une substance colloïde jaunâtre, semi-transparente. C'était du mucus thyroïdien épaissi et formant collection. Il y avait donc une altération dans la structure de cette glande. Le poids moyen de la thyroïde ne saurait être bien exactement connu parce qu'elle présente chez les divers sujets des variations de volume assez grandes. Krause, qui s'est occupé de cette question, donne comme limites extrêmes 30 et 60 grammes. Une glande de 35 grammes est donc une des petites que l'on rencontre. Cependant, elle était encore, dans le cas actuel, très perceptible au palper, il doit en être de même au moins chez la plupart des sujets. Il y a donc lieu d'admettre que ceux chez lesquels cette glande ne se rencontre plus l'ont moins volumineuse encore et que chez eux son atrophie est bien réelle.

8

congestifs et après 4 jours de maladie. Cette fille était devenue fort puissante et sa vie était toute végétative; elle n'avait pas toujours été en cet état; lors de son admission, elle donnait encore quelques signes d'intelligence; ce n'était pas une idiote complète. Sa thyroïde m'avait paru presque normale.

A l'ouverture du crâne, il s'écoula une assez grande quantité de liquide céphalo-rachidien sanguinolent. Méninges fortement injectées, sans adhérences aucunes. — Cerveau ramolli, diffluent, ce qu'il faut peut-être attribuer à la grande chaleur du moment, m'a paru sain et bien conformé.

La glande thyroïde est un peu plus grosse que je ne l'avais supposé. L'isthme avait à peu près la forme et le volume de la moitié d'un petit œuf; les ailes s'étendaient assez loin de chaque côté; mais ce qu'il y avait de plus saillant, c'est que cette glande était fortement injectée de sang et que son tissu présentait çà et là des nodosités assez dures qui ne criaient pas sous le scalpel, mais qui semblaient en voie de dégénérescence.

Quelques jours après, j'eus l'occasion de faire l'autopsie d'une épileptique âgée de 52 ans, morte dans une attaque. Je trouvai également chez elle une assez forte congestion des méninges, mais sa thyroïde, qui était bien un tiers moins grosse que la précédente (elle pesait 75 gr.), n'avait pas de lobe médian et n'était pas injectée, elle présentait cependant des altérations plus avancées, le lobe droit surtout. L'un et l'autre contenaient des noyaux cartilagineux, presque ossifiés, au centre desquels se trouvaient des cavités anfractueuses assez larges et vides. L'une d'elles eût pu recevoir aisément un noyau de cerise; à part cela, la glande paraissait saine.

Je n'ai donné ces faits que pour leur autopsie; j'avais pensé d'abord que l'injection très forte de la thyroïde chez la première malade pouvait être le résultat de la congestion cérébrale; mais la seconde malade est morte aussi de congestion cérébrale, épileptique il est vrai, et sa thyroïde n'était pas injectée.

2° R....., Gaston. — A maintenant 11 ans. Père ivrogne; pas d'autre tare héréditaire, m'a assuré sa mère. — Est venu au monde très faible, asphyxié, et a eu des convulsions dans son enfance. — Taille 1 mètre 23 centimètres, tête ronde, bien ossifiée, a 0m40 centimètres de pourtour; ni bosses pariétales, ni bosses frontales. Nez épaté, bouche déviée à droite, seconde dentition peu avancée. — Voûte palatine profonde, face plate, expression d'idiotie prononcée.

Le testicule droit est seul descendu, on sent le gauche engagé dans l'anneau.

Cet enfant se penche toujours à droite; il en résulte même un peu de déformation du thorax; les membres sont grêles, bien conformés du reste; les avant-bras toujours tenus à angle droit sur les bras dans la position d'un chien qui fait le beau. — Ventre proéminent.

Nous n'avons pas trouvé chez lui de traces appréciables au palper de glande thyroïde. Cet enfant entend et paraît comprendre un peu; il ne dit que maman, pousse des cris ou des hurlements sans motifs apparents. — Sa tête a des mouvements de giration presque continuels, même quand il est couché. On ne peut du reste le tenir en place, ni fixer son attention, sauf quand il entend chanter; il est très sensible à la musique et retient même quelques phrases d'un air. (Son père était, paraît-il, très bon musicien). — Cet enfant tache son lit et ses vêtements; il ne prévient jamais. Il ne peut manger seul que sa soupe et encore très malproprement.

3° B....., Louis. — Enfant assisté de Paris, sur les antécédents duquel je n'ai pu avoir aucun renseignement. — 11 ans. — Taille 1m.8. Tête bien ossifiée, ronde; circonférence 0m.57 cent.; strabisme divergent. — Dentition encore incomplète, mauvaise. Bouche toujours entr'ouverte; lèvres épaisses, l'inférieure surtout. — Bave continuellement. — Rictus idiot et permanent. — Membres grêles, assez bien conformés sauf les deuxièmes orteils qui chevauchent sur les pouces. Organes génitaux normaux.

Il est absolument impossible de trouver la thyroïde. Cet enfant se nourrit bien, quoiqu'il reste maigre; il ne peut se tenir droit et penche toujours en avant; sa démarche est chancelante; les jambes chevauchent l'une sur l'autre. Il ne peut faire quelques pas que soutenu; il n'a, du reste, aucune tendance au mouvement et diffère en cela du précédent. Il ne parle pas du tout et jette seulement quelques petits cris inarticulés pour témoigner sa joie ou son mécontentement. Il paraît comprendre un peu et fait quelques signes pour se faire comprendre. — Il ne prévient jamais; ne peut manger seul que de la soupe et très péniblement.

Ces deux observations se ressemblent beaucoup; il serait difficile de dire lequel de ces deux enfants est le plus idiot. — Chez tous les deux, la thyroïde doit être imparfaitement développée, si tant est qu'elle existe, cependant ils ne présentent aucun signe de myxœdème; chez tous les deux la peau est souple, les membres sont grêles et assez bien conformés.

4° M....., Hippolyte, transféré de l'asile de Bonneval. Le certificat de transfert porte pour toute indication « semi-idiotie, microcéphalie, incapacité de se diriger et de pourvoir à ses besoins. » Taille 1ᵐ5o. — Tête ronde, une vraie boule, sans proéminence d'aucunes bosses, circonférence 0ᵐ47 cent. — Cet homme doit avoir une quarantaine d'années; il a une expression d'idiotie très prononcée et cependant il comprend et parle assez pour exprimer sa pensée, quoique le mot propre lui manque assez souvent. C'est un garçon fortement constitué, à bouche large, à lèvres épaisses, d'un caractère gai; il est docile; on peut l'utiliser à brouetter. — L'examen des organes génitaux m'a fait constater une atrophie des testicules qui sont à peine descendus et gros, au plus, comme des œufs de moineau. Je n'ai pu palper la glande thyroïde; elle doit donc être au moins fort atrophiée.

On remarquera ici la coïncidence des atrophies thyroïdiennes et testiculaires, non plus chez un idiot complet comme les précédents, mais chez un malade qui, bien qu'il soit plus qu'imbécile, conserve cependant une partie de son intelligence.

5° B....., Augustine, âgée de 19 ans; a aussi été amenée à l'asile sans aucun renseignement. — Elle a la manie de déchirer ses vêtements, de briser tout ce qu'elle peut atteindre, surtout la vaisselle, puis elle s'amuse à réunir les morceaux ou les croque avec ses dents. Elle frappe les autres malades; elle collectionne et ramasse avec sa bouche plutôt qu'avec ses mains; elle ne parle pas du tout, ne comprend rien, ne mange pas seule et est entièrement gâteuse. C'est, du reste, une assez forte fille, se portant bien et chez laquelle je n'ai pu trouver traces de la glande thyroïde.

6° L....., Alexandre, a 31 ans; il est entré à l'asile à l'âge de 14 ans; on m'a assuré qu'il n'y avait pas d'aliénés dans sa famille et qu'il avait une sœur intelligente plus jeune que lui. — Taille 1ᵐ48 cent. — Tête forte, dolichocéphale, 0,57 cent. de circonférence. La fontanelle antérieure ne paraît pas être absolument fermée, on trouve du moins une dépression assez forte à son niveau.— La dentition est mauvaise : les dents de sagesse n'ont pas percé. Cet homme a la poitrine large; les seins sont développés presque comme ceux d'une femme; le ventre est proéminent; l'embonpoint est général. — On trouve à la nuque des amas de graisse mobile, mais pas d'œdème dur. Les membres supérieurs sont forts, les mains larges et en battoirs, les membres inférieurs sont plus faibles, un peu grêles même; les pieds, moyens, présentent une atrophie des quatrièmes orteils qui montent sur les cinquièmes. Organes génitaux normaux.

La glande thyroïde existe peut-être, mais elle est au moins très petite, car on n'est pas bien certain de la rencontrer.

Cet idiot dont le rictus est permanent, est incapable d'aucun travail et ne dit que maman; il est gâteux, bave, mange à peine seul, se porte bien du reste. — Son intelligence ne paraît pourtant pas entièrement éteinte; car il est taquin et frappe quelquefois. Il paraît aussi s'intéresser à ce qui se passe dans le quartier et prévient, par signes ou par cris, si quelqu'un entre ou sort.

Le malade n'est point non plus un myxœdomateux, malgré le développement anormal du tissu adipeux sous-cutané, surtout à la nuque et aux seins. Son teint mat et terreux, son embonpoint général, avec amas disséminés de tissu adipeux, ses mains larges pourraient à la rigueur faire supposer une manifestation légère de cet état; mais la peau n'est tendue nulle part, elle est souple, il n'y a point d'œdème; cet homme est alerte; il s'occupe de ce qui se passe, est même taquin. — Son état mental n'a rien de celui des crétins; c'est un idiot.

7° S... Joséphine, âgée de 20 ans, sa mère et son frère sont aliénés et à l'asile. — Cette fille, idiote de naissance, est devenue aveugle à 3 mois; une taie énorme couvre l'œil gauche, le droit est vidé; elle n'a pas eu de convulsions dans son enfance. On lui donnerait à peine 12 ans, elle n'a été réglée qu'il y a 2 ans. — L'arrêt de développement est très manifeste. — La taille n'est que de 1^{m}20 cent., la dentition est incomplète, il y a encore des dents de lait, celles du bas n'ayant pas été remplacées. La tête n'a que 0^{m}48 cent. de circonférence; la microcéphalie est donc prononcée, les seins sont ceux d'un enfant de 8 à 10 ans, pas de poils aux aisselles et fort peu au pubis. La figure ne serait pas désagréable si l'aspect était moins idiot. Cette jeune fille se tient toujours penchée en avant, courbée en deux, se balançant sur sa chaise; quoique la bouche soit toujours entr'ouverte, elle ne bave pas, très malpropre d'ailleurs, elle ne prévient jamais; elle ne mange pas seule, ne marche pas, ne parle pas et n'a à sa disposition qu'un cri sourd et monotone. Elle reconnaît à peine sa mère qui vit près d'elle; l'intelligence est absolument nulle. Cette malade est grassouillette, mais il n'y a aucun signe de myxœdème; la peau est rosée, lisse, souple partout; cependant l'examen le plus minutieux n'a pas permis de sentir la thyroïde; si cette glande existe, elle doit être au moins extrêmement petite.

8° R... — Renée, serait une ancienne fille de ferme; elle est entrée à l'asile une première fois, venant de l'hospice d'Alençon, en 1856. —

Renvoyée par ordre préfectoral en 1871 comme idiote tranquille, elle fut réintégrée en 1872 par transfert de Besançon; elle a aujourd'hui 72 ans. Je ne sais si cette fille, sur laquelle il n'existe pas d'autres renseignements, est une idiote ou une démente; comme elle a été domestique dans sa jeunesse, on peut hésiter; toujours est-il que depuis 34 ans sa tenue à l'asile n'a guère changé; elle ne donne aucun signe d'intelligence; sa vie est toute végétative.

La glande thyroïde m'a paru faire absolument défaut, malgré plusieurs examens.

9° B....., Juliette; est entrée à l'asile il y a 2 ans. Cette fille, âgée de 21 ans, n'a pu apprendre à lire. Son père était ivrogne et il n'y aurait pas dans la famille d'autre tare héréditaire. La puberté s'est faite vers 15 ans, mais à partir de cette époque l'intelligence a encore baissé. Il est aussi survenu des crises d'excitation durant lesquelles la malade brisait, menaçait d'incendier, frappait et outrageait ses parents, ainsi que les passants. Elle n'avait plus aucun sentiment de pudeur, se découvrait et sortait même nue dans la rue. Elle n'a que 1m33 cent. de taille; elle est très microcéphale, sa tête n'ayant que 0m47 cent. de pourtour; c'est du reste une petite personne assez bien faite quoique un peu rondelette, les seins surtout sont d'un volume tout à fait exagéré pour une personne de sa taille et très fermes.

La glande thyroïde paraît manquer complètement; cette atrophie ne porte point du reste sur les autres glandes puisque les mamelles sont, au contraire, très développées. B.... n'est pas tout à fait inintelligente, elle est propre, assez soigneuse de sa personne, elle ne manque plus de tenue et ne paraît plus avoir de penchants érotiques. Très taquine avec les autres malades et même avec les sœurs de son quartier, elle est gaie, rit volontiers et travaille assez bien à la couture; elle est, peut-être, un peu plus qu'imbécile, mais ce n'est pas tout à fait une idiote. Cependant la thyroïde chez elle paraît être aussi nulle que je l'ai trouvée dans les cas d'idiotie les plus prononcés. L'effacement de cette glande ne serait donc pas rigoureusement en rapport avec la dépression de l'intelligence et il ne serait pas tout à fait exact de dire que l'absence ou l'atrophie de la thyroïde déterminent toujours un état crétinoïde caractérisé par la torpeur, l'indifférence, la lenteur, la lourdeur des mouvements, etc. Voici du reste deux autres observations qui viennent confirmer cette restriction.

10° C....., Louis entré à l'asile à 19 ans, en a maintenant 26. Il a toujours été peu intelligent, inquiet et craintif; il quittait la maison paternelle disant qu'il voulait voir ce qui se passait au dehors, des châteaux, des animaux féroces, etc. Il partait surtout la nuit, s'égarait et ne rentrait que plusieurs jours après, quand on l'avait retrouvé et qu'on le ramenait. A peu près incapable de travailler, on ne peut guère l'occuper qu'à faire des charrois; il parle fort peu et en faisant beaucoup d'efforts; s'il avait de la chandelle pour se graisser, dit-il, il parlerait mieux. Nous n'avons trouvé, chez lui, aucun vestige de la thyroïde.

Cet homme n'est pas précisément un idiot; c'est plutôt un grand imbécile qui comprend à peu près et qui a pu être un peu éduqué. L'absence ou tout au moins l'atrophie très prononcée de sa thyroïde prouve que cet état peut se rencontrer chez d'autres que chez les idiots complets ou chez les crétinoïdes.

11° J...., Marie, est dans le même cas. Il fut trouvé sur la voie publique et amené à l'asile en 1875, il se dit de Pontivy, mais on n'a pu établir son identité et on le garde. C'est un garçon de 40 ans environ, petit, très microcéphale, parlant d'une façon à peu près inintelligible, mais vif, alerte, doux de caractère, bon travailleur, qu'on emploie au pansage des bestiaux; il fait bien cette besogne par habitude, et serait incapable d'en faire une autre.

C'est à peine si l'on trouve chez lui trace de la thyroïde.

A cette série de faits dans lesquels la thyroïde n'a pu être trouvée, mais que je n'oserais affirmer manquer, l'autopsie pouvant seule donner une certitude à cet égard, il peut n'être pas sans intérêt d'en joindre quelques autres dans lesquels cette glande existe certainement, mais très atrophiée. On verra que les uns et les autres se ressemblent beaucoup et que presque toujours cette atrophie ne se rencontre que chez de grands idiots.

12° B...., Bathilde, entrée à l'asile à l'âge de 14 ans, en a 25 aujourd'hui. C'est une assez forte fille à l'aspect complètement idiot, aux lèvres épaisses, offrant dans son maintien, la mobilité de ses regards, la brusquerie de ses gestes, quelque chose des allures du singe. — Elle est incapable de pourvoir à ses besoins les plus urgents et croupirait dans ses urines et ses matières fécales si l'on n'avait d'elle le plus grand soin.

Elle paraît insensible au froid et à la chaleur bien qu'elle ne soit pas anesthésique; enfin elle ne comprend absolument rien, ne sachant pas même quand elle a faim ou quand elle est rassasiée. Malgré cette profonde déchéance, intellectuelle et physique, sa santé est bonne, toutes les fonctions se font bien; elle a été réglée à 16 ans.

La glande thyroïde m'a paru exister chez cette fille, mais elle est certainement très atrophiée. B..... a une sœur à l'asile plus âgée qu'elle, épileptique et d'une intelligence relativement élevée. Ce n'est qu'une imbécile; chez elle la glande thyroïde est très normale.

13° J...., Henri, a 10 ans; un frère, un oncle et un neveu paternels sont morts idiots; son autre frère plus âgé que lui est à l'asile, atteint de lypémanie. La taille de cet enfant est de 1ᵐ30; sa tête, assez forte, mesure 0ᵐ52 cent. de contour; le front est étroit, sans bosses apparentes, le nez est camus; les narines largement ouvertes; la bouche moyenne est béante; la lèvre inférieure épaisse et pendante; il bave constamment; la dentition n'est pas très avancée. Le thorax est bien conformé; le ventre gros; les membres sont grêles; les pieds et les mains sont normaux; les testicules sont atrophiés et à peine descendus. Cet enfant est tout à fait gâteux; il ne retient pas son urine qui coule en permanence; il mange à peu près seul, mais très malproprement; enfin, il ne parle pas, n'ayant à sa disposition que quelques sons inarticulés.

Sa glande thyroïde est atrophiée et bien plus à droite qu'à gauche, où elle présente un volume presque normal; cette circonstance a son intérêt, car elle a permis de juger par comparaison de la grosseur des deux lobes.

14° V....., Vincent, est âgé de 26 ans; il a plusieurs cousins paternels imbéciles ou idiots, dont un est à l'asile. Cet idiot inoffensif vivait depuis la mort de ses parents chez une vieille tante qui n'a plus voulu le garder. Il parle à peine et les quelques mots qu'il dit sont le plus souvent inintelligibles. — Sa taille est de 1ᵐ44; la tête est ronde, petite, bien ossifiée et mesurant 0ᵐ50 cent. de circonférence. La face est rentrée, le nez fort, la bouche moyenne, la lèvre inférieure épaisse et pendante. La dentition est mauvaise, mais à peu près complète. Le torse est bien conformé, les organes génitaux aussi. Il ne peut absolument rien faire; cependant il est propre, mange et s'habille à peu près seul. Il ne paraît comprendre que très peu ce qu'on lui dit et est fort entêté.

La thyroïde est plus atrophiée que dans les cas précédents, elle est presque impalpable. — Son cousin qui n'est qu'un imbécile a cette glande normale.

15° S....., Mathilde, 36 ans, ne paraît pas avoir d'aliénés dans sa famille; quoique idiote de naissance, elle présente un développement physique régulier; elle était déjà réglée à 14 ans. — Elle n'a que quelques mots à sa disposition et ne se fait guère comprendre que par signes. On est parvenu à l'éduquer un peu, à la rendre à peu près propre, à la faire s'habiller seule, mais elle n'en reste pas moins une idiote presque complète.

Sa thyroïde m'a paru exister, mais elle est certainement très atrophiée.

16° Ch.., .., Désirée, 68 ans, fille naturelle, idiote de naissance, trop incapable pour avoir pu jamais rien faire, mais qu'on est cependant parvenu à éduquer assez pour l'employer aux travaux de la ferme, doit avoir aussi une thyroïde très atrophiée, car c'est à peine si l'on sent cette glande par le palper.

17° V.., .., Juliette, entrée à l'asile à l'âge de 14 ans, en a 28. — C'est une idiote complète dont le développement physique a été très lent; elle n'a jamais été réglée, est gâteuse, ne parle pas, mange seule cependant; parfois même elle semble montrer quelques vestiges d'intelligence, mais elle ne peut s'exprimer. — Sa glande thyroïde est très atrophiée.

18° G.., Eugénie, enfant assistée de la Seine, 21 ans, est absolument inintelligente; elle peut à peine parler; c'est une fille aux appétits charnels très développés qu'elle satisfaisait bestialement avec le premier venu, jeune ou vieux; c'est ce qui a motivé son envoi à l'asile où n'ayant plus d'occasions de satisfaire ses penchants vicieux, ceux-ci semblent avoir disparu; on ne peut occuper cette fille à rien. Sa glande thyroïde paraît être extrêmement petite.

19° G.., .., Françoise, 22 ans, a toujours été fort peu intelligente, elle a cependant pu apprendre un peu à lire et à écrire; une de ses tantes a été folle. Chez cette fille l'intelligence a toujours été en baissant depuis sa nubilité; aujourd'hui elle ne parle presque plus, ne s'habille plus seule, ne bouge plus de place. Elle présente certainement quelque chose de l'état mental des myxœdémateux, mais sans myxœdème. Sa thyroïde paraît être fort peu développée.

20° G.., .., Rose, âgée de 41 ans, a une tante maternelle aliénée. Cette fille est entrée à l'asile pour la première fois à 14 ans; elle a été renvoyée 3 fois par décision préfectorale comme idiote tranquille, mais il a fallu la reprendre et la garder parce qu'elle avait chez elle des accès de violence et qu'elle frappait ses parents. Elle n'a jamais pu apprendre à lire; dans ses bons moments on l'employait à couper de l'herbe et à traire les vaches. L'agitation se manifestait surtout au moment des règles qui revenaient parfois tous les 15 jours. Depuis sa dernière admission à l'asile (1879) elle est assez tranquille, mais on ne peut plus l'occuper qu'à tricoter. Elle ne donne que des signes très faibles d'intelligence et parle à peine.

La thyroïde est très sensiblement atrophiée.

Il serait inutile de multiplier ces exemples, qui suffisent pour indiquer que si la thyroïde est assez souvent atrophiée chez les imbéciles et les idiots, c'est cependant chez ceux qui le sont le plus qu'on a surtout chance de rencontrer cet état de la glande; il est, du reste, loin d'être constant. Dans les faits qui vont suivre, l'idiotie est complète et la thyroïde a toujours été trouvée normale.

21° R...., Marie; âgée de 16 ans, a un oncle paternel aliéné; à 18 mois, cette fille a eu une paralysie du côté droit qui a persisté jusqu'à l'âge de 4 ans; chez cette enfant, l'arrêt de développement est très remarquable, sa taille n'est que de 1^{m}34, elle est très microcéphale, la tête n'ayant que 0^{m}47 cent. de circonférence; les dents de lait ne sont pas tombées; le visage est celui d'un enfant; les seins ne sont point développés, la taille n'est pas faite; pas de poils sous les aisselles, très peu au pubis, non réglée. L'intelligence est presque nulle, cependant la malade parle, mais il y a absence complète de mémoire, elle ne se souvient pas de ce qu'elle a fait une heure avant, de ce qu'elle a mangé à son repas, de la promenade qu'elle vient de faire. Chez ses parents, cette fille était violente et méchante, elle frappait sans motif ses frères et sœurs plus jeunes qu'elles. — A l'asile elle est fort calme, mais trop idiote pour être occupée à quoi que ce soit. La thyroïde est normale.

L'atrophie de cette glande n'est donc pas plus en rapport constant avec l'arrêt de développement de l'organisme qu'avec celui de l'intelligence. C'est ce que vont confirmer les faits suivants.

22° G....., Césarine; 18 ans. — Pas de renseignements sur l'hérédité. Cette fille est petite (1^{m}39 cent.), mais forte. La tête est assez grosse (0^{m}51 cent.) de pourtour et dolichocéphale. Deux larges taies congénitales ou remontant à la première enfance, couvrent la cornée transparente et empiètent même au-delà. La cécité est complète. Bouche toujours béante, mais ne laissant pas échapper la salive; dents complètes, belles. Peau mate, assez d'embonpoint, mains grandes, énormes, potelées, pieds de même; bien réglée. Cette fille a l'aspect complètement idiot; comme elle ne voit pas, son visage n'a aucune mobilité. De plus elle ne parle pas; elle ne jette que quelques cris, cependant elle ne doit pas être complètement inintelligente, car elle est propre, mange seule et sait même se diriger dans le quartier et éviter à peu près les obstacles.

Sa thyroïde m'a paru normale : en tout cas, l'atrophie serait légère.

23° C...., Euphrasie, âgée de 19 ans, est à l'asile depuis 3 ans; sa mère, atteinte de démence, y est aussi. Idiote de naissance, taille 1m44 cent., tête moyenne, 0m49 cent. de contour, face plate, désagréable, menton saillant, dentition complète, mains très petites, mal faites, doigts surtout très courts et gros. Chez cette fille bien réglée, la méchanceté s'est développée avec la puberté. Avant qu'elle fût à l'asile on était obligé de lui lier les bras derrière le dos, parce qu'elle frappait et mordait les personnes et surtout les enfants qu'elle rencontrait. Sa fureur se portait même sur les meubles; depuis son internement elle est devenue assez calme; elle n'a que quelques mots à sa disposition et, pour se faire comprendre, crie plus qu'elle ne parle. Elle manque de mémoire, ne sait pas son âge; cependant elle est propre, mange seule, mais ne s'habille pas.

La thyroïde paraît être presque normale.

24° G....., Joséphine, forte fille de 30 ans, est à l'asile depuis 6 ans; son père et sa mère passaient pour idiots. Cette fille, sans instruction ni profession possibles, n'avait d'autre occupation que de traîner sur les routes une voiture à bras pour y ramasser du crottin. Après la mort de ses parents, on a dû la mettre à l'asile. D'une faiblesse d'intelligence qui dépasse l'imbécillité, elle est parfois violente et se fait surtout remarquer par l'absence de tous sentiments affectifs; on ne peut l'occuper à rien; sa thyroïde est normale.

25° B....., Marie; entrée à l'asile à 14 ans, en a maintenant 22. Il ne paraît pas y avoir chez elle d'antécédents héréditaires. A l'âge de 10 mois, elle fit, m'a-t-on dit, une maladie grave, à la suite de laquelle elle eut des convulsions; puis est survenue une atrophie du bras et de la jambe droite qui a persisté, le poignet et les doigts sont fortement recourbés en griffe et ankylosés, les autres mouvements du membre sont libres. — A 4 ans l'enfant eut de vraies attaques d'épilepsie, la nuit surtout, elles n'ont point cessé. Les règles sont venues de très bonne heure, vers 12 ans. Aucune instruction n'a été possible chez cette fille qui ne parle qu'avec difficulté et ne parvient même pas toujours à se faire comprendre, mais des instincts génésiques pervers se sont rapidement développés chez elle. Toute jeune elle se tenait à la sortie des classes et relevait ses jupes devant les petits garçons; dès l'âge de 12 ans elle se livrait à qui la voulait et sollicitait les enfants et les hommes qu'elle rencontrait, l'un d'eux fut condamné, un autre s'est pendu. — A l'asile, où les instincts vicieux de cette fille ne trouvent pas d'aliments, on n'a pas de reproches à lui faire. Son infirmité ne lui permettrait pas de se livrer à aucun travail, alors même qu'elle n'en serait pas empêchée par la nullité de son intelligence ; elle en a cependant assez pour être propre et manger seule.

La thyroïde est normale.

Il serait sans intérêt de multiplier ces observations ; elles démontrent du reste que si l'atrophie thyroïdienne paraît se rencontrer assez souvent chez les idiots, elle ne saurait être considérée comme un des facteurs de cet état mental. — Est-ce à dire que quand elle existe elle en soit toujours indépendante ?

C'est une question qui doit être, je crois, réservée. La glande thyroïde est plus, que beaucoup d'autres organes, susceptible de changer de volume ; son hypertrophie très fréquente surtout, dans certaines localités, a donné lieu à de nombreuses études.

Il y aurait peut-être lieu aussi de s'occuper de son atrophie, plus difficile à constater, il est vrai, mais qui existe cependant et qui n'a, jusqu'à ce jour, que peu attiré l'attention. J'ai dit comment j'avais été amené à rechercher chez les idiots quel pouvait être l'état de la glande thyroïde. — Les désordres de l'intelligence, que l'on constate dans les myxœdèmes opératoires ou spontanés sont les mêmes et semblent devoir être rapportés à l'absence de la thyroïde. Le fait est certain après l'opération, il est grandement probable dans les cas de cachexie pachydermique. Ces désordres, sans être ceux de l'idiotie vulgaire, s'en rapprochent souvent beaucoup ; il y avait donc lieu de chercher si l'on ne trouverait pas chez les idiots quelques lésions de la thyroïde, et, en cas d'affirmative, quelle pouvait être l'influence de cette lésion sur l'idiotie. Je n'ai guère pu aborder que la première question.

Je crois m'être assuré qu'une atrophie de la thyroïde se rencontre assez souvent chez les idiots, voire même chez les simples imbéciles.— L'étude d'un certain nombre de faits particuliers vient de me démontrer que la lésion ne concordait pas toujours avec le degré de l'idiotie, mais que cependant elle se rencontrait plus souvent et plus étendue chez les grands idiots. J'ai pu constater aussi que l'atrophie d'un autre organe glanduleux apparent, testicules ou mamelles, pouvait coïncider avec celle de la thyroïde, mais qu'il n'y avait rien là d'absolu, partant que, ces diverses atrophies devaient être indépendantes les unes des autres et ne pas relever d'une même cause. Je n'ai pas davantage remarqué qu'il dût y avoir quelque phénomène de suppléance, n'ayant trouvé que chez deux malades, un homme et une femme, des seins très développés, alors que la thyroïde paraissait manquer. Presque tous les sujets, chez lesquels j'ai constaté une atrophie de la thyroïde, étaient de petite taille et microcéphales; il y avait chez eux un arrêt de développement très manifeste; mais cet arrêt se rencontre chez la plupart des idiots, et d'ailleurs j'en ai trouvé d'autres qui avaient cette glande normale bien que l'arrêt de développement fût chez eux très prononcé. Quelques-uns des malades chez lesquels je n'ai pu trouver la glande, présentaient bien une idiotie torpide, les rapprochant jusqu'à un certain point de l'état crétinoïde qu'on observe dans les cas de myxœdème, mais d'autres étaient bruyants, remuants, violents même, et n'avaient rien de l'état mental des myxœdémateux. Enfin, si j'ai trouvé l'atrophie glandulaire chez quelques malades adipeux, la peau ne présentait chez eux rien de scléreux, elle gardait sa fraîcheur, sa souplesse, ce qui n'a du reste rien d'extraordinaire puisqu'il est probable que les phénomènes dermiques qui constituent principalement le myxœdème ne se développent qu'autant que la thyroïde n'existe plus ou n'existe pas, et que si l'atrophie de cette glande peut être quelquefois reconnue par un examen extérieur, son absence ne saurait être affirmée qu'après autopsie. Il se pourrait aussi que l'absence congénitale de cette glande n'eût pas exactement les mêmes effets que son ablation. Nous pouvons à la rigueur nous passer sans trop de gêne d'un organe non essentiel à la vie, alors surtout qu'il nous a toujours manqué. Ses fonctions en ce cas sont plus ou moins bien remplies par des suppléances, aucune réaction ne peut se produire et d'ordinaire nous souffrons peu d'un état de choses qui est congénital. Mais quand un organe vient à faire brusquement défaut, il en résulte pour l'économie une perturbation d'autant plus vive que les fonctions supprimées étaient plus actives et plus importantes. Bien avant que des phénomènes de suppléance ou d'accoutumance aient eu le temps de s'établir, il survient des accidents dus à la rupture de l'équilibre fonctionnel qui peuvent être variés et sérieux. C'est peut-être par des considérations de cet ordre qu'on expliquera comment la cachexie strumiprive serait presque constante après la thyroïdectomie, tandis que la cachexie pachydermique serait loin d'accompagner toujours les atrophies congénitales de la thyroïde. — Dans le cas où les fonctions de cette glande sont supprimées, le sang qui la traverse ne subit plus l'élaboration qui doit le débarrasser de l'excès de ses éléments protéiques et il se fait dans ces organes des agglomérats de mucine. Dans le cas où ces fonctions ne sont point établies, ces agglomérats sont moins réguliers et moins fréquents, le sang ayant dû trouver peu à peu d'autres voies d'épuration.

Ce travail n'est qu'un essai; j'ai exposé ce que j'ai vu ou du moins ce que j'ai cru voir, sans autre but que de convier à d'autres recher-ches qui, mieux dirigées, pourront être plus fructueuses; il n'est donc point susceptible de conclusions. Il sera temps d'en prendre quand des observations, plus probantes que celles que j'ai pu réunir, se seront accumulées et viendront confirmer ou infirmer les miennes, quand la physiologie du corps thyroïde, plus avancée, aura définitivement dit quelle est son importance dans l'économie.

DISCUSSION.

M. SOLLIER. — Qu'il me soit permis d'adresser à M. Mordret quelques critiques au point de vue de l'appréciation du volume de la glande thyroïde par le palper à travers la peau. Cette pratique est sujette à de nombreuses erreurs. Ce n'est qu'en pesant la glande après l'autopsie qu'on peut arriver à des données exactes. Le volume de la glande peut d'ailleurs varier chez un même sujet.

Je ferai remarquer que l'absence de la glande thyroïde n'a jamais été observée en dehors des cas d'idiotie myxœdémateuse.

M. MORDRET. — Je me suis livré au seul examen en mon pouvoir et d'ailleurs je n'ai donné les résultats de mes observations que sous bénéfice d'inventaire.

M. BOURNEVILLE fait une communication sur l'idiotie myxœdémateuse dont il décrit les symptômes, en faisant voir aux membres du Congrès des photographies de types très intéressants.

NOUVELLE CONTRIBUTION

A L'ÉTUDE DE L'IDIOTIE MYXŒDÉMATEUSE

(Idiotie avec cachexie pachydermique)

par M. le Dr BOURNEVILLE.

En 1880, nous avons publié dans le *Progrès Médical* la première observation recueillie en France d'idiotie, où les caractères de la *cachexie pachydermique* (*myxœdème* des auteurs anglais) étaient nettement mis en relief. Il s'agissait d'un malade connu sous le nom de *Pacha*, que (M. Bourneville fait passer aux membres du Congrès les photographies prises de 1880 à 1886) MM. Charcot et Magnan ont montré dans leurs cours. — Depuis lors, nous n'avons cessé de rassembler des documents sur la question. En 1886, avec notre ami, le regretté Dr P. Bricon, nous avons inséré dans les *Archives de neurologie* un mémoire où nous avons tracé en partie l'historique, complété l'observation du Pacha, relaté son autopsie, consigné l'observation d'un autre malade, Gr..., encore dans notre service, et reproduit toutes les observations des auteurs que nous avions pu découvrir (13 obs.).

Nous appuyant sur l'ensemble de ces faits, nous avons rattaché l'idiotie myxœdémateuse à l'absence de la glande thyroïde. A l'appui de notre opinion, nous avons invoqué : 1º *les lésions de la glande thyroïde* rencontrées à l'autopsie des malades qui ont succombé à *la cachexie pachydermique;* 2º les observations de *myxœdème opératoire,* c'est-à-dire du myxœdème survenu chez les personnes auxquelles, dans un but thérapeutique, on avait extirpé en totalité la glande thyroïde; 3º enfin, le *myxœdème expérimental*, déterminé chez les animaux par l'enlèvement complet de la glande thyroïde (expériences de Schiff et de Horsley). En 1888, nous avons rapporté deux nouvelles observations personnelles, une autre de M. le Dr Camuset et une quatrième de M. le Dr Cousot (1). Au mois d'août 1889, dans une communication à *l'Association française pour l'avancement des Sciences*, nous avons fait connaître 5 nouveaux cas personnels et 3 autres empruntés à divers auteurs. Au mois de janvier de cette année nous avons publié (2) une autre observation concernant un malade qui venait d'entrer dans notre service et qu'on avait exibé dans les foires sous le nom de *roi des Esquimaux*. Nous vous faisons passer sous les yeux les photographies de tous nos malades et celles des malades des auteurs qu'il nous a été possible de nous procurer.

Aujourd'hui nous allons donner le résumé de 8 autres observations dont une nous appartient, comparer l'*idiotie myxœdémateuse* avec l'idiotie ordinaire et avec le crétinisme et nous terminerons en vous traçant le *tableau nosographique* de cette forme si curieuse de l'idiotie.

M. le Dr Norton Manning, professeur de psychiâtrie à Sidney, a communiqué l'observation suivante au Congrès intercolonial de 1889, dont le compte rendu nous est parvenu au mois d'avril dernier. Il considère cette affection comme assez rare, — « rare, en tout cas, en Australie, dit-il, puisque c'est le premier et le seul cas que j'aie vu dans ma pratique de 20 années ».

Observation I.

S. G..., 18 ans, a été admise à l'asile d'idiots et d'imbéciles de Newcastle (N. S. W.) en avril 1888. Son père, irlandais, sobre, était laid, un peu courtaud et d'intelligence tout à fait moyenne. La mère est morte en janvier 1888; elle avait joui auparavant d'une bonne santé. Ni d'un côté, ni de l'autre il n'y aurait eu d'aliénés, d'idiots, d'épileptiques ou de syphilitiques. S. G... est le sixième enfant. Ses

(1) *Archives de neurologie*, t. XVI, p. 431; t. XVII, p. 85-90, et *Compte-rendu de Bicêtre pour* 1888, p. 3.
(2) *Ibidem*, t. XIX, p. 217.

5 frères ou sœurs sont bien constitués, bien portants et n'ont aucune faiblesse d'esprit.

A la naissance de S. G... ses parents n'ont rien remarqué d'anormal. A l'âge de 8 mois, elle fit une *chute* de sa voiture, suivie de *convulsions* qui continuèrent par intervalles assez éloignés jusqu'à l'âge d'environ 3 ans. Elles étaient probablement dues à la dentition. Les parents s'aperçurent graduellement que l'enfant avait quelque chose d'étrange; mais ils connaissaient bien ses imperfections avant l'âge de 3 ans et il est probable que si la maladie n'est pas congénitale, elle a du moins commencé de bonne heure.

État à l'admission. — C'était un type de crétinisme sporadique. Sa taille était de 87 cent. 5, son poids de 25 k. 424. La circonférence thoracique était de 70 cent. La figure était large, ramassée et présentait un développement considérable de graisse. L'abdomen était protubérant; les jambes arquées et tordues. Les bras mesuraient 35 cent. de l'acromion à l'extrémité des doigts; les mains étaient grandes et ridées comme celles d'une personne âgée. Il n'y avait aucun signe qui marquât le développement du sexe, les seins n'offrant aucune saillie et le pubis étant glabre.

La glande thyroïde ne paraît pas exister. Au-dessus des clavicules il y a des masses graisseuses.

La circonférence de la tête est de 55 cent. La distance verticale de l'insertion d'une oreille à l'autre est de 30 cent. La tête est brachycéphale, avec une saillie considérable de la région occipitale. La face est plate, large; les joues sont gonflées, pendantes; les yeux quelque peu écartés; la bouche toujours entr'ouverte laisse voir la pointe de la langue, qui est large et flasque. Les lèvres sont épaisses; le nez est épaté et difforme. Le palais n'offre rien d'anormal, et les dents, quoique mal rangées et en mauvais état, sont bien conformées. Les oreilles sont longues, écartées, en forme d'ailes.

Le teint est terreux et blême. La peau ne peut être pincée sans comprendre en même temps du tissu sous-cutané. Pouls à 88. Température normale. La malade marche en se dandinant un peu. Elle se sert de ses mains. Tous les sens paraissent normaux, mais la perception est bien lente. La parole, monosyllabique et peu compréhensible, est lente. S. G... prononce un certain nombre de mots et dit le nom de tous les objets usuels. Elle reconnaît un penny mais appelle schelling toutes les pièces d'argent sans distinction. Bien qu'elle sache que l'argent sert à acheter des sucreries, des pêches et des bananes, elle n'a aucune idée de sa valeur relative. Elle ne compte

9

que jusqu'à 4, sait son nom, son âge, mais rien de plus sur la vie. La tenue est bonne; S. G... est incapable de s'habiller. Elle a conscience des besoins naturels et est portée à imiter. Son caractère est doux, gai.

Une expérience de quelques mois a montré qu'elle était susceptible d'éducation, quoique à un faible degré. Elle connaît les habitudes de l'établissement et dit les heures des repas. En résumé, son développement intellectuel est tout à fait inférieur. (*Fig. 1*.)

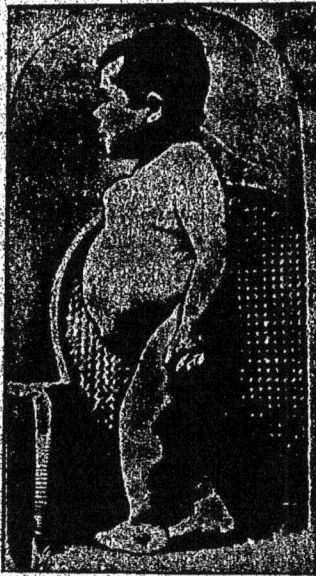

FIG. 1

« Pour qui a voyagé dans le pays des crétins, de la Suisse et des montagnes de l'Himalaya, ou qui a vu des cas isolés dans les hospices d'aliénés de France et d'Italie, ajoute M. Manning, la ressemblance des cas sporadiques avec les cas endémiques est très frappante, ce qui les fait reconnaître généralement comme appartenant à la même famille ». Puis il rappelle les principaux caractères de la maladie, signale l'arrêt de développement sexuel, les pseudo-lipomes, l'absence

de la glande thyroïde, ce qui est de la plus grande difficulté à diagnosti-
quer pendant la vie; la possibilité de l'éducation « mais seulement
jusqu'à un point très limité ». A force d'attention et de soins on peut,
dans la plupart des cas, leur donner des habitudes de propreté, et les
soustraire au gâtisme. Ces réflexions sont tout à fait conformes à ce
que nous avons précédemment écrit.

Dans la même session du Congrès intercolonial, le Dr E-C. Stirling, chirurgien de l'hôpital Adélaïde et professeur à l'Université de
la même ville, fait connaître les observations, au nombre de 6, qui lui
étaient personnelles. 5 d'entre elles appartiennent à la même famille.
Avant de donner un résumé de chaque cas, nous allons exposer les
particularités qui leur sont communes.

Antécédents paternels. — *Père*, 43 ans, occupant une bonne position sociale, court, trapu, fort, sobre, non syphilitique, intelligent;
n'a jamais eu d'autre maladie que des accès périodiques de fièvre,
revenant chaque année à l'époque des foins.

Son père est mort à 72 ans d'une maladie de la vessie. — Sa mère,
âgée de 71 ans, est sujette à des rhumatismes et à des bronchites. Il a
eu 10 frères et sœurs (dont 2 sont morts), sur lesquels on ne donne
pas de renseignements.

Mère, 40 ans, d'une taille ordinaire, assez bien faite, intelligente,
d'un caractère gai, très pauvre et économe dans sa jeunesse; elle a
maintenant des tendances à la prodigalité. Elle n'a jamais eu de
maladie sérieuse. Pas de détails sur ses 7 frères ou sœurs. Son père
et un oncle étaient atteints d'épilepsie. Ses grands parents vécurent
jusqu'à un âge très avancé.

Pas de consanguinité. Ils sont mariés depuis 23 ans et ont eu
11 enfants. Tous les accouchements ont été naturels et à terme,
Jamais de chutes ni d'émotions vives pendant la grossesse.

Le tableau ci-après indique l'ordre de naissance, le sexe et l'âge
des enfants. Un astérisque désigne ceux d'entre eux qui sont malades.

Aucun trait particulier ne distingue les membres de la famille qui
jouissent d'une bonne santé à tous les points de vue.

Il y a une ressemblance si grande entre tous les enfants malades
que l'auteur se borne à décrire avec détails le cas du n° 3 et ne relève
que les différences en ce qui concerne les autres enfants. « Là où il

ne sera pas signalé de particularités, dit-il, il est entendu qu'on se reportera à la description du cas type ».

N^{os}	SEXE	AGE	COULEUR DES CHEVEUX	COULEUR DES YEUX
1	Fille.	22 ans.	Blond cendré tournant au rouge	Bleu gris.
2	Garçon.	Mort d'accid.-Allait av. 20 ans.	Brun foncé.	Brun foncé.
* 3	Fille L. M.	19 ans.	Brun.	Bleus.
* 4	Fille E.	17 ans 3 mois.	Brun foncé.	Bleus.
5	Garçon.	15 ans 5 mois.	Id.	Brun foncé.
* 6	Garçon.	13 ans 6 mois.	Id.	Bruns.
* 7	Fille J. L.	11 ans 1 mois.	Id.	Gris bleu.
8	Garçon.	8 ans 1 mois.	Blond cendré presque rouge.	Bleus.
* 9	Fille A. A.	6 ans 6 mois.	Rouge.	Bleus.
10	Fille.	3 ans 9 mois.	Brun très foncé	Bleus.
11	Garçon.	1 an 4 mois.	Id.	Bruns très foncés.

Observation II.

(Observation I de M. Stirling.)

L. M..., 19 ans, est née aux Lits-de-Roseaux, localité sablonneuse, souvent inondée, située à 4 milles d'Adélaïde. Sevrée à 6 mois, elle fut ensuite élevée au lait de vache. Elle eut alors une éruption du cuir chevelu (Impétigo (?). La première dentition aurait été normale, mais la seconde se fit sans suite. Vers 4 ans, étant encore maigre et délicate, elle eut la scarlatine et la coqueluche. Peu après, la mère remarqua « un élargissement de la figure et des mains et une augmentation de poids ». L'intelligence qui avait été semblable à celle d'un enfant ordinaire de son âge devint inerte et s'épaissit. Cet affaiblissement intellectuel s'accentua parallèlement aux changements corporels et l'enfant, qui avait toujours été très sensible au froid, le devint davantage.

État actuel : taille 91 cent. — Poids, 33 kil., 42 gr. — Circonférence fronto-occipitale, 57 cent.

La configuration de la tête ne présente aucune anomalie et les fontanelles paraissent fermées (?). Lourdeur prononcée de la partie inférieure de la face. Sourcils et cils plutôt clairsemés. Paupières, surtou les inférieures, gonflées, conjonctive légèrement congestionnée, iris bleu, pupilles légèrement dilatées, vue faible, regard humide.

La chevelure est épaisse, brune, hérissée, dure et grossière; pas d'alopécie. Le cuir chevelu a une tendance à se recouvrir de croûtes. Le nez est large, les joues sont pleines et fermes, les lèvres pâles, luisantes, épaisses et saillantes. La physionomie est peu expressive. La peau de la face est terreuse; la langue longue et étroite, l'haleine sans odeur. Sous la mâchoire inférieure existe une sorte de gonflement ayant l'apparence d'un double menton.

La circonférence du cou est de 33 centimètres. Au palper, *on ne peut découvrir de traces de la glande thyroïde.* Dans les creux sus-claviculaires, on rencontre des grosseurs de la dimension d'un œuf de dinde, qui n'auraient pas été notées au début de la maladie, et qui, au dire de la mère, augmenteraient de volume. Il en existait aussi au-dessous des clavicules. Les veines superficielles correspondantes sont élargies, surtout au-dessous des clavicules. Les seins sont peu développés et les bouts petits.

La peau du corps est très dure, sèche et a de la tendance à s'écailler. La malade ne transpire jamais, même après un bain de vapeur. Le corps entier est bouffi, sans que la pression du doigt laisse nulle part d'empreintes. Circonférence du thorax, 72 cent. 5. Respiration normale. Les battements du cœur sont lents et normaux, dit l'auteur, et il ajoute que le pouls est à 90. L'abdomen est gonflé, proéminent, et le tissu adipeux très développé; sa circonférence ombilicale est de 83 cent. 7. Au niveau des vertèbres cervicales inférieures et dorsales supérieures on trouve une enflure molle, élastique, mal définie, d'environ 15 cent. de diamètre où les poils sont nombreux et remontent jusqu'à la nuque. Le pénil est glabre ainsi que les aisselles; les *règles* n'ont jamais paru.

Les mains sont courtes, larges, bouffies et froides; « la peau y est plissée et forme une espèce de sac », les ongles sont bien développés, les mouvements des doigts sont lourds. La malade boutonne ses habits avec beaucoup de difficulté. Les pieds ont le même aspect que les mains. Les os ne présentent nulle part de déformation. La colonne vertébrale offre ce qu'on observe dans une lordose très prononcée qui, avec l'élargissement des mollets, rappelle la paralysie pseudo-hypertrophique.

La malade marche en se dandinant; elle fait tout délibérément, mais avec paresse. L'appétit est incertain et capricieux; les intestins fonctionnent régulièrement; la miction est fréquente. « Les urines contiennent quelques phosphates et quelques traces d'albumine (?). »

Les sens, sauf la vue, sont normaux. La malade est sensible au chatouillement des pieds. La température buccale est de 36°,1.

Les facultés mentales sont celles d'un enfant arriéré de 5 ans. Ses actes, ses idées, sont caractérisés par la même inertie que celle des mouvements physiques. Elle éprouve beaucoup de difficulté à apprendre par cœur. Son écriture, lisible, ressemble à celle d'un commençant. Elle lit des historiettes à l'usage des enfants. Son caractère est doux. Elle parle peu et avec beaucoup d'hésitation ; elle s'amuse de presque rien et rit souvent d'un rire saccadé. Ses habitudes sont soignées. « Elle dort comme une toupie, dit sa mère. Les extrémités sont toujours froides comme la peau d'une grenouille. Elle aime beaucoup s'étendre au soleil ou s'asseoir auprès du feu en hiver. Elle reste des heures entières assise, sans mouvements, absolument inactive, dans une attitude placide, heureuse, et comme plongée dans une torpeur profonde ».

Nous trouvons dans cette observation tous les symptômes que nous avons relevés chez nos malades. Mais il en est quelques-uns qui paraissent faire défaut, par exemple, l'alopécie partielle, la persistance des fontanelles, la présence de traces d'albumine dans les urines, l'absence d'incurvation rachitique. Peut-être, à cet égard, et par suite de la difficulté de l'observation, l'examen a-t-il été superficiel.

Observation III.

(Observation II de M. Stirling.)

« E..., âgée de 17 ans 3 mois (n° 4 du tableau) était une enfant d'une beauté remarquable et d'une bonne santé jusqu'à l'âge de 4 ans, époque à laquelle se déclarèrent les symptômes de la maladie. A 7 ans, diphtérie.

Taille, 94 cent. — *Poids*, 19 k. 522. — *Circonférence de la tête*, 51 cent. — *Circonférence thoracique*, 58 cent. 7. — *Circonférence au niveau de l'ombilic*, 61 cent.

Elle présente tous les symptômes décrits chez sa sœur, sauf les différences ci-après : l'éruption du cuir chevelu est plus accusée ; la peau est plus sèche et ressemble, au toucher, à du parchemin. « La respiration est plus pénible, l'intelligence est plus obtuse ; la malade n'a jamais appris à lire, parle moins distinctement et bégaie légèrement. Son caractère est doux, mais elle n'est pas sensible comme son aînée ; la face n'est pas aussi large ni aussi bouffie ; la démarche, accompagnée de dandinement, est moins lourde que chez sa sœur. T. 37° 2.»

Observation IV.

(Observation III de M. Stirling.)

C..., H..., âgé de 13 ans 1/2 (n° 6 du tableau), est né à Whoodville, faubourg d'Adélaïde.

Taille, 1 mèt. 11 cent. — *Poids*, 23 k. 608. — *Circonférence de la tête*, 52 cent. — *Circonférence du thorax*, 61 cent. — *Circonférence au niveau de l'ombilic*, 67 cent. 5.

Mêmes symptômes mais à un moindre degré. Bouffissure de la face moins prononcée. Cheveux beaucoup plus clairsemés que dans les cas précédents « laissant à nu une plus grande surface du cuir chevelu. » *Glande thyroïde non sentie au toucher*. Grosseurs sus-claviculaires moins proéminentes. T. 36° 6. Physionomie sans expression ; intelligence moins arriérée : « lent à l'étude, mais assez avancé ; son écriture est très bonne ». Caractère doux ; il s'occupe à la maison et aux travaux de la basse-cour.

Observation V.

(Observation IV de M. Stirling.)

J..., L..., âgée de 11 ans, née à Whoodville.

Taille, 98 cent. — *Poids*, 21 k. 444. — *Circonférence de la tête*, 49 cent. — *Circonférence du thorax*, 62 cent. — *Circonférence au niveau de l'ombilic*, 62 cent.

Les symptômes sont moins accusés que dans les observations II et III, mais plus que dans l'observation IV.

La chevelure est plus douce et plus belle que dans les observations II et III, ce que la mère attribue à des frictions à l'huile d'olive. Les lèvres sont plus épaisses et plus tombantes. La peau est moins sèche et moins rude. Dans les régions sus-claviculaires, il y a plutôt du plein que des grosseurs. Les mouvements sont plus libres que chez

136

ses deux sœurs ; elle ne peut lire que de petits mots. Son écriture est belle. T. 36° 6.

Observation VI.

(Observation V de M. Stirling.)

A..., A..., âgé de 6 ans 1/2 (n° 9 du tableau). Les premiers symptômes se sont montrés avant l'âge de 3 ans. Pas de maladie de l'enfance. Entre 2 et 3 ans éruption humide du cuir chevelu.

Taille, 81 cent. — *Poids*, 11 k. 712. — *Circonférence de la tête*, 47 cent. 5. — *Circonférence du thorax*, 50 cent. — *Circonférence au niveau de l'ombilic.* 52 cent. 5.

Symptômes semblables à ceux qui ont été notés dans l'observation III. Cheveux rouges. Peau des mains pareille à du parchemin ; celle du corps est plus douce, ce qui est dû, croit-on, à des onctions huileuses. La face est plus tachetée que celle de ses sœurs ; pâle et anémiée. Caractère tranquille. Torpeur. Le niveau intellectuel est plus bas ; l'enfant ne sait ni lire, ni écrire. T. 36° 1.

L'auteur donne le tableau de la taille prise en 1884 par le père et en 1889 par lui.

	Janvier 1884	1889
Observation II...	0m99	1m01
Observation III	0 95	0 95
Observation IV	1 11	1 11
Observation V	0 95,5	0 98
Observation VI	0 82,5	0 81

Observation VII.

(Observation VI de M. Stirling.)

En..., âgé de 12 ans 1/2. *Père*, 50 ans, bonne santé habituelle, apparence robuste, sobre, pas de syphilis ; une sœur a 2 filles en bonne santé. *Mère*, 35 ans, intelligente, bien portante. Pas de syphilis ; aucune maladie grave. Son père est mort dans un accès unique. 4 frères et une sœur jouissant d'une bonne santé, ainsi que leurs enfants. Elle s'est mariée un peu après 17 ans et a eu 10 enfants nés à terme et une fausse couche à 4 mois. Aucun accident durant ces grossesses. Accouchements naturels. Pas de consanguinité. Les 2 premiers enfants sont nés morts. Le troisième a succombé à la rougeole vers 1 an. La quatrième est morte à 10 mois d'une maladie de poitrine, la cinquième (14 ans), et la sixième (13 ans), viennent bien. La septième est la malade qui fait l'objet de l'observation. La huitième (5 ans 1/2), est « une belle fille ». La neuvième a 4 ans et est plus grande que la malade. Le dixième est mort à 7 mois d'une bronchite.

La malade, conçue durant un voyage en Angleterre, est née à Adélaïde. A la naissance elle était aussi forte que ses autres frères et sœurs et n'offrait rien d'anormal. Elle a commencé à marcher à 12 mois et se développa bien jusqu'à 3 ans. Alors la croissance s'arrêta, et depuis, l'enfant n'a pas grandi. A 9 mois, éruption du cuir chevelu. Pas d'autre maladie que la coqueluche. Les 4 incisives centrales de la seconde dentition ont percé il y a peu de temps. Toutes les autres dents de lait persistent ; quelques-unes sont cariées.

Etat actuel : Taille, 94 cent. — *Poids*, 16 k. 798. — *Circonférence de la tête*, 47 cent. 5.

La forme du crâne est normale. *Les fontanelles antérieure et postérieure sont en partie ouvertes.* « Décrire les symptômes physiques de ce cas, écrit M. Stirling, serait répéter ce qui a été dit pour les précédents. L'analogie des symptômes avec ceux des malades atteints de myxœdème, est peut-être plus grande dans ce cas que dans tous les autres : face pâle, anémique, gonflée, semi-translucide, très immobile, physionomie sans expression ; peau sèche et rude, tendance au double menton (?); grosseurs sus-claviculaires; gonflement des veines de la partie supérieure de la poitrine ; bouffissures au niveau des dernières vertèbres cervicales et des premières dorsales supérieures; mains larges et froides, mollets gros et fermes, lordose, ventre volumineux. T. 36° 1.

L'enfant ressemble à une arriérée de 4 à 5 ans. Elle lit de petits mots mais ne sait pas écrire. Sa mère prétend que l'intelligence se développe. Sens spéciaux normaux; rien à l'ophthalmoscope. Sensibilité au chatouillement. Caractère tranquille et doux. Elle parle en jouant avec les autres enfants. Tendance marquée à se coucher au soleil ou à se mettre devant le feu.

Le mémoire de M. Stirling est accompagné de 6 photographies ; « mais, dit-il, le photographe a eu beaucoup de peine à accomplir son travail, car les circonstances n'étaient pas favorables pour obtenir le résultat qu'on pouvait désirer, comme le montrent les 5 premières photographies. » Aussi, nous contenterons-nous de reproduire la photographie de son sixième malade. (*Fig.* 2.)

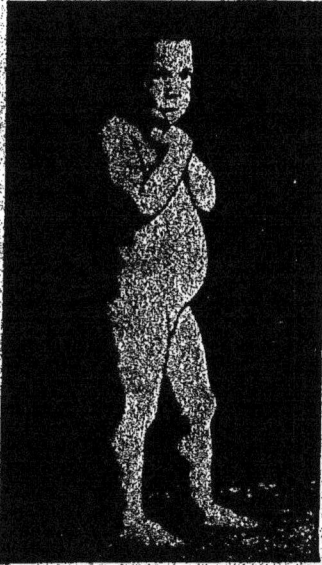

FIG. 2

Dans les réflexions dont M. Stirling a fait suivre ses observations, nous n'avons à relever que le passage suivant : « Il y a un symptôme qui est un élément remarquable dans tous les cas ; je veux parler de la tuméfaction prononcée, avec tendance à la croissance de poils qui existe au niveau des vertèbres cervicales antérieures et dorsales supérieures. » C'est là une particularité que nous avons également remarquée chez nos malades et qui a été signalée dans un de ses cas par Curling.

Observation VIII.

Arrêt de développement physique et intellectuel ; Nanisme et idiotie myxœdémateuse. (Pers.).

C..., Françoise, née le 21 mai 1858, à Saint-Usuge, arrondissement de Louhans (Saône-et-Loire), est entrée à l'asile départemental de Mâcon le 10 avril 1890.

L'asile ne possède aucun renseignement sur les antécédents héréditaires et personnels de cette malade. Nous avons essayé vainement de nous en procurer en nous adressant au médecin de la commune qu'habitent ses parents.

Description de la malade. — Son aspect général et sa physionomie sont tout à fait caractéristiques de l'idiotie myxœdémateuse. Vue de profil, la malade est tout à fait comparable à tous ceux dont nous avons publié l'observation, qu'il s'agisse du profil de la face ou de celui du ventre.

Taille, 1ᵐ. — *Poids,* 24 kil.

La tête est volumineuse, surtout dans sa moitié postérieure ; le front est rétréci et bas. *La fontanelle antérieure persiste* d'une façon indubitable ; on sent non pas une simple rainure mais un espace losangique, au niveau duquel on perçoit une résistance élastique, indice de la présence d'une membrane. Les cheveux secs à la racine, assez soyeux à 5 ou 6 centimètres de là, paraissent plus gros en arrière ; ils sont longs, noirs, avec un reflet rouge au-dessus des tempes. Il n'existe de crasse eczémateuse qu'au niveau de la région occipitale. Le front présente des rides très profondes, qui contribuent à donner à la malade un aspect tout à fait vieillot. Les arcades sourcilières sont un peu déprimées. Les sourcils sont noirs et assez épais ; les paupières bleuâtres, très bouffies, cachant la moitié des globes oculaires, sont le siége d'une *blépharite chronique.* Le nez est très camus, la bouche large. Les lèvres sont moyennement épaisses, leur bord libre et surtout leur face interne, sont cyanosés. La langue est volumineuse, mais non pendante ; l'haleine est mauvaise et rappelle celle des autres malades. Les dents sont cariées, irrégulières et sur deux rangées ; le menton est fuyant, très court. Les joues sont ballottantes et ont une coloration cireuse, ainsi que les oreilles qui, en outre, semblent œdémateuses. Le cou est très court, les masses lipomateuses des joues et des creux sus-claviculaires le raccourcissent encore. Au palper on ne découvre ni sur la ligne médiane, ni à gauche, de traces de la *glande thyroïde*, mais on sent à droite un petit noyau arrondi, très dur.

Le *thorax* est étroit et notablement déformé ; l'épaule gauche est plus élevée que la droite et très saillante, ainsi que la région scapulaire ; *la colonne dorsale* décrit une convexité à gauche très prononcée. Les dernières côtes sont saillantes. Ces déformations paraissent plus accentuées lorsqu'on examine le malade debout. L'ensellure lombaire est plus accusée et plus prononcée que d'habitude. Le *ventre* est très large, très volumineux et on note une petite *hernie ombicale*. Le bassin est assez étroit ; les fesses sont tremblantes.

Les *membres supérieurs* et *inférieurs* sont courts dans tous leurs segments ; les os des avant-bras sont légèrement incurvés ; les extrémités osseuses des poignets sont un peu hypertrophiées. Les jambes sont très arquées, principalement la gauche ; les mains et les pieds sont très gros, la peau est ridée aux mains, hypertrophiée aux mains et aux pieds.

La *peau* est sèche, épaisse et on observe une *éruption eczémateuse* entre les épaules. Il n'y a ni duvet, ni poils sur le ventre, le dos, les cuisses, les aisselles, l'anus qui présente une petite *hémorrhoïde*. — Les aisselles sont glabres. (*Fig. 3 et 4.*)

Puberté. — Tout à fait à la partie inférieure du pénil entre le pli transversal et l'extrémité supérieure des grandes lèvres, on trouve deux bouquets composés de quelques poils noirs ; il y en a aussi quelques-uns sur les grandes lèvres, qui sont peu développées. Les petites lèvres font un peu saillie entre les grandes lèvres. L'hymen est épaissi, saillant. G... a, dans une certaine mesure, le sentiment de la pudeur. Depuis son entrée à l'asile elle aurait eu une fois ses règles, qui auraient duré deux jours au dire de la religieuse (?). Les *seins* sont aplatis, flasques, ridés (8 cent. sur 16) ; la glande est peu volumineuse. Les mamelons sont déprimés. On n'a pas observé d'onanisme.

La *respiration* est peu gênée (16 à 18). On entend parfois une sorte de renaclement. La *voix* est rauque, aigre, stridente. La *parole* est très lente, réduite à des mots très courts ou à des monosyllabes. La malade comprend ce qu'on lui dit, mais est très longue à répondre. Elle est propre, mange seule, mais il faut lui couper ses aliments. Son appétit est modéré, elle n'aime pas la viande ; pas de vomissements, constipation habituelle.

Elle aide un peu à s'habiller ; elle n'est pas libre de ses bras, dit-on. Tout ce qu'elle fait, elle l'exécute avec une extrême lenteur ; elle est très sensible au froid (T. R., 36° 7). Son rire ressemble à celui des autres idiots myxœdémateux ; il a une expression un peu ironique.

FIG. 3.

La sensibilité générale, ainsi que la sensibilité spéciale, paraissent conservées. Voici quelles sont les principales dimensions du corps :

Tête. — Circonférence horizontale maxima.... 0ᵐ53 cent

Demi-circonférence bi-auriculaire en passant par le

vertex.. 27 —

Distance de la racine du nez à l'articulation occipito-

142

atloïdienne... 23 cent.
Diamètre antéro-postérieur maximum................. 32 —
Diamètre bi-pariétal... 27 —
    Tronc. — Circonférence au niveau des aisselles, 62 —
              —   des mamelons. 67 —
              —   de l'ombilic... 72 —

FIG. 4

Membres supérieurs. — Circonférence au niveau
des aisselles... 21 —
          —   du pli du coude 19 —
          —   des poignets.. 14 —

Membres inférieurs. — Circonférence au niveau
de l'aine.. 32 cent.
Circonférence à 0m05 cent. au-dessus du bord supé-
        rieur de la rotule.................. 25 —
    — au niveau du milieu du mollet....... 23 —
    — du cou de pied.................... 18 —
    — de la partie moyenne du pied........ 17 cent. 5

La description qui précède, les figures 3 et 4 qui l'accompagnent, montrent d'une façon indubitable qu'il s'agit là d'un cas type d'*idiotie myxœdémateuse.*

Afin de mieux faire ressortir les caractères de cette forme de l'idiotie nous allons rapporter l'observation, malheureusement incomplète, d'un idiot ordinaire appartenant à une autre catégorie (*idiotie polysarcique*), mais se rapprochant à quelques égards de la forme dont nous nous occupons spécialement dans ce travail.

Observation.

R...., 28 ans, né le 16 septembre 1862, à Saint-Aubin-sur-Loire, arrondissement de Charonne (Saône-et-Loire), est depuis plusieurs années déjà à l'asile départemental de Mâcon. — Son père et sa mère sont morts et il n'est visité par aucun parent, de sorte qu'il est impossible d'avoir des renseignements sur ses antécédents et sur ceux de sa famille. Tout ce qu'on sait c'est qu'il a été envoyé à l'asile par l'hospice d'Autun, *parce qu'il se touchait et cherchait à lever les jupes des petites filles.* Poids 44 kilog.; taille 1m18 cent.

Sa *tête* est très grosse, rappelant la conformation de la tête des idiots myxœdémateux, en ce sens que la moitié postérieure a un volume exagéré. Il existe une sorte de rainure au niveau de la suture fronto-pariétale, mais on ne saurait affirmer la persistance d'une partie de la fontanelle antérieure. Les cheveux sont noirs, abondants, sans coloration rousse. Le cuir chevelu n'offre ni crasse ni calvitie partielle. La face est symétrique. Le front est bas, à peine ridé; les bosses frontales sont déprimées. Les paupières sont pâles, un peu bouffies et atteintes d'une inflammation chronique. Le *nez* est camus mais à un degré bien moins marqué que chez les idiots myxœdémateux. La *bouche est énorme* (65 millim.), laissant couler sans cesse une bave abondante; les lèvres sont très épaisses; la *langue* est considérablement hypertrophiée, pendante. *Le menton n'est pas aplati*, mais assez long au contraire, en quelque sorte double; les dents sont noires, raboteuses, striées, mais régulièrement implantées; les mâchoires sont saillantes; les oreilles, assez régulières, ont leur couleur naturelle; les joues sont flasques. Le *cou* est volumineux et court (circonférence : 42 cent.); il y a pas de masses pseudo-lipomateuses dans les creux sus-claviculaires; le palper semble indiquer l'existence de la glande thyroïde.

Le thorax est régulièrement conformé (circonférence au niveau des mamelons à l'expiration, 83 cent.) de même que la colonne vertébrale; le ventre a sa conformation ordinaire et ne rappelle en rien celui des myxœdémateux (circonférence au niveau de l'ombilic, 79 cent.). Il n'y a pas d'hernie. (*Fig. 5 et 6.*)

FIG. 5

La *verge* est volumineuse, le gland découvert; le méat est large, les testicules ont le volume d'un petit œuf de poule et sont égaux. Sur le pénil, il y a des poils longs, noirs, assez abondants; rien dans les aines. L'onanisme persiste et de plus R... cherche à toucher les autres.

Les *membres supérieurs et inférieurs* n'ont pas une longueur pro-

FIG. 6

portionnée à celle du tronc; les mains et les doigts sont courts, carrés; il n'y a pas de déformation rachitique, sauf peut-être une légère incurvation du tibia en bas; la peau des pieds et des mains n'est pas épaissie, pachydermique, et ne donne pas de gros plis à la pression;

10

La *peau* est blanche, n'offrant nulle part l'aspect cireux, jaunâtre ou pseudo-œdémateux, ni d'éruption eczémateuse. Le tissu adipeux sous-cutané est très abondant. Les moustaches commencent à se dessiner ; les poils sont assez abondants aux extrémités, rares au milieu de la lèvre supérieure. La mouche est rudimentaire. La barbiche commence à s'accentuer. Sur les joues il y a des poils bruns, fins, courts, disséminés par îlots irréguliers. Les poils, très rares sous les aisselles, assez abondants sur les reins, ainsi que sur la partie supérieure et la face antérieure des cuisses, sont assez nombreux à l'anus qui ne présente pas d'hémorrhoïdes.

La *respiration* ne paraît pas gênée ; il n'y a point de cyanose des lèvres. L'haleine est normale.

R..... n'est pas sensible au froid ; il ne recherche ni le soleil, ni le feu ; sa physionomie est celle de l'idiot complet. Sa *parole* est nulle. Parlant de sa *voix*, la religieuse dit qu'il fait comme un veau, comme une bête sauvage. Il rit tout seul aux éclats, par accès, sans motif. Parfois il est sujet à des colères dans lesquelles il pousse des cris épouvantables, griffe la figure de ceux qui le contrarient ; on assure qu'il fait signe pour être conduit aux cabinets et ne gâte pas la nuit. Il semble content quand on lui rend service. Il marche, à condition d'être aidé, lourdement, en raison de son *obésité* qui est bien mise en relief par les mensurations que nous avons données.

R...... mange et boit modérément, aime la viande, digère bien, a des selles quotidiennes. Le pouls est régulier, à 72. L'auscultation ne dénote rien de particulier. Voici le complément des principales mensurations du corps.

Tête. — Circonférence horizontale moyenne............	57 cent.	
— Demi-circonférence bi-auriculaire..............	27 —	
— Distance de la racine du nez à l'articulation occipito-atloïdienne.........................	24 —	
— Diamètre antéro-postérieur maximum........	19 —	
— bi-pariétal........................	15 —	
— bi-auriculaire....................	14 —	
Membres. — Circonférence du bras au niveau des aisselles..................	24 —	
— — du pli du coude...........	24 —	
— — des poignets.............	17 —	
— — de la cuisse au niveau de l'aine...................	46 —	

Membres. — Circonférence à 5 cent. au-dessus de la

		rotule	33 cent.
—	—	du milieu du mollet	29 —
—	—	du cou de pied	25 —
—	—	du pied à sa partie moyenne	23 —

Au premier abord, cet idiot semble appartenir à la catégorie des idiots myxœdémateux, en raison de la configuration générale de la tête, de l'existence d'une rainure crânienne qui pourrait faire supposer que la fontanelle antérieure n'est pas tout à fait ossifiée, d'un peu de bouffissure et d'une inflammation chronique des paupières; mais il en diffère à beaucoup d'autres égards : la peau n'a pas l'apparence cireuse, les oreilles n'ont pas l'aspect pseudo-œdémateux; il n'y a pas de coloration rousse des cheveux ni de masses pseudo-lipomateuses, ni d'état pachydermique des mains et des pieds dont la peau ne forme pas des espèces de sacs. Le front n'est pas ridé. La voix n'est pas aigre, la glande thyroïde paraît exister, la respiration n'est pas gênée; les lèvres ne sont pas cyanosées; il n'y a pas de hernie et le ventre n'a nullement l'aspect classique. Il n'y a pas de déformation rachitique. L'appétit est plutôt exagéré, la sensibilité au froid est absente. Si sa démarche est lourde, elle n'a pas la lenteur extrême et en quelque sorte spéciale des myxœdémateux.

La puberté est accentuée; le malade se livre à l'onanisme, a des désirs sexuels. Enfin, il n'y a ni crasse du cuir chevelu, ni éruption eczémateuse. La comparaison entre ces deux malades que nous avons pu observer, grâce à l'obligeance de M. le Dr Thénot et de M. M. Sirot, le premier, médecin, le second, directeur de l'asile départemental de Dijon, est bien mise en évidence par les figures 5 et 6 (1).

(1) Les cas d'idiotie polysarcique ne sont pas très rares. Nous en avons vu plusieurs à la Salpêtrière et à Bicêtre. Voici quelques détails sur l'un de ces cas : Eugène Hulman, né le 28 octobre 1872, est entré dans mon service le 21 mars 1881; il pesait alors 24 k. 100 et sa taille était de 1 m. 20.
Jusqu'à sa sortie, le 5 août 1881, son aspect n'avait rien de particulier, son poids était de 26 k. 400, sa taille était de 1 m. 21. Cet enfant est rentré le 30 juin 1888, à cette époque son poids était de 76 k. 800, sa taille de 1 m. 57. Depuis lors, jusqu'au mois de juillet 1890 :

	Poids	Taille
1889 1er janvier	72 k. 100	1 m. 575
— 1er juillet	62 k. 900	1 m. 610
1890 1er janvier	63 k. »	1 m. 645
— 1er juillet	65 k. 500	1 m. 67

Comme le montrent ces chiffres, au mois de juin 1888, l'enfant, âgé de 16 ans

148

Les médecins, désireux d'étudier l'idiotie myxœdémateuse et de vérifier l'exactitude de la description que nous allons résumer tout à l'heure, pourront voir, outre les trois malades de notre service, un autre cas-type qui se trouve actuellement dans le service de M. le professeur Fournier, à l'hôpital Saint-Louis. Notre savant maître a eu l'obligeance de nous le signaler, en nous demandant s'il rentrait bien dans la catégorie des idiots myxœdémateux. L'observation complète sera sans doute publiée par M. le Dr Feulard. Nous nous bornerons à énumérer les principaux symptômes.

Observation IX.

Marie B....., née à Orléans, âgée de 19 ans.

Aspect général, physionomie, conformation de la tête, cheveux, classiques. *Fontanelle antérieure* très facile à percevoir, calvitie partielle, pseudo-œdème des paupières; blépharite ciliaire très prononcée, oreilles peu écartées, jaunes, pseudo-œdémateuses; nez camus, lèvres épaisses; langue très volumineuse; dents irrégulières, cariées; menton très aplati; rire ironique.

Cou très court; absence probable de la glande thyroïde; voix aigre. Déformation considérable du thorax, comme celle de la malade T..... dont nous avons parlé dans un travail précédent (1). Déformation du rachis, seins nuls, ventre très gros, très large. *Hernie ombilicale*, déformation des jambes, surtout de la droite; mains épaisses (pseudo-œdème), pieds peu épais, leur peau est molle.

Grandes lèvres moyennement grosses, saillantes et écartées en haut où elles laissent voir le capuchon. Pénil et grandes lèvres glabres. Pas de règles, pas d'onanisme.

Eczéma de la tête, du tronc, des membres plus prononcé que chez tous les autres.

Pseudo-lipomes volumineux des joues, des creux sus-claviculaires et des aisselles.

Parole assez libre mais très lente. B...... dit qu'elle a 18 ans, que l'infirmière en a 18; dit que son père est mort, que sa mère demeure rue Boyenval, n° 40 (le numéro est inexact), qu'elle s'appelle Marie; fait de petites phrases; ses mouvements sont lents; elle mange seule, ne gâte pas, est constipée. Elle est très sensible au froid.

était atteint d'une obésité incontestable, puisqu'il pesait 76 k. 800. Depuis lors, sous l'influence des exercices et de la gymnastique, il a diminué de 11 k. 300, en même temps que sa taille a notablement augmenté.

(1) *Archives de neurologie*, t. XVII, p. 90.

Comme on le voit par cette rapide énumération cette malade rentre nettement dans le groupe des idiots myxœdémateux.

RÉSUMÉ NOSOGRAPHIQUE.

SYNONYMIE : *Idiotie crétinoïde. — Idiotie avec cachexie pachydermique. — Crétinisme sporadique. — Pachydermie crétinoïde. — Idiotie myxœdémateuse.*

Causes. — L'idiotie myxœdémateuse est due à *l'absence congénitale de la glande thyroïde.* Parfois aussi elle est produite par des *lésions pathologiques* de cette glande survenues durant les premières années de la vie.

Début. — D'une façon générale, il semble que tant que dure l'alimentation lactée, les symptômes du myxœdème échappent à l'attention des parents, soit parce qu'ils sont absents, soit parce que, en réalité, ils sont peu prononcés. Souvent, on ne s'en aperçoit qu'après une fièvre éruptive, des convulsions ou un traumatisme. Mais, suivant nous, un œil exercé peut les constater dans le cours de la première année, sinon dès les premiers mois de la vie.

Symptômes. — Un fait extrêmement frappant, c'est que tous les malades atteints d'idiotie myxœdémateuse ont entre eux la plus grande ressemblance : *qui en a vu un, les a vus tous.* On est là, au moins jusqu'à présent, en présence d'un ensemble de symptômes qui se montre presque toujours identiquement le même.

Tous offrent un *arrêt de développement intellectuel,* l'idiotie à des degrés divers, et un *arrêt de développement physique,* le *nanisme* avec des troubles profonds de la *nutrition.*

La *tête* est en général volumineuse en arrière et rétrécie en avant. Le *front* est bas, étroit et déprimé latéralement. La *fontanelle antérieure* persiste, même chez les sujets ayant dépassé la trentaine. Les *cheveux* sont gros, rudes, semblable à des crins, d'une couleur d'un brun ou d'un blond *roux,* d'ordinaire abondants, sauf en avant, au-dessus des tempes où existe une alopécie partielle, quelquefois presque complète. Le *cuir chevelu* est le siège d'une éruption eczémateuse qui résiste aux soins de propreté les plus minutieux.

La *physionomie* exprime l'apathie, l'hébétude, la laideur; vue de profil, elle est encore plus hideuse, car le prognathisme s'accuse davantage. Les *paupières* bouffies, pâles, bleuâtres, cachant plus ou moins les globes oculaires, sont atteintes de *blépharite ciliaire.* Le *nez* est toujours camus, quelle que soit d'ailleurs la forme du nez des parents. Les *joues* sont gonflées, pendantes, comme tremblotantes. La *bouche* est grande, les lèvres, dont la portion cutanée est bleuâtre, sont épaisses, l'inférieure souvent renversée. La *langue*, augmentée dans toutes ses dimensions, se montre presque toujours au dehors. Les *arcades dentaires* sont saillantes; les *dents* irrégulièrement implantées, sont cariées; la seconde dentition reste incomplète ou ne s'opère qu'à un âge très avancé. Le *menton* est petit, *parfois même on dirait qu'il a été écrasé jusqu'au bord de la lèvre inférieure*. Les *oreilles* ne nous ont pas offert de malformations, mais elles sont épaissies, d'une pâleur cireuse, d'aspect semi-translucide, œdémateux, sans conserver toutefois, ainsi que les paupières, les mains, etc., l'empreinte du doigt qui les comprime.

Le *cou* est gros, court, et la tête semble s'enfoncer entre les deux épaules. L'examen le plus attentif pratiqué sur le vivant ne permet pas de découvrir la *glande thyroïde*. Des *masses pseudo-lipomateuses*, mal délimitées, parsemées de ganglions légèrement hypertrophiés, s'observent constamment dans les creux sus-claviculaires, dans les aisselles, quelquefois dans d'autres régions.

Le *thorax* offre d'ordinaire des déformations portant sur les dernières côtes, déjetées en dehors, et sur la colonne dorsale qui est plus ou moins déviée. Le dos est voûté.

A la base du cou et entre les épaules, la colonne cervico-dorsale et la partie voisine du thorax offrent une convexité au niveau de laquelle la peau présente une végétation de poils longs et abondants.

Le *ventre*, très gros, très large, rappelle l'aspect du ventre des batraciens. Il existe à peu près toujours des *hernies*, soit ombilicales, soit inguinales. Le *bassin* semble rétréci par rapport au volume exagéré du ventre.

Les *organes génitaux* sont, dans la plupart des cas, sinon dans tous, arrêtés dans leur développement. Les testicules paraissent descendre tardivement et restent petits. Les grandes et les petites lèvres n'acquièrent jamais les dimensions normales.

Les *membres supérieurs* et *inférieurs* sont gros, courts et offrent d'habitude des incurvations rachitiques. Leurs articulations sont parfois noueuses. Les mains et les pieds sont souvent cyanosés, ramassés, épais, présentant en un mot, l'aspect pachydermique; la peau des extrémités forme de larges plis, comme des sacs.

Le tégument externe glabre, blanc, sec, rugueux, ichthyosique par places est, chez tous, le siège d'une *éruption eczémateuse* assez étendue. A la face, elle est un peu jaunâtre, cireuse, analogue, dans une certaine mesure, à celle des cachectiques.

La *digestion* s'effectue d'une façon régulière. Les troubles qu'on observe de ce côté, s'ils sont constants, sont d'habitude légers. L'appétit est très modéré; souvent ces malades ont de la répugnance pour la viande. La mastication est insuffisante. Les selles sont rares, la *constipation* habituelle, d'où la présence fréquente d'hémorrhoïdes.

La *respiration*, chez beaucoup d'idiots myxœdémateux, est gênée. Ils s'essoufflent rapidement. L'haleine est désagréable. Le *pouls* est petit, fréquent; les extrémités et les lèvres sont cyanosées. La *température centrale* est au-dessous du chiffre normal, d'où une vive sensibilité au froid.

La *sécrétion urinaire* et la miction nous ont paru normales. La *sécrétion sudorale*, au contraire, s'est toujours montrée imparfaite. Jamais nous n'avons vu nos malades suer, même au moment des plus fortes chaleurs. Tous ont la *voix* rauque, aigre, stridente, en quelque sorte pathognomonique.

Leur *démarche* est pesante, accompagnée d'un balancement latéral, d'une sorte de dandinement; ils ont la plus grande répugnance au mouvement.

La *puberté* ne vient jamais. La barbe fait toujours défaut; il n'y a pas de poils sous les aisselles ni sur le pénil. C'est tout au plus si on trouve, soit sur les grandes lèvres, soit sur les côtés de la verge, un bouquet de quelques poils. Les *règles* n'apparaissent pas ou se suspendent après avoir paru une ou deux fois; les seins demeurent absolument rudimentaires ou sont peu volumineux; les appétits sexuels sont nuls; l'onanisme, si commun chez les idiots ordinaires, n'a été signalé chez aucun de ces malades.

La *sensibilité générale* est normale. Il paraît en être de même de la sensibilité spéciale, autant du moins que l'état intellectuel des malades permet d'en juger. La *parole* est généralement très limitée. Un seul de nos malades parle couramment.

Sous le rapport de l'intelligence, tous ces malades relèvent de l'*idiotie*. Un seul pourrait être rangé parmi les imbéciles (1). Chez aucun d'eux, toutefois, nous n'avons observé les caractères de l'idiotie profonde, tels qu'ils se rencontrent par exemple dans l'idiotie symptoma-

(1) Il s'agit de G... (Emile), dont nous avons publié l'observation dans le compte rendu de Bicêtre pour 1886, p. 41, et dans les *Archives de neurologie*, 1886, t. XII, p. 145. Bien qu'âgé de 32 ans, la fontanelle antérieure persiste encore.

tique de méningite, de sclérose, ou d'un arrêt de développement congénital du cerveau. Ils n'ont pas de *tics*, ne grimacent pas, ne se balancent pas, ne grincent pas des dents, ne poussent pas de cris, n'ont pas de salacité. Ils sont susceptibles d'attention, ils ont de la mémoire à un certain degré; ils deviennent propres, apprennent à manger à peu près seuls, à s'habiller, se laver. Leur caractère est doux; ils semblent susceptibles d'affection.

Maladies intercurrentes. — Nous devons mentionner les *convulsions*, l'*érysipèle*, la *bronchite*, les *hémorrhoïdes* et la *chute du rectum.* D'autres affections, qui se montrent fréquemment chez les idiots myxœdémateux, en constituent, à notre avis, plutôt des symptômes que des complications; telles sont les *manifestations lymphatiques*, ou *scrofuleuses* (impétigo, eczéma, blépharite, kératites, etc.), les *déformations rachitiques*, les *hernies* inguinales et surtout ombilicales.

Maladies terminales. — Les malades dont nous avons réuni les observations ont succombé : 2 à des érysipèles compliqués d'autres affections; 2 à des *convulsions*; 4 à des *congestions pulmonaires* avec ou sans bronchite; 1 à une péricardite; 1 à une néphrite interstitielle; 2 au marasme.

Anatomie et physiologie pathologiques. — Le fait qui domine la situation, c'est, à notre avis, l'absence de glande thyroïde. C'est à lui que nous rattachons, non seulement l'idiotie, mais encore les modifications de la voix, les manifestations scrofuleuses, les déformations rachitiques, la persistance de la fontanelle antérieure, le nanisme, etc. D'où il résulte que la glande thyroïde exercerait une action très importante sur la *nutrition* générale et en particulier sur celle du cerveau dont les circonvolutions ont un aspect gélatiniforme rappelant celui du cerveau des nouveau-nés (1).

Le défaut d'action de la glande thyroïde se traduit pour le système osseux par la persistance de la fontanelle antérieure, le nanisme et les déformations rachitiques (rachis, thorax, os des membres). En ce qui concerne la peau et le tissu cellulo-adipeux, elle se manifeste par des éruptions diverses, une coloration toute particulière, le relâchement des anneaux ombilicaux et inguinaux, une diminution de la fonction sudorale, un état de mollesse spéciale et une hypertrophie du tissu adipeux, surtout dans certaines régions.

(1) Dans un certain nombre de cas d'idiotie, autre que l'idiotie myxœdémateuse, nous n'avons pas trouvé d'autres lésions que cet aspect fœtal du cerveau.

Le rôle capital que nous faisons jouer à l'absence de la glande thyroïde trouve un appui dans la constatation, à l'autopsie des adultes atteints de cachexie pachydermique, de lésions sérieuses de la glande thyroïde et dans l'apparition de tous les symptômes de la cachexie pachydermique chez les sujets auxquels on a pratiqué la thyroïdectomie complète (myxœdème opératoire) (1).

Si dans le myxœdème des adultes et le myxœdème opératoire on n'observe pas des symptômes physiques et intellectuels aussi accusés que ceux qu'offrent les idiots myxœdémateux, c'est que la lésion pathologique *(cachexie pachydermique des adultes)* ou l'opération chirurgicale *(myxœdème opératoire)* interviennent alors que le corps s'est développé, que les circonvolutions cérébrales ont atteint leur volume normal et leur conformation régulière. Enfin la *physiologie* vient confirmer notre opinion en montrant l'apparition de la cachexie pachydermique chez les singes auxquels on enlève la glande thyroïde (expériences de Horsley), et l'absence de cette maladie chez les animaux auxquels on pratique la thyroïdectomie en même temps qu'on greffe sous le péritoine des mêmes animaux une glande thyroïde empruntée à des moutons (expériences de Schiff) (2).

En résumé, les faits fournis par la clinique médicale et la clinique chirurgicale, ainsi que les expériences des physiologistes, nous paraissent confirmer la *pathogénie* que nous avons donnée de l'idiotie myxœdémateuse.

Diagnostic. — *L'idiotie myxœdémateuse* est aisément reconnue et ne peut être confondue avec aucune autre affection. La lecture des observations que nous avons rapportées et du résumé nosographique que nous avons tracé d'après elles, montrent combien l'*idiotie myxœdémateuse* diffère des autres formes de l'idiotie : la présence chez ces malades, et leur absence chez les autres, des symptômes qui caractérisent la *cachexie pachydermique* rend la tâche des plus faciles.

(1) Dans notre mémoire de 1886 nous avons consacré tout un chapitre à la cachexie pachydermique opératoire, et, les faits en main, nous avons démontré que c'est à M. J. Reverdin (de Genève), que revient le mérite de les avoir le premier signalés. Si nous insistons sur ce fait, c'est parce que certains auteurs en attribuent la découverte à Kocher. Or, ce n'est que six mois après M. Reverdin (4 avril 1883), que ce dernier auteur a communiqué son travail au Congrès de chirurgie de Berlin.

(2) Nous avons donné un résumé des travaux de M. Horsley et de M. Schiff dans notre premier mémoire.

Mais, où peuvent surgir des difficultés, c'est quand il s'agit de distinguer les *idiots myxœdémateux* des *crétins*. Personnellement, nous manquons d'expérience sur ce point.

Nous sommes donc obligé de nous en rapporter aux descriptions des auteurs, et, dès le début, nous sommes amené à constater que les éléments les plus indispensables vont nous faire défaut.

C'est qu'en effet, les auteurs sont loin d'être d'accord sur ce qu'il faut entendre par crétinisme, et que, suivant la remarque de l'un des savants qui ont le mieux étudié le crétinisme, M. Baillarger, « l'examen nécroscopique paraît encore entièrement à refaire (1) ».

La plupart des auteurs considèrent le crétinisme comme une variété de l'idiotie (Pinel, Fodéré, Esquirol, Georget, Rœsch, Massei, Stahl, etc.). D'autres, comme Guggenbühl, Séguin, Ferrus, etc., regardent le crétinisme comme une maladie tout à fait différente de l'idiotie.

« Au point de vue pathologique, écrit Ferrus, les crétins sont tellement distincts des idiots, qui se rencontrent au milieu des populations saines, qu'il est indispensable de tracer entre eux une ligne de démarcation profonde et qu'il serait impossible de les confondre dans une classification rigoureusement scientifique ». Suivant lui, la principale différence consisterait en ce qu' « il se développe chez les crétins une *diathèse*, une *cachexie*, un état constitutionnel anormal, auxquels toute l'économie participe, diathèse qui présente un caractère si tranché et des traits tellement spéciaux qu'il faut, de toute nécessité, la nommer crétineuse pour atteindre et fixer la réalité (2) ».

Les crétins descendent toujours de goîtreux ; « la très grande majorité d'entre eux ont un goître très volumineux, qui, tantôt est congénital, tantôt ne se développe que plus tard et qui, en général, prend un accroissement plus considérable à l'époque de la puberté; il est très rare qu'on n'en trouve pas de trace ».

Les *idiots myxœdémateux* ne proviennent jamais de goîtreux, autant que nous sachions; ils n'ont pas de glande thyroïde et partant point de goître.

« Bien peu de crétins, d'après la Commission Sarde (p. 48), présentent la dégénération du tissu osseux, comme cela a lieu pour les rachitiques ». Cette dégénération, au contraire, nous a paru fréquente chez les idiots myxœdémateux.

Le crétinisme se rattache, suivant Ferrus, à des dispositions géné-

(1) *Dict. encycl. des Sciences méd.*, art. CRÉTIN, crétinisme.
(2) Ferrus. — *Mémoire sur le goître et le crétinisme*, Paris, 1851, p. 59.

rales de l'économie. M. Baillarger exprime la même idée lorsqu'il dit que l'arrêt de développement porte simultanément sur le cerveau et sur l'ensemble de l'organisme. L'idiotie, au contraire, est due à des lésions ou à un arrêt de développement du cerveau. À cet égard, les idiots myxœdémateux pourraient être rapprochés des crétins, car, chez eux, l'organisme tout entier est atteint. Au dire de Ferrus, le crétinisme peut être avantageusement modifié par le changement de lieu, de régime et d'habitudes. Ces influences sont sans effet dans l'idiotie myxœdémateuse.

Les crétins atteignent rarement la cinquantaine et on ne cite que des exemples tout à fait isolés de crétins arrivés à 60 ans et au-delà. Sous ce rapport, les idiots myxœdémateux paraissent ressembler aux crétins; mais il convient de faire remarquer que cette réduction de la durée de vie est à peu près la règle chez tous les idiots.

Les vagues notions d'anatomie pathologique que nous possédons peuvent être ainsi résumées : ossification tardive des os du crâne, persistance des fontanelles, dure-mère épaissie, adhérente, augmentation du liquide céphalo-rachidien, cerveau asymétrique, cervelet très petit, irrégulier, asymétrique; présence d'un goitre, articulations grosses, colonne vertébrale et membres déviés. Dans cette énumération, que nous empruntons à M. Baillarger, nous trouvons des lésions qui se rencontrent également dans l'idiotie myxœdémateuse : la persistance des fontanelles, l'épaississement de la dure-mère et les déviations rachitiques du rachis et des membres. Par contre, le liquide céphalo-rachidien n'est pas augmenté; le cerveau est symétrique, le cervelet a un volume normal.

Nous avons essayé, dans le tableau qui suit, de résumer comparativement les symptômes du crétinisme et de l'idiotie myxœdémateuse.

Crétinisme.	Idiotie myxœdémateuse.
Tête écrasée d'avant en arrière, large à la base, rétrécie vers le sommet, souvent asymétrique, d'où l'aspect d'un cône irrégulier (Baillarger).	Tête longue, écrasée du front au vertex, large à la base et carrée, asymétrique, protubérance occipitale offrant un développement à peu près normal.
Les crétins ne présentent généralement pas de protubérance occipitale. (Commission Sarde.)	
Cheveux épais, très fournis, courts, presque toujours d'un châtain sale. La	Cheveux gros, rudes, longs, bruns ou blonds-roux, calvitie partielle.

calvitie ne se produit guère chez les crétins et leurs cheveux ne blanchissent jamais.

Peau de la face et du corps glabre, aspect trapu, ramassé, massif, lourd et épais.

Tête penchée sur l'épaule ou la poitrine. Physionomie stupide et bestiale.	Tête penchée. Physionomie apathique bestiale.
Paupières œdématiées.	Faux œdème des paupières, des joues, des oreilles.

Nez épaté, lèvres épaisses, bouche entr'ouverte, dentition tardive, langue très volumineuse.

Strabisme fréquent, insensibilité rétinienne. Blépharite ciliaire.	Pas de strabisme ; sensibilité rétinienne. Blépharite ciliaire.
Oreilles écartées et épaisses.	Oreilles parfois écartées, jaunâtres, comme œdémateuses.
Lèvre inférieure pendante.	Rarement.
Bave.	Non.
Mâchoire inférieure débordant la supérieure.	Non.
Mastication nulle.	Mastication régulière.
Pas de pseudo-lipomes des joues, des creux sus-claviculaires, des aisselles, etc. ; pas de cachexie pachydermique.	Pseudo-lipomes des joues, des creux sus-claviculaires, etc. Cachexie pachydermique.
Cou très gros et très court.	Cou très gros et très court, pas de goître

Thorax déformé.

Seins petits (crétines).	Seins nuls ou petits.
Volumineux et pendants (semi-crétines).	
Ventre très gros et ballonné.	Ventre très gros et très large, hernie ombilicale ou inguinale.
Organes génitaux rudimentaires (crétins), ou d'un volume énorme (semi-crétins.)	Organes génitaux en général atrophiés.
Membres inférieurs et supérieurs disproportionnés, extrêmement courts ou très longs, décharnés, par points enflés et déformés au niveau des articulations. Mains larges, doigts courts et épais, ongles rudimentaires. Pieds volumineux, plats ; orteils déformés chevauchant les uns sur les autres.	
Surdité.	Pas de surdité.

Odorat obtus.	Odorat paraissant normal.
Goût dépravé.	Goût normal.
Sensibilité générale obtuse.	Sensibilité générale conservée.
Indifférence à la température.	Vive sensibilité au froid.
35° à 36°	36°,5, 37°.
Voracité très prononcée, salacité.	Appétit médiocre. Choix des aliments
Selles quotidiennes ou diarrhée. Gâtisme.	Constipation; propre, susceptible de le devenir.
Salive et larmes abondantes.	Non.
Sécrétions urinaires normales.	Sécrétions urinaires plutôt diminuées.
Absence de désirs vénériens (crétin); exagération; onanisme; absence de pudeur (semi-crétin).	Absence de désirs vénériens, pas d'onanisme, pudeur.

Rachitisme et scrofule.

Dysenterie, gastro-entérite, méningite, hydrocéphalie, affections convuls., surtout épileptiques; congest. et apopl. cérébr., tuberculose et affections du cœur.	Non.
Inaptitude à la marche. État semi-paralytique ou paralytique.	Marche lourde. Mouvements lents, possibilité d'une marche même assez longue.
	Conscience des besoins.
Absence de besoins.	
Sentiments affectifs nuls.	Conservés.

Mémoire relativement développée; caractère en général doux.

Amour de la solitude. Accès de stupeur. Mutisme ou vocabulaire très restreint. Voix, rien d'indiqué.	Non. Vocabulaire restreint ou parole assez libre. Voix aigre, rauque, stridente.

Pronostic. — Des 25 malades dont nous avons rapporté l'observation, 12 sont morts : 2 dans la première année, 2 à 5 ans, 1 à 7 ans, 1 vers 12 ans, 1 à 15 ans, 1 à 17 ans, 1 à 24 ans, 1 à 31 ans, 1 à 32 ans, le dernier à 34 ans. Il semblerait en résulter que les idiots myxœdémateux ont en général une vie très courte. Ajoutons qu'ils sont susceptibles d'être sensiblement améliorés.

Traitement. — Il comprend les moyens *médicaux* et *pédagogiques*. Parmi les premiers, nous citerons l'usage des toniques (fer, quinquina), des antiscrofuleux (sirop antiscorbutique, de raifort iodé, huile de foie de morue, etc.), les bains salés, l'hydrothérapie, la gymnastique. M. Lannelongue a pratiqué sur la peau du ventre la greffe d'une glande thyroïde de mouton chez une des malades

158

(Wath... Augustine), dont nous avons rapporté l'observation à l'Association française. Cette opération n'a pas apporté de modifications sérieuses dans l'état physique et intellectuel de cet enfant.

Quant aux moyens pédagogiques spéciaux, ils embrassent en quelque sorte tous ceux que nous employons dans l'éducation des idiots, depuis les exercices destinés à apprendre à se tenir debout et à marcher, jusqu'à l'enseignement primaire professionnel (1).

DISCUSSION.

M. Ball. — Je ferai observer que le malade connu sous le nom de Crétin des Batignolles et qui figure dans la statistique que M. Bourneville a présentée, avait le crâne d'une minceur extrême; les os ressemblaient à des feuilles de papier; il n'existait pas de suture et les os se sont dissociés dans l'eau bouillante. Il a fallu les réunir artificiellement pour reformer le crâne qui est au Musée de la Société d'anthropologie. Ce n'était donc pas un cas de myxœdème.

M. Bourneville. — J'ai pris l'observation telle que je devais la prendre, c'est-à-dire telle qu'elle a été publiée par M. Ball; je ne tiens pas, d'ailleurs, à la faire figurer quand même dans ma statistique.

M. Ball. — J'ai fait l'autopsie du malade qui présentait une diminution de volume de la glande thyroïde, mais celle-ci existait cependant.

M. Bourneville. — Dans les autopsies, il n'est guère coutume d'examiner le cou. Il est probable que l'interne chargé de l'autopsie ne l'a pas fait. En ce qui concerne l'absence de l'ossification des sutures, il y a d'autres exemples, un entre autres, de Hilton-Fagge.

Il y a des cas qu'il est difficile de juger, comme celui du crétin de Charonne, de l'idiot crétinoïde Potel et d'autres qui ont été signalés.

M. le Dr Auguste Voisin, médecin de la Salpétrière, fait une communication sur l'aide que le chloroforme apporte à la production du sommeil hypnotique et sur la composition de l'urine dans la léthargie hypnotique.

Ces dernières recherches ont été faites par M. Voisin et M. Harant, interne en pharmacie à la Salpétrière.

(1) M. Bourneville a fait passer ensuite sous les yeux des membres du Congrès un tableau statistique comprenant, outre les 25 cas qu'il a consignés dans ses mémoires, 20 autres cas empruntés à divers auteurs publiés sous des titres divers et paraissant rentrer dans l'idiotie myxœdémateuse. Ce tableau résumait les particularités principales de la totalité des cas.

DE L'AIDE QUE LE CHLOROFORME APPORTE

A LA PRODUCTION DU SOMMEIL HYPNOTIQUE

Il m'est arrivé fréquemment d'éprouver beaucoup de peine à hypnotiser soit des aliénés à cause de leur résistance, soit des nerveux dont l'esprit est distrait par la préoccupation ou par la crainte; la difficulté d'obtenir la concentration de la pensée sur l'idée de dormir est un des plus grands obstacles que l'on rencontre.

J'ai essayé, dans un certain nombre de cas, de faire intervenir des inhalations chloroformiques et j'ai réussi quelques fois, bien que la dose de chloroforme fût presque insignifiante : quelques gouttes à 1 centimètre cube.

La sensibilité au chloroforme est excessivement grande chez les individus qui ont été soumis, pendant quelques instants, aux pratiques de l'hypnotisme et qui en ont ressenti quelques effets, insuffisants d'ailleurs. J'ai vu de ces malades à qui 5 gouttes de chloroforme, employées en inhalations donnaient les premiers symptômes du chloroformisme. Les membres devenaient absolument flasques ; la tête tombait en arrière, et il était possible, en agissant rapidement, de profiter de la cessation de la résistance pour leur suggérer le sommeil qui était bien hypnotique, puisque quelques malades ont dormi pendant 8 à 10 jours consécutifs.

C'est ainsi que tout récemment, une aliénée que 5 infirmières avaient peine à maintenir, put être hypnotisée dès que je parvins à lui faire respirer 6 gouttes de chloroforme.

Elle s'étendit en arrière en disant : « Ça y est » et le sommeil hypnotique dura 3 jours, jusqu'au moment où je le fis cesser, en lui touchant le menton (signe convenu avec elle pour son réveil).

J'ai réussi de même chez une aliénée panophobique, dont l'attention

ne pouvait être fixée, chez une dipsomane, chez une aliénée héréditaire, d'une mobilité d'esprit excessive et à conceptions délirantes
multiples, et chez une lypémaniaque affectée de céphalée bregmatique
qui empêchait la concentration de la pensée.

Dans tous ces cas, l'intervention du chloroforme ne pouvait pas
être considérée comme un phénomène suggestif. Le médicament
agissait bien évidemment en supprimant la résistance volontaire du
malade.

M. Doutrebente. — Je m'étonne qu'on puisse parvenir à hypnotiser des aliénés maniaques agités ; cependant, si on a recours au
chloroforme, je veux bien croire aux résultats obtenus, mais c'est au
chloroforme et non à l'hypnotisme qu'il faut, à mon avis, les attribuer.

RECHERCHES

Sur la composition de l'urine dans la léthargie hypnotique durant
de 8 à 20 jours.

Par MM. Auguste Voisin, médecin de la Salpêtrière et
Harant, interne en pharmacie du service.

Les comptes rendus de la Société de Biologie (2 mai 1890) contiennent un travail de MM. Gilles de la Tourette et Cathelineau,
intitulé : *De la nutrition dans l'hypnotisme* dont les conclusions
sont :

1° Que l'hypnotisme est incontestablement un état pathologique
provoqué ;

2° Qu'aux points de vue chimique et clinique, l'hypnotisme et
l'hystérie ont de nombreux liens de parenté.

Ce travail est fondé sur les recherches suivantes : à savoir que
lorsqu'on plonge pendant 1 heure ou pendant 8 heures un sujet dans
une période de grand hypnotisme on note : la diminution de volume
de l'urine, l'abaissement du taux de tous les excreta urinaires, résidu
fixe, urée, phosphates, avec inversion de la formule de ces dernières.

Les conclusions des auteurs du travail me touchaient d'autant plus
que j'ai fait entrer la suggestion hypnotique comme agent thérapeutique, dans mon service d'aliénées de la Salpêtrière et que je ne saurais
en conscience donner à mes malades une affection qu'elles n'ont pas.

L'occasion se présentait de vérifier l'exactitude des conclusions de
ce travail, puisqu'au moment où il paraissait j'essayais, sur des
maniaques, l'influence du sommeil hypnotique prolongé pendant
plusieurs jours de suite.

11

Les analyses d'urine ont été faites dans le laboratoire de pharmacie de la Salpêtrière par M. Harant, interne en pharmacie de mon service, qui avait assisté aux analyses de son collègue M. Cathelineau.

L'une des malades, la nommée Ro..., âgée de 21 ans, est atteinte de manie intermittente qui succède à des attaques comitiales.

En dehors de ces accès, cette malade a toutes les apparences d'une santé physique normale et elle recouvre son intelligence.

Je l'hypnotise aux époques menstruelles parce qu'elles déterminent des accès maniaques.

L'agitation est remplacée par un sommeil calme, pendant lequel la malade prend ses aliments ordinaires et fait ses besoins.

Les urines de la malade ont été analysées à 3 époques différentes d'un sommeil hypnotique qui a duré du 23 mai au 24 juin. A chacune de ces époques qui comprenait chacune 3 jours, nous avons fait recueillir les urines de 24 heures, de 11 heures du matin à 11 heures du matin du jour suivant, et elles ont été analysées aussitôt par notre interne en pharmacie, M. Harant. Les résultats sont consignés dans les tableaux ci-joints.

Pendant l'état de veille, nous n'avons pu nous procurer les urines 3 jours durant, la malade ayant un mauvais caractère et ne voulant pas donner de ses urines. Nous ne les avons analysées que lorsque nous étions absolument certains de posséder les urines de 24 heures.

L'alimentation, qui n'a pas varié dans les deux états, se composait en moyenne de : bouillon 25 centil., lait 30 centil., vin 16 centil., viande 50 gr., potage 30 centil., pain 200 gr.

L'urine de la malade, aussi bien pendant le sommeil qu'à l'état de veille était limpide, d'odeur nulle, d'une couleur jaune, légèrement verdâtre ; nous nous sommes assurés qu'elle ne renfermait ni indican, ni principes bilieux ; de même nous n'avons jamais constaté ni sucre, ni albumine.

Elle possédait une acidité franche au tournesol.

La densité oscillait entre 1012 et 1018.

L'urée et l'extrait sec, pendant le sommeil, ont marché de pair et suivi, à peu près, les mêmes variations. La quantité d'acide phosphorique total a peu changé, étant restée comprise entre 1 gr.25 et 1 gr.75.

En examinant le tableau où sont consignés les moyennes de nos analyses, on voit que pendant le sommeil, les excreta urinaires n'atteignent pas tout à fait le taux normal de ceux d'un individu sain, mais néanmoins, loin de présenter une diminution sur la moyenne de

DATES	OBSERVATIONS SUR LA NOMMÉE Ro...	VOLUME	URÉE	RÉSIDU	ACIDE PHOSPHORIQUE TOTAL	ACIDE PHOSPHORIQUE ALCALIN	ACIDE PHOSPHORIQUE TERREUX	RAPPORT DES ALCALINS aux terreux
23 Mai	Sommeil hypnotique	1.200cc	27. 8	50.32	1.80	1.25	0.55	44 à 100
24 Mai	—	1.000	40.62	23.30	0.61	0.40	0.21	52 à 100
25 Mai	—	875	15.60	28.70	1.32	0.93	0.49	59 à 100
Moyenne	—	1.025	18. »	34. 1	1.24	»	»	51 à 100
4 Juin	—	1.750	21.10	33.04	1.26	0.69	0.57	83 à 100
5 Juin	—	1.650	13.20	46.13	1.34	0.95	0.39	42 à 100
6 Juin	—	1.200	20.60	44.73	1.67	1.10	0.37	53 à 100
Moyenne	—	1.533	18. 3	48.06	1.42	»	»	59 à 100
17 Juin	—	1.200	16.21	42 »	1.71	1.34	0.37	27 à 100
18 Juin	—	1.900	19 »	57.60	1.67	1.30	0.37	30 à 100
19 Juin	—	1.500	18.54	59.40	1.47	0.98	0.49	50 à 100
Moyenne	—	1.533	18 »	53 »	1.61	»	»	35 à 100
1er Juillet	État normal	750	9.12	30 »	0.38	0.105	0.275	261 à 100
2 Juillet	—	1.000	10 »	32.62	0.43	0.32	0.11	34 à 100
18 Juillet	—	1.200	13.23	48 »	1.14	0.82	0.32	41 à 100
19 Juillet	—	1.100	20 »	51.02	1.81	1.29	0.32	40 à 100
Moyenne	—	1.012	13.08	40.45	0.94	»	»	35 à 100

MOYENNE TOTALE

	SOMMEIL	ÉTAT DE VEILLE
Volume	1363 cc	1012 cc
Urée	18 g 1	13 g 08
Résidu	45 g 2	40 g 45
Ph O5	1 g 49	0 g 94
Rapport des alcalins aux terreux	59 à 100	35 à 100

Pour les trois derniers jours.

la malade, ils accusent, au contraire, une augmentation de tous les principes, volume, urée, résidu fixe, acide phosphorique total.

La seule différence à noter c'est que, à l'état de veille, les phosphates terreux (chaux, magnésie, etc.), ont été aux phosphates alcalins (potasse et soude) dans la proportion de 35 à 100 en moyenne, tandis que dans le sommeil hypnotique nous constatons une inversion de la formule : 59 à 100, la proportion normale étant de : 25—44 de phosphates terreux, pour 100 de phosphates alcalins.

C'est donc, en résumé, un point intéressant dans l'observation de cette malade, à savoir que la nutrition s'est mieux opérée pendant l'état de léthargie hypnotique qu'à l'état de veille.

Une autre malade, Gé..., atteinte d'hystérie avec manifestations érotiques et dépravation morale, est sujette à des accès d'agitation maniaque pendant les périodes menstruelles.

En dehors de ces accès, son intelligence et sa santé physique ont toutes les apparences de l'état normal ; aussi, chaque mois, elle va passer 15 jours dans sa famille.

Je l'ai endormie du sommeil hypnotique pendant une de ces périodes d'agitation et j'ai fait durer le sommeil 15 jours. (Etat léthargique).

Pendant ce temps la malade a mangé, comme dans le cas précédent, ses aliments ordinaires, et chaque jour elle est sortie de son lit pour aller faire ses besoins et prendre des soins de toilette au lavabo qui est dans une autre salle.

L'urine a été recueillie, comme dans le cas précédent, pendant ce sommeil de 15 jours, et l'analyse a donné les résultats suivants :

	Etat de veille	Sommeil
Volume..................	1150 gr.	1050 gr.
Urée...................	13.30	23.20
Résidu...............	40.20	51.37
Ac. phosphorique total	1.17	1.76
Ac. alcalin...........		1.34
Ac. terreux...........		0.42

Proportion des alcalins aux terreux : 32 à 100, normal.

Une 3e malade, Gu..., est atteinte du grand mal hystéro-comitial compliqué d'hallucinations de la vue et de l'ouïe et d'agitation maniaque des plus intenses ; elle est endormie par moi du sommeil hypnotique ; je fais, pendant un de ces accès maniaques, durer le sommeil 8 jours. (Etat léthargique). Les accès passés, la malade reprend possession de son intelligence et elle a toutes les apparences de la meilleure santé physique.

Le calme le plus profond succède à l'agitation. (Pendant son sommeil la malade obéit à ma suggestion de se lever chaque jour pour aller faire ses besoins et faire sa toilette).

Au moment où la malade a été hypnotisée, elle était atteinte d'embarras gastrique, déterminé par son état de manie qui durait depuis 3 jours.

Aussi les caractères de l'urine sont-ils un peu différents des deux précédents pour l'urée et le résidu sec, mais l'acide phosphorique est comme dans les deux autres analyses en quantité supérieure à l'état de veille.

	État de veille	Sommeil
Volume	1000	1060
Urée	11.34	7.66
Résidu sec	39.60	32.00
Ac. phosphor. Total	0.964	1.19
Alcalin		0.97
Terreux		0.22

Proportions des alcalins aux terreux : 23 p. 100.

Une conclusion intéressante ressort de ces chiffres, c'est que la nutrition s'est mieux opérée pendant l'état de léthargie hypnotique que pendant l'état de veille. Cette conclusion est absolument contraire à celle du mémoire qui fait l'objet de ce travail.

Ces analyses m'ont paru présenter cet avantage sur celles du mémoire de MM. Gilles de la Tourette et Cathelineau, c'est que les sujets ont dormi hypnotisés : 2 pendant 3 semaines de suite, 1 pendant une semaine ; tandis que les sujets de ces deux observateurs n'ont dormi que 1 heure ou 8 heures.

Si le sommeil hypnotique avait dû produire un état pathologique c'eût été assurément bien autrement chez des malades qui dorment de 8 à 20 jours que chez des sujets dont le sommeil ne dure que quelques heures.

Je tirerai de mon travail ces conclusions :

1° La nutrition n'est pas troublée dans le sommeil hypnotique ;

2° L'hypnotisme n'est pas un état pathologique ;

3° L'hypnotisme est un moyen thérapeutique dont nous pouvons nous servir sans risquer de nuire à la nutrition de nos malades.

TROISIÈME SÉANCE.

Présidence de M. le Professeur BALL.

M. GAURAN fait une communication sur la guérison d'un accès de folie à la suite d'une opération de la cataracte.

CAS DE FOLIE GRAVE

Datant de trois ans, radicalement guéri après l'opération de la cataracte.

Par M. le Dr GAURAN.

Mme X....., âgée de 26 ans, est amenée le 26 janvier 1886 à l'asile Saint-Yon, avec un certificat de séquestration portant qu'elle est atteinte de la lypémanie hystériforme.

Un an auparavant, quelques jours après son mariage, Mme X.... avait présenté pour la première fois des troubles nerveux de même nature, qui avaient nécessité son internement à l'asile d'Ivry, où elle avait séjourné 6 mois.

Au moment de son entrée à Saint-Yon elle est donc à son deuxième accès d'aliénation mentale, séparé du premier par un espace de 6 mois, pendant lequel elle a joui d'un calme relatif.

Mme X.... prétend qu'elle n'a plus de pharynx, que ses aliments ne peuvent pas arriver à l'estomac. Elle s'agite parfois, devient méchante, casse, brise tout ce qui lui tombe sous la main. On remarque en même temps qu'elle est affectée d'une double cataracte, presque complète à droite, incomplète à gauche.

Comme antécédents, il est à remarquer que le père est très nerveux, et que la grand'mère maternelle aurait donné, à différentes époques de sa vie, des signes d'aberration intellectuelle.

D'après le certificat d'admission, Mme X..... est atteinte de lypémanie anxieuse, avec troubles de la sensibilité, refus d'aliments,
excitation maniaque accompagnée d'impulsions vives et dangereuses.

A partir du 10 février 1886, le journal de l'état mental de
Mme X..... peut se résumer ainsi qu'il suit :

Dans le courant du mois de février 1886, l'agitation de la malade
s'est calmée, le sommeil est devenu meilleur, elle prend ses repas
avec facilité. Les premières heures de la journée, après le réveil, sont
seules troublées par des préoccupations maladives ; vers le soir elle est
très calme et cause raisonnablement avec les sœurs qui la soignent ;
mais cette amélioration ne persiste pas, et dans les premiers jours de
mars l'agitation recommence ; difficultés considérables pour nourrir
la malade ; même état qu'à l'entrée.

Plus tard, en mai, délire lypémano-hypochondriaque avec
hystérie bien caractérisée, refus d'aliments ; Mme X..... prend des tics
divers, elle pousse des cris gutturaux ; amaigrissement extrême.

L'état physique et mental de Mme X..... ne se modifie guère pendant les mois de juin, juillet, août et octobre 1886. Le 16 novembre,
le matin, au réveil, on constate que Mme X..... est en léthargie, avec
semi-catalepsie ; à midi elle est sortie de son sommeil et l'après-midi
a été très calme ; le soir, sa conversation était plus suivie, et elle rai-
sonnait d'une manière assez satisfaisante.

Le lendemain, 17 novembre, au matin, même état léthargique que
la veille, dont on la tire avec beaucoup de peine. Le réveil a lieu lentement et aussitôt après Mme X..... cause raisonnablement, se souvient de tout ce qu'on lui a fait et dit pour la réveiller, elle ne ressent
plus les troubles sensoriels incessants qui déterminaient son délire
lypémano-hypochondriaque si intense. A partir de ce moment la
malade va s'améliorant progressivement ; sous l'influence d'un sommeil calme, d'une alimentation substantielle acceptée avec plaisir, les
forces physiques reparaissent ; à l'amaigrissement extrême succède un
embonpoint relatif, qui s'accuse de jour en jour davantage. Conscience et réapparition des sentiments affectifs manifestés avec raison
et mesure. A part quelques mouvements nerveux déterminés par
l'impatience de recevoir des nouvelles des siens, Mme X..... ne présente plus aucun trouble intellectuel ; elle cause raisonnablement,
dicte des lettres très sensées.

L'amélioration persistant, la malade est rendue à sa famille le
18 décembre 1886.

Quelques jours après sa rentrée chez elle, Mme X....., commence à manifester une certaine excitation cérébrale, avec loquacité, émotivité extrême, joie bruyante et immodérée ; cette suractivité intellectuelle ne tarde pas à devenir de l'excitation, une insomnie rebelle s'y ajoute et, enfin, vers le 25 décembre, la malade, tout à fait agitée et dans un état maniaque manifeste, ne peut plus être conservée chez elle et rentre à l'Asile sous la conduite de son mari.

Cette agitation maniaque avec loquacité, incohérence, divagations, désordre général et insomnie rebelle, continue pendant les mois de janvier, février, mars 1887, en s'améliorant progressivement, mais avec une grande lenteur. En avril, le calme a une tendance marquée à s'établir ; les conceptions sont moins désordonnées mais la malade est toujours enfantine dans ses idées et dans ses actes.

De mai à juin, cette amélioration persistant, l'état physique étant d'ailleurs satisfaisant, dans l'espoir que la récupération de la vision modifierait peut-être avantageusement l'état mental, on résolut de faire subir à Mme X..... l'opération de la cataracte pendant cette accalmie relative, sur la durée de laquelle on n'osait pas trop compter.

Ces cataractes s'étaient en effet complétées depuis l'entrée de Mme X..... à l'Asile. Leur développement, auquel nous avons assisté, l'aspect sous lequel elles se présentaient, nous avaient édifié sur leur consistance probable, et nous auraient engagé, en toute autre circonstance, à donner la préférence à la méthode par extraction ; mais chez Mme X..... il n'y fallait pas songer. Si une chloroformisation complète pouvait nous donner toute sécurité pendant l'acte opératoire, à quel point les suites en seraient-elles compromises, tant par l'état général de la malade, encore assez misérable, que par les imprudences intimement liées à son état mental ? Le traumatisme lui-même ne pouvait-il pas réveiller l'excitation maniaque encore mal éteinte ? Les accès de manie, après l'opération de la cataracte, ont été maintes fois observés. La méthode par discision présentait bien aussi ses dangers eu égard à la consistance des cataractes, mais, tout compte fait, ils étaient moins à craindre que ceux que nous avions à redouter par l'extraction.

Nous nous décidâmes donc à opérer Mme X..... par discision, mais en modifiant la technique d'une manière qui nous parut rendre l'opération moins aléatoire.

Le 10 juin Mme X..... étant complètement chloroformée, nous pratiquâmes avec l'aiguille une incision de très peu d'étendue et très superficielle à la capsule du côté droit. Nous voulions éviter ainsi qu'il sortît du sac capsulaire des masses cristalliniennes trop considérables, et en même temps, une imbibition trop prompte par l'humeur aqueuse de celles contenues dans ce sac. Ce sont là, en effet, les causes efficientes des inflammations irido-choroïdiennes consécutives aux discisions trop complètes, surtout lorsqu'il s'agit, comme dans notre cas, de cataractes incomplètement molles.

4 jours après, des flocons de masses émulsionnées remplissaient tout le champ pupillaire ; nous pratiquâmes alors, avec un couteau lancéolaire à arrêt, une plaie à la limite scléro-cornéenne ; en pressant légèrement la lèvre externe de cette plaie nous obtînmes facilement l'expulsion de ces masses, sans aucune tendance à une hernie de l'iris.

Pour obtenir la résorption totale de la lentille, nous eûmes à faire ainsi 4 discisions à des intervalles variables, mais chacune suivie d'un nombre égal de ponctions évacuatrices.

Au commencement de juillet, l'œil gauche fut traité par le même procédé, et durant tout le cours de la résorption du cristallin, nous n'eûmes pas à constater la plus légère réaction inflammatoire.

A mesure que les masses cristalliniennes qui obstruaient les champs pupillaires disparaissaient, ou devenaient moins opaques, laissant dans l'intervalle des flocons des portions libres, la vision devenait de plus en plus distincte. Bientôt Mme X..... put compter les doigts, puis successivement distinguer tout ce qui l'entourait, à une assez grande distance. La joie qu'elle en témoigna ne peut se décrire ; sa santé se raffermissait en même temps, l'extrême maigreur disparaissait, l'alimentation se faisait régulièrement ; l'état mental se modifiait aussi du tout au tout, elle commençait à converser raisonnablement, était gaie, enjouée, sans la moindre exagération dans ses manifestations intellectuelles.

Enfin, le 17 août 1887, Mme X..... ayant recouvré une excellente vision, qui lui permettait de lire, écrire et de s'occuper déjà aux plus fins ouvrages de femme, quitta l'Asile en pleine possession de sa raison. 3 ans se sont écoulés depuis : Mme X..... a repris sa place dans le monde, et n'a jamais plus montré le moindre trouble intellectuel rappelant cette maladie mentale si grave, qui avait duré près de 3 ans (32 mois).

Qu'en présence des symptômes complexes présentés par Mme X..... on caractérise son état mental de folie hystérique, de lypémanie anxieuse hystériforme ou que, voyant apparaître assez nettement le cycle redoutable de la manie et de la mélancolie se succédant périodiquement, on pense à une forme de folie des plus graves (folie circulaire), il n'en est pas moins acquis que ces symptômes, par leur nature, leur intensité et surtout leur durée, appelaient un pronostic des plus désespérés.

Il sera donc maintenant intéressant de rechercher les causes qui ont pu déterminer, ou du moins avoir une action prépondérante, sur une terminaison si heureuse et si inattendue de la maladie mentale.

Nous aurons d'abord à examiner, si des circonstances intercurrentes, autres que la déchéance et la récupération de la vision, ont eu quelque influence sur la marche de la folie.

Nous pouvons déjà répondre négativement à cette première question. Pendant son séjour à l'asile de Saint-Yon Mᵐᵉ X..... n'a été atteinte d'aucune de ces affections, que les aliénistes ont signalées comme des phénomènes critiques jugeant quelquefois l'aliénation mentale. Il est vrai que deux accès de léthargie, survenus à un moment de la maladie de Mᵐᵉ X....., ont été suivis d'une amélioration telle, qu'on a pu la rendre quelque temps à sa famille. Mais quand bien même on voudrait considérer ces accès comme un phénomène dissocié de son affection mentale, on ne saurait les accepter comme une crise, puisque Mᵐᵉ X..... est rentrée, 8 jours après la sortie, aussi agitée qu'auparavant.

Le débat se trouve maintenant circonscrit aux deux propositions suivantes, que nous allons successivement examiner :

1° La récupération de la vision et le retour à la raison, sont-ils deux faits indépendants l'un de l'autre qui se sont simplement succédé ?

2° Ou sont-ils en corrélation telle, que le premier a pu déterminer le second ?

Prétendre que la guérison de la folie a eu lieu spontanément et à la suite de la réintégration de la vision par l'effet d'un pur hasard, d'une coïncidence fortuite, c'est faire une pétition de principe. Pour justifier une pareille assertion, il faudrait apporter des exemples de guérison spontanée dans des cas semblables à celui-ci, et on ne saurait en produire.

La disparition simultanée des troubles de la vue et de l'intelligence nous semble au contraire établir, *à priori*, une présomption de corrélation entre ces deux faits. Combien cette présomption ne sera-t-elle pas sur le point de s'imposer comme une certitude si l'histoire de Mᵐᵉ X..... nous révèle également une sorte d'évolution parallèle, dans le processus de décadence des fonctions visuelles et cérébrales, comme elle nous l'a montré dans le processus de restauration de ces deux mêmes fonctions ?

Il est ici nécessaire de revenir sur certaines circonstances de l'observation que nous avons à dessein laissées dans l'ombre, pour la clarté de l'exposition :

Mme X..... était atteinte de cataractes doubles, sinon congénitales du moins datant de la première enfance, de l'espèce désignée sous le nom de *cataractes zonulaires*. Il n'est pas inutile d'ajouter ici, que les ophthalomologistes sont d'accord pour leur reconnaître une origine nerveuse. Une certaine somme de vision est compatible avec l'existence de ces lésions, qui n'intéressent qu'une zone de la lentille : aussi connues sous le nom de cataractes stationnaires, elles justifient également cette dénomination pendant une période assez longue, quoique plus tard elles aient une tendance à envahir la totalité de la lentille. Tel fut le cas de Mme X.....; jusqu'à l'âge de 22 ans environ, elle jouit d'une vue qui lui avait permis de faire son éducation ; mais à cette époque, la vision commençant à baisser d'une façon notable, la famille consulta un oculiste; celui-ci assura que les cataractes de Mme X..... se compléteraient certainement, et annonça la nécessité d'une opération pour plus tard.

Jusqu'alors l'intelligence de Mme X..... n'avait subi aucun dérangement, mais, à partir de ce moment, on remarqua un changement notable dans son caractère ; à des idées tristes, à des préoccupations maladives, succédait une agitation inaccoutumée. Cet état se prolongea, sans s'aggraver davantage, jusqu'au moment du mariage. A cette époque la vision de l'œil droit était très affaiblie, mais celle de l'œil gauche encore suffisante. Quelques jours après avoir quitté ses parents, Mme X..... est atteinte d'un premier accès d'aliénation mentale, qui après un internement de 6 mois dans une maison de santé, à Paris, fut suivi d'une rémission assez longue (6 mois également).

En janvier 1886, au moment de son admission à Saint-Yon, nécessitée par son deuxième accès, nous trouvons la cataracte de l'œil droit presque complète et celle de l'œil gauche assez développée pour empêcher la malade de se conduire facilement. Dès lors, il fut possible d'observer une certaine relation entre la déchéance visuelle et les troubles de l'intelligence, car, à mesure que celle-là se prononçait progressivement, ceux-ci devenaient de plus en plus profonds et plus prolongés.

Enfin, à la maturation complète des cataractes correspond un troisième accès des plus violents, séparé du second par une période de calme, peu marqué d'ailleurs, ayant duré à peine une semaine.

Ainsi donc, Mme X..... perd l'intelligence avec la vision, et par une succession de phénomènes inverses et parallèles, recouvre avec la vue, l'intégrité de ses facultés cérébrales, et cela d'une manière définitive.

Tels sont les deux faits qui dominent, et qui se complétant l'un par l'autre, nous autorisent à admettre entre eux un enchaînement causal, irrésistiblement consacré par la guérison finale.

L'observation que nous venons de rapporter est certainement des plus rares, si elle n'est unique, et nos collègues aliénistes nous affirment n'en point connaître de semblable (1). Les conclusions qu'on en pourrait tirer ne seraient donc pas suffisamment justifiées si nous ne pouvions rapprocher de ce fait, un certain nombre d'autres offrant avec lui la plus grande analogie et qui tendent aussi à mettre en lumière les rapports intimes existant en certains cas, entre le sens de la vue et les manifestations psychiques.

Tous les ophthalmologistes ayant quelque pratique, ont pu observer des troubles de l'intelligence se manifestant subitement chez quelques-uns de leurs patients, à la suite de l'application du bandeau compressif. Ces troubles, qui disparaissent d'ailleurs dès que le bandeau est enlevé, peuvent aller du simple délire jusqu'à l'accès de manie. On les observe principalement chez des vieillards à prédispositions congénitales, ou acquises par le fait même de la déchéance graduelle de la vision, sans qu'on puisse mettre en cause d'autres facteurs, tels par exemple, que l'intoxication alcoolique et atropinique, ainsi qu'on l'a prétendu.

La disparition de ces troubles psychiques avec la réintégration de la vision indiquent leur origine, qui ne peut être attribuée qu'à *l'isolement complet des impressions extérieures*.

Ne voyons-nous pas, en effet, cet isolement provoquer des phénomènes nerveux bien connus?

Il suffira de rappeler ces accès de catalepsie, d'hypnotisme, provoqués chez les sujets prédisposés, par la simple occlusion des paupières.

(1) Au moment où nous avons lu, au Congrès des aliénistes de Rouen, l'observation de Mme X....., nous ne connaissions pas celle publiée par le professeur Bouisson, de Montpellier, dans le tome VII (1861) des *Annales médico-psychologiques*, où il est question d'un vieillard, en état de démence, ayant recouvré la raison à la suite d'une opération de cataracte double suivie de succès.

Tous ces faits nous semblent être du même ordre.

Le rôle attribué au sens de la vue dans la formation des idées est généralement admis par tous les philosophes. Est-il donc téméraire d'admettre aussi, que chez certains sujets les manifestations intellectuelles ne peuvent se produire régulièrement, sans l'intervention ou l'aide de la vision, en un mot, sans que le cerveau soit en communication avec les impressions extérieures, qui provoquent les idées et leur enchaînement normal.

En de pareilles circonstances, le sens de la vue serait l'auxiliaire indispensable des fonctions du cerveau, et, la vision faisant défaut le désordre des facultés intellectuelles allant, ainsi que nous l'avons dit, du délire jusqu'à la folie, en serait la conséquence obligée.

Nous n'insisterons pas, et sans entrer dans un domaine qui n'est pas le nôtre, celui de la psychologie, nous nous contenterons d'apporter à cette opinion, l'autorité indiscutable qu'elle emprunte à une saine observation.

M. Séglas. — J'ai observé, à la Salpêtrière, un fait où l'action favorable d'un traumatisme chirurgical sur des troubles mentaux antérieurs est des plus nets. Il s'agissait d'une jeune malade atteinte d'excitation maniaque, durant depuis plusieurs mois, avec hallucinations continuelles.

Cette malade avait un kyste de l'ovaire dont elle a dû être opérée par M. Terrillon. A la suite de l'opération, dès le réveil chloroformique, tout accident intellectuel a disparu pour ne plus revenir. J'ajoute que la malade a guéri rapidement de son opération. Cette influence favorable des traumatismes chirurgicaux sur la folie est d'ailleurs connue et à rapprocher des cas où la même amélioration se produit à la suite de maladies fébriles intercurrentes.

M. Séglas présente une étude sur un cas d'amnésie observé par M. Sollier et lui.

FOLIE PUERPÉRALE ; AMNÉSIE ;

ASTASIE ET ABASIE ;

IDÉES DÉLIRANTES COMMUNIQUÉES.

Par J. SÉGLAS, médecin suppléant à la Salpêtrière,

et P. SOLLIER, interne des hôpitaux.

Notre but dans cette communication n'est pas de faire une étude complète des troubles de la mémoire, mais simplement d'attirer l'attention sur certains cas d'amnésie qui revêtent au premier abord l'aspect de la démence dont ils diffèrent cependant totalement au fond et qui, en raison de leur nature, nous semblent présenter quelque intérêt, tant au point de vue clinique qu'au point de vue psychologique.

La malade qui fait le sujet de cette étude a été observée en commun par nous, à la Salpêtrière, dans le service de M. Auguste Voisin qui, avec une bienveillance dont nous ne saurions trop le remercier, a bien voulu nous confier le soin d'étudier ce cas intéressant et nous autoriser à vous le rapporter aujourd'hui.

Mme G...., femme H...., âgée de 43 ans, entrée le 30 mai 1890 à la Salpêtrière (Service de M. Auguste VOISIN).

Antécédents héréditaires. — Les renseignements que nous avons pu recueillir ne sont pas très complets. Cependant nous savons que le père s'est suicidé. Il avait le cancer des fumeurs et une autre maladie passée à l'état chronique. Il avait déjà fait antérieurement deux tentatives de suicide. — La mère est morte à l'Hôtel-Dieu d'une attaque de paralysie.

Antécédents personnels. — Ils sont également assez incomplets, étant donné l'état mental de la malade et l'absence de famille directe. Nous savons seulement qu'elle était d'une nature sensible et impressionnable, et qu'après 18 ans sa mère l'a fait soigner par une somnambule pour *une boule qui lui montait à la gorge.* Cette somnambule la guérit, mais les mêmes symptômes reparurent plus tard et elle fut traitée par la gymnastique et l'électricité. Elle était reperceuse en bijoux ; c'était un travail très dur, et souvent elle passait des nuits à travailler. — Elle s'est mariée une première fois à 27 ans. Son mari est mort au bout de 6 mois, la laissant enceinte. Sa couche fut des plus laborieuses, mais ne fut suivie d'aucun accident. Elle vendit alors l'établissement d'épicerie de son mari pour liquider les créances et élever son enfant. Elle se plaça alors comme caissière dans un restaurant où elle resta 6 ans, puis chez un boucher pendant 5 ans. Dans l'intervalle, comme elle savait bien coudre, elle faisait des journées de couturière et d'autres fois des ménages. — En 1888, elle entra comme caissière chez son mari actuel, qui est boucher, et y resta quelques mois en cette qualité avant de devenir sa femme.

Le *milieu* dans lequel elle a vécu depuis cette époque nous ayant paru de nature à influencer l'état mental de la malade, nous croyons intéressant d'en dire quelques mots en passant. C'était en effet un milieu où le spiritisme était en honneur. Le mari, notamment, est un adepte des plus fervents de la doctrine spirite. Il a été mis au courant de ces pratiques par un des garçons qu'il avait chez lui et qui faisait tourner les tables. A cette époque il était marié, mais pas avec notre malade. Sa première femme, très frappée par les expériences de ce garçon, s'est mise de suite à les répéter, à fréquenter des réunions spirites et n'a pas tardé à devenir un excellent médium. Elle était, dit le mari, d'abord médium écrivain, c'est-à-dire qu'elle écrivait automatiquement et sans avoir l'intuition préalable des révélations de l'esprit. Plus tard elle est devenue médium voyant, ce que son mari considère comme une des plus grandes faveurs qui aient pu lui arriver. Quant à lui, il n'a jamais pu être médium. Il s'est contenté de former des élèves. Il réussit surtout avec une de ses nièces qui, après un certain nombre de séances, devint également un médium. Mais elle était médium incarné, en ce sens que l'esprit parlait par sa bouche. — Quant à sa femme actuelle, elle n'est pas, dit-il, très instruite sur le spiritisme. Cependant elle trouve cette doctrine très jolie et son mari l'instruisait, lui en parlait souvent, et la faisait même, à l'occasion, prendre part aux séances. Nous ajouterons que pour lui il est très partisan, dans la doctrine spirite, de la théorie des réincarnations, et c'est ainsi qu'il attribue la maladie actuelle de sa femme à des esprits obsesseurs. Il se figure qu'elle a été, dans une existence antérieure, un des juges de l'Inquisition, et que les souffrances qu'elle endure actuellement ne sont que le résultat de la vengeance des victimes qu'elle a torturées elle-même autrefois. Nous verrons plus tard, étant donné le caractère de la malade, l'influence considérable qu'a pu avoir sur elle un pareil entourage.

Les débuts de la maladie actuelle sont assez difficiles à préciser, mais quoi qu'il en soit, ils paraissent intimement liés au dernier accouchement de la malade, qui eut lieu le 24 août 1889 et d'une façon normale. L'enfant mourut au bout de quinze jours. Quant à la malade, quelque temps après l'accouchement, elle commença à souffrir dans le côté droit du ventre. Un abcès se forma et s'ouvrit au bout de deux mois et ne guérit guère que trois mois après, d'une façon complète.

Dans les premières semaines après l'accouchement, alors qu'elle souffrait déjà du ventre, elle eut des cauchemars, *des visions* ; elle parlait sans être complètement endormie. Elle disait qu'on marchait sur elle, et priait les personnes qui le faisaient d'attendre au moins qu'elle fût morte. Elle les traitait de voyous et disait qu'elles lui faisaient voir des couronnes funèbres, — Quand elle sortait de cette espèce d'assoupissement, elle disait qu'on venait de la faire travailler, traîner une voiture, décharger du charbon.

Plus tard, une quinzaine environ après l'ouverture de l'abcès, la malade se trouvait dans un état de faiblesse excessif, elle *commença à perdre la mémoire*. Un jour, son fils venait de passer, elle a demandé quel était ce petit jeune homme. Lorsqu'on lui a dit que c'était son fils, elle a été très surprise et a dit : « Mais, comment, je vais donc perdre la mémoire que je ne connais plus mon petit Henri. » Puis, le soir de ce même jour elle dit à son mari : « Comme c'est drôle, deux nuits de suite, nous venons de passer une nuit et voilà une autre nuit qui commence. » On avait beau lui dire qu'elle se trompait, elle ne se rendait à aucun raisonnement. Deux jours après le délire était complet. Elle prononçait des paroles incohérentes, des recommandations sans aucun sens pour les petits enfants, les orphelins, les petits oiseaux — et chaque matin elle disait avec beaucoup de sang-froid à son mari : « Je te l'ai bien dit, va, que c'était fini. Il fallait

12

qu'il en soit ainsi. Je ne pourrai pas survivre à cette maladie. Au moment d'être heureuse, il faut que je te quitte. » Depuis, ces pensées ne l'ont jamais quittée. A cette époque la malade, qui n'avait pas remarché depuis son accouchement, a commencé à se plaindre des souffrances qu'elle endurait. — Déjà, avant son accouchement, elle se plaignait quelquefois d'avoir les jambes glacées, de ne pouvoir tenir allongée la jambe gauche, d'avoir les mains trop chaudes, d'avoir mal au bout des doigts, dans les poignets, dans les jambes et dans les pieds. Mais ces douleurs paraissent avoir augmenté car elle disait, dans son délire, que sa tête allait éclater, qu'elle allait devenir folle tant elle souffrait. Elle se plaignait d'endurer des tortures inouïes. Il lui semblait voir ses bourreaux, elle les suppliait de ne pas lui faire de mal et on la voyait tout à coup étendre les mains du côté où elle semblait apercevoir ses persécuteurs, et elle criait : « Oh ! mes pieds, mes jambes ! » Un tremblement nerveux s'ensuivait qui la secouait tout entière. Elle croyait, dans ses douleurs, avoir des jarretières qui lui serraient les jambes ; elle demandait qu'on les descende, qu'on délie ses bottines. — « Elle n'avait rien de tout cela, dit son mari — c'était comme des anneaux qu'elle avait aux pieds et aux jambes. On voyait parfois comme des empreintes de cordons qui auraient serré avec force ses jambes, dans le bas, près du pied, ce qui représente le brodequin sous l'Inquisition, et, chose assez drôle, elle ne pouvait s'empêcher de parler de ces sortes de tortures, car elle a lu autrefois les *Mystères de l'Inquisition*, et cela lui rappelait ces sortes de passages. Et dans tout ceci, ajoute-t-il, j'ai remarqué comme une expiation magique. » Dans d'autres moments, elle avait *le bout des doigts insensibles et était incapable de tenir un objet*, tel que son verre par exemple. A cette époque, son mari la fit traiter, pendant 6 semaines, par un magnétiseur, mais il a été obligé, dit-il, de cesser, en voyant qu'il n'était pas assez fort pour dominer l'obsession et qu'ainsi les choses n'allaient que de mal en pis. Elle aurait eu, à cette époque, des *sortes de crises* dans lesquelles elle mâchonnait et serrait les mâchoires. — « Elle était comme une épileptique », dit son mari, qui attribuait ces phénomènes à la révolte de l'esprit obsesseur. Elle s'inquiétait beaucoup de ce qu'était devenue sa mère, morte depuis longtemps. Elle demandait où elle était, si elle allait rentrer. En même temps (et cela existait déjà dès le début de la maladie) elle se reportait très loin en arrière : elle croyait parfois qu'elle allait encore à l'école ; elle parlait d'un médecin qui était mort et qui était le sien autrefois. Elle voulait voir son petit Henri ; on le lui amenait, elle le reconnaissait bien pour être son fils, mais elle demandait l'autre petit Henri, car elle ne le croyait pas aussi grand, disant qu'il avait 10 à 12 années de moins. Elle prenait son mari pour son père et cependant au fond, « elle savait, dit-il, que j'étais son mari et me disait tous les soirs : ne me quitte pas, tu vas coucher avec moi. » Le soir, elle paraissait éprouver des terreurs et, quoique l'on allumât la veilleuse et la bougie, elle voulait voir encore plus de lumière. Elle s'endormait d'un sommeil agité et ne tardait pas à se réveiller en parlant un langage inintelligible. Parfois elle réclamait le bassin 20 à 30 fois dans une nuit ; on venait de lui donner qu'elle ne s'en souvenait plus et le demandait de nouveau. — « Malgré cela, dit le mari, elle n'urinait pas plus que si elle n'eut été deux fois seulement. » Elle fut alors placée à la maison Dubois, puis, 15 jours après, elle fut conduite à l'hôpital Tenon. Là, elle s'ennuyait beaucoup, demandait toujours à rentrer chez elle, prétendait qu'elle allait mourir. Au bout de 6 semaines elle rentra chez elle. A ce moment ses facultés intellectuelles semblèrent se rétablir et elle put, pendant quelque temps, reprendre la caisse « non pas pour écrire ou calculer, mais seulement pour rendre la monnaie. » Mais, peu après, elle fut reprise de ses douleurs de jambes et fut traitée alors par le massage. A cette époque les règles qui étaient suspendues depuis 8 mois réapparurent. Mais il survint un grand abattement, une faiblesse générale, une grande fatigue de tête. Elle ne pouvait voir personne, ni entendre parler, même à voix basse et dans une pièce voisine.

C'est alors que le mari se décidant à la placer, alla consulter M. Auguste Voisin, après bien des hésitations de la part de la malade. Elle fit beaucoup de difficultés, redoutant que cette consultation fut suivie d'un placement. Elle en parlait non seulement à l'état de veille, mais en dormant. Elle disait que ce n'était pas possible qu'on la renvoie, qu'on voulait se débarrasser d'elle. « Et cependant, disait-elle, je ne gêne pas, je suis à la caisse. Je suis gentille avec les clients, je rends bien la monnaie. Et il veut me renvoyer, me reconduire encore là-bas. Je suis si bien ici avec ceux que j'aime. » A partir de ce moment son état paraît s'être aggravé, son sommeil était agité, elle avait des soubresauts en dormant et des réveils brusques, se redressait alors et disait : « Ça n'est pas possible, prenez-moi plutôt » Souvent elle invoquait Dieu, lui demandant : « Qu'est-ce que j'ai donc fait pour souffrir ainsi : faites-moi plutôt mourir. » Elle disait voir un grand trou dans lequel on menaçait de jeter son fils et sa mère. Quand on lui disait que sa mère était morte, elle répondait qu'elle venait de la voir, qu'elle était avec elle. Si on lui disait que non, elle demandait quelle était cette dame âgée qui était là tout à l'heure. « C'était pourtant bien ma mère, disait-elle. » Tantôt elle tenait des discours qui faisaient rire son entourage, mais parfois ses paroles « avaient l'accent de la tragédie ».

Parfois même, surtout au moment des règles, elle était si exaltée qu'à force de crier sa voix était devenue tout éteinte. Cette excitation parut se calmer un mois environ avant l'entrée. Elle dormait mieux, avec moins de rêves, souffrait moins, si bien que parfois, ne se sentant aucun mal, elle se mettait à chanter de petites chansons. Néanmoins, son mari, voyant que cet état persistait, que les facultés intellectuelles de notre malade, et particulièrement la mémoire, ne paraissaient pas se rétablir, et que, d'un autre côté, elle ne pouvait toujours pas marcher, se décida à la placer.

EXAMEN DE LA MALADE. — Femme de petite taille, d'un embonpoint moyen, brune de cheveux, à physionomie douce et craintive. Crâne asymétrique ; le côté gauche est en retrait sur le côté droit. Les fosses temporales sont très profondes, le front est étroit.

Diamètre antéro-postérieur maximum	18,3
Diamètre transverse maximum	14,3
De la racine du nez à l'inion	32,»
Courbe transverse	29,»
Circonférence de la base	52,»
Circonférence horizontale maximum	53,»
Demi-courbe antérieure	23,5

Lobule de l'oreille adhérent, racine de l'hélix très accusée. Système pileux très développé sur tout le corps : barbe et moustache.

Dynamomètre : M. dr. : 25 ; M. g. : 20.

Les mouvements des membres supérieurs sont bien conservés, mais il n'en est pas de même du côté des membres inférieurs, et c'est ce qui frappe au premier abord.

En effet, la malade est dans l'impossibilité absolue de marcher et même de se tenir sur ses jambes. Sitôt qu'on cherche à la lever, les genoux fléchissent et elle tomberait si on ne la soutenait. Quand elle est soutenue sous les deux aisselles, elle ne se tient pas dans une position droite, mais les jambes sont toujours dirigées en avant et le buste rejeté en arrière. Si on essaie de la faire marcher elle lance ses pieds en avant, à la façon d'un ataxique, et les pieds semblent retomber de tout leur poids sur le sol, sans qu'il lui soit possible, même soutenue, de faire un seul pas. Lorsqu'elle est assise, les pieds sont tombants, la pointe à terre, simulant l'attitude de la paralysie alcoolique.

Lorsqu'elle est couchée, la scène change. Les pieds sont toujours tombants, il est difficile de les relever complètement, par suite d'une certaine rétraction des muscles du tendon d'Achille, rétraction qui persiste même pendant le sommeil chloroformique. Mais alors elle peut exécuter, quoique avec un peu de difficulté, surtout pour les pieds, tous les mouvements qu'on lui commande, et cela, même les yeux fermés. Il n'y a pas alors d'incoordination. D'un autre côté, elle résiste, avec ses jambes, aux mouvements passifs de flexion ou d'extension qu'on veut déterminer ; elle résiste bien moins avec les pieds. L'examen électrique, pratiqué par M. Vigouroux, ne révèle rien d'anormal.

Les réflexes rotuliens sont complètement abolis ; les réflexes plantaires diminués. Le réflexe pharyngien est normal.

Sensibilité. — La sensibilité cutanée ne présente de modifications que dans les membres inférieurs. Là, d'une façon générale, elle est évidemment diminuée (piqûre, contact), suivant une ligne assez nette, passant par le pli de l'aine et suivant en arrière la crête iliaque. Elle est encore plus obtuse au niveau des deux jambes, depuis la tubérosité du tibia jusqu'au-dessus des malléoles, sous forme de jambières, ainsi que sur la face dorsale des orteils du pied gauche. A la face plantaire, la sensibilité est diminuée aux deux talons antérieur et postérieur, des deux côtés et à la face inférieure des orteils.

La sensibilité à la chaleur est très diminuée au niveau des jambières déjà signalées. La sensibilité au froid n'a pas subi d'altération notable. Dans les places où la sensibilité persiste, il n'y a pas de retard de la perception. La sensibilité profonde est conservée, ainsi que le sens musculaire, sauf pour les mouvements du pied et des orteils. Ainsi, lorsqu'on lui touche les doigts de pied, il faut serrer très fort pour qu'elle sente, et encore elle se trompe de doigt. Le sens articulaire est complètement perdu pour les articulations des doigts de pieds, ainsi que la notion de position. Ces phénomènes sont des plus évidents à gauche. Au pied droit, le sens musculaire et le sens articulaire sont également perdus, mais d'une façon moins absolue. Il en est de même du sens articulaire pour l'articulation tibio-tarsienne, ainsi que de la notion de position du pied, complètement perdus à gauche, très obtus à droite. Les sensibilités spéciales paraissent conservées. Le champ visuel n'est pas rétréci et il n'y a pas d'altération de la vision des couleurs. L'acuité auditive est sensiblement égale des deux côtés et normale. Le goût est conservé ; l'odorat très obtus du côté gauche. Elle se plaint souvent de douleurs spontanées très vagues siégeant particulièrement dans les jambes, mais on n'en détermine aucune par pression.

Les autres appareils organiques ne présentent rien de particulier. On constate sur la partie droite de l'abdomen une cicatrice provenant de l'ouverture de l'abcès puerpéral.

Quelques jours après l'entrée de la malade, comme on lui disait, à la visite, de se lever et d'essayer de marcher, elle obéit, se soulève de sa chaise en s'accrochant à un lit voisin, se traîne péniblement le long de ce lit en répétant continuellement : « Je veux marcher, je veux, je veux, je veux marcher. Je serais si heureuse de marcher pour aller voir mon enfant. » Arrivée au pied du lit on lui dit d'en faire le tour pour aller jusqu'à une table se trouvant de l'autre côté. Elle essaie en disant : « Je veux aller jusqu'à la table, je veux, je veux, je veux. » Et cela jusqu'à ce qu'elle y soit. On lui dit de revenir, et elle revient en disant : « Reviens, reviens, reviens. » Mais arrivée à mi-chemin elle s'arrête et dit : « Je ne peux plus. » On la soutient alors et elle fait mine de marcher en lançant ses jambes comme nous l'avons dit, et cela tout en répétant : « Tu marcheras, tu marcheras, tu serais si heureuse de revoir ton enfant. » On la reconduit à sa place et elle s'assied en prenant une attitude béate et satisfaite.

Nous noterons ceci que cette malade, qui ne peut se tenir debout, marche « à quatre pattes » ou progresse en faisant avancer la chaise sur laquelle elle est assise.

Examen intellectuel. — Au premier abord on constate que, d'une façon générale, la malade est très impressionnable et extrêmement émotive. Elle semble également très accessible à la suggestion à l'état de veille. Ce que nous avons dit à propos de la marche en est du reste la confirmation. Elle ne paraît pas d'une intelligence élevée, et, au premier abord, on pourrait la prendre pour une imbécile ou une démente, mais il faut en rabattre beaucoup, comme nous le verrons par la suite.

A son entrée dans le service et pendant les premiers jours, la malade a présenté quelques périodes d'excitation d'ailleurs peu accentuées. Elle prononçait des paroles un peu incohérentes, et à ce moment, sans avoir de délire bien caractérisé, elle avait une physionomie un peu mystique. Nous avons pu reproduire ce délire à la période d'excitation du chloroforme, et le voici transcrit textuellement : « Comme je voudrais dormir, permettez que je dorme, viens ma bonne mère, viens me chercher. Viens mémère chérie, comme je t'aimais ! Jamais je ne te quitterai plus. Adieu, bonne mère, adieu. Tous ces messieurs, je vous en remercie. Travaillez, chère dame. » En même temps elle prend une attitude de supplication et joint les mains.

Un soir, en fermant les yeux et en les rouvrant fixement ensuite, elle disait : « Ne fais pas de bruit, Henri, ne réveille pas les anges. » Ce délire se présente généralement dans la soirée, précédant le sommeil. Elle a eu aussi à cette époque quelques hallucinations hypnagogiques. Au moment du sommeil ou en dormant, il lui est arrivé de voir sa mère devant elle. « Je rêve et je vois un tableau, dit-elle. » Elle se voit elle-même dans son cercueil, sa mère vient la chercher et lui cause, lui demande si elle a bien souffert et lui dit : « Viens près de moi. » Sa mère ne lui cause pas par geste, ni par communication de pensée, mais comme on parle naturellement. Elle ne se sent pas déplacée de son cercueil, et au réveil elle se rend compte que c'était un rêve. « Dans le jour, je ne vois plus de ces choses-là, dit-elle. »

Dans la journée, quand elle se désole de son état, elle demande mentalement à sa mère pourquoi elle est ainsi affligée. Il lui semble que sa mère lui répond : « prends courage », mais alors elle n'entend pas une parole, « c'est une pensée ». Elle paraît avoir quelquefois des hallucinations élémentaires de l'ouïe. C'est ainsi qu'elle a raconté une fois à son mari qu'elle entendait des bruits dans la table de nuit, comme elle entendait chez elle. Son mari lui a alors répondu : « Ce doit être l'esprit de ta mère qui vient te dire « prends courage »; moi aussi je l'entends tous les soirs frapper chez moi. »

Comme nous l'avons dit, son mari est un adepte de la doctrine spirite. Quant à la malade, si elle paraît, sous certains rapports, avoir subi l'influence des idées de son mari, elle n'a pas fait cependant de véritable délire. Elle trouvait ces doctrines qu'il lui exposait très intéressantes, elle pensait que c'était peut-être vrai qu'il y avait des esprits frappeurs. Mais elle n'a jamais vu ni entendu parler les esprits. Jamais elle n'a eu de pensées inspirées par eux. Ils ne l'ont jamais fait parler ni écrire malgré elle. Son mari lui parlait souvent des réincarnations : « D'après ce que mon mari me disait, je pensais que j'avais peut-être été autre chose avant. » Mais elle ne se rappelle cependant aucune existence antérieure et ne s'aperçoit d'aucun changement dans sa personnalité. Aujourd'hui qu'elle est isolée, elle ajoute même : « Quand on est mort on est bien mort ». Mais autrefois, chez elle, elle pensait comme son mari, qu'elle avait été inquisiteur et qu'elle expiait maintenant sa barbarie passée.

On voit donc qu'en résumé, le délire est peu accentué chez cette malade et les idées paraissent même un peu incohérentes. C'est la raison de cette incohérence, consistant essentiellement dans une amnésie, qu'il nous reste à étudier.

Nous avons déjà signalé dans les antécédents de la malade que cette *amnésie* avait débuté peu de temps après son accouchement et indiqué différents troubles de la mémoire qu'elle avait présentés à ce moment.

Actuellement, la malade ne se rappelle rien de ce qui s'est passé à cette époque. Elle ne se souvient pas spontanément si elle est accouchée, ni dans quelles circonstances. Ses souvenirs les plus nets de cette époque datent du moment où elle a été placée par son mari. C'est ainsi qu'elle décrit parfaitement la salle de l'hôpital dans laquelle elle a été placée. Elle se souvient également d'être rentrée chez elle, d'avoir repris ses fonctions de caissière, seulement pour rendre la monnaie, et qu'on était obligé de la transporter sur une chaise parce qu'elle n'a jamais remarché depuis son accouchement. Elle se rappelle également le salon de M. A. Voisin, et, quoiqu'elle n'y soit allée qu'une fois, elle le décrit nettement et donne des détails très précis. De même, elle se souvient d'être venue deux fois à la Salpêtrière, une fois pour consulter et l'autre pour entrer, et elle décrit parfaitement la porte d'entrée, le parloir, les cours avec leur situation relative. Elle nous dit même le nom et l'adresse des personnes qui l'accompagnaient. Elle se rappelle aussi que le jour de son entrée, son fils a beaucoup pleuré en la voyant pleurer elle-même, et que, malgré l'affirmation de son mari qu'il allait la promener à l'abattoir, elle sentait bien que ce n'était pas vrai et qu'on l'emmenait à l'hôpital.

1er *juin*. — Aujourd'hui, elle ne sait pas depuis combien de temps elle est entrée, ni le jour, ni le mois, ni l'année, et ne juge même de la saison que par l'aspect des cours. Aucun fait ne l'a frappée depuis son entrée.

L'amnésie est moins profonde en ce qui concerne les faits antérieurs à l'accouchement. Cependant nous devons noter que tous les souvenirs se rapportant à cette époque sont peu précis, que la malade ne les retrouve qu'avec un certain effort d'attention, et par une série de raisonnements, et encore n'est-elle jamais absolument affirmative. C'est ainsi qu'elle dit avoir à peu près 41 ans. Elle est née le 19 mai, mais elle ne sait de quelle année. Nous ferons remarquer à ce propos que le jour de son anniversaire, son fils avait l'habitude de lui offrir un bouquet. Elle ne sait pas si, cette année, le 19 mai est passé, mais elle est sûre que son fils ne lui a pas donné de bouquet. Elle se rappelle que son père était employé au gaz, sa mère ménagère. Elle les a connus longtemps et ne sait pas au juste quel âge ils avaient quand ils sont morts, mais elle sait que lorsqu'elle a terminé son apprentissage, à l'âge de 16 ans, elle les avait encore. Elle est née à Saint-Mandé, et en la pressant un peu, elle finit par se rappeler qu'elle habitait Ménilmontant quand elle est entrée en apprentissage à l'âge de 12 ans. Elle était reperceuse sur or et travaillait chez elle. Elle se rappelle fort bien les noms de tous les bijoutiers pour lesquels elle travaillait. Quand elle s'est mariée, elle avait dans les environs de 25 ans. Elle ne se rappelle plus la date de son mariage. Son mari était blond, dit-elle, il était épicier, né à Bourges et âgé de 30 ans environ. Elle se rappelle qu'elle s'est mariée dans la belle saison, que le repas de noce s'est fait au Lac Saint-Fargeau, qu'il y avait une vingtaine de personnes, famille et amis. Elle se rappelle bien des noms, mais pas tous, quelques personnes étant peu connues d'elle. Elle dit avoir été mariée 6 mois seulement ; son mari était bon, très doux et la rendait heureuse. Elle avait quitté son métier pour l'aider dans son commerce. Leurs affaires marchaient bien. Elle est devenue enceinte de suite, et en calculant que son mari est mort au bout de 6 mois, elle finit par dire qu'elle est accouchée après la mort de son mari. Son fils s'appelle Henri M..., et elle sait très bien qu'il n'est pas le fils de son mari actuel qui s'appelle H... Elle ne sait pas exactement la date de la naissance de son fils Henri, ni au juste où elle est accouchée, ni les circonstances de cet accouchement. Elle se rappelle seulement que c'est sa mère qui éleva cet enfant. Plus tard, elle sait qu'elle le mit en pension à Fontenay-sous-Bois, chez M. B..., où elle allait le voir tous les dimanches en prenant le chemin de fer de Vincennes. Nous noterons à ce propos qu'elle donne des détails précis sur la situation, la disposition intérieure des gares de Vincennes et de Fontenay. Au moment même où nous lui parlons, elle dit se les représenter très bien.

Après la mort de son premier mari, elle reprit son métier de reperceuse. Elle ne sait ni où, ni comment elle a connu son mari actuel. Elle sait cependant qu'à cette époque son fils devait avoir dans les 12 ans, parce qu'elle l'avait mis en pension entre 10 et

11 ans, et elle se souvient qu'il était en pension et qu'il avait déjà fait sa première communion lorsqu'elle s'est remariée. Après insistance, elle se rappelle qu'il y a environ 2 ans qu'elle est remariée. Elle se fonde, dit-elle, sur l'âge qu'avait son fils en pension et sur l'âge qu'il a actuellement, il doit avoir, dit-elle, dans les 14 ans. Elle sait que son mari actuel est boucher et que le garçon actuel, qu'elle a toujours connu dans la maison, s'appelle Clément.

Sentiments affectifs bien conservés.

Tel était l'état de notre malade à l'entrée. Quelles conclusions en tirer au point de vue du diagnostic et du pronostic ? Tout d'abord l'hystérie nous semble évidente chez elle, si l'on se rappelle ces étouffements, ces sensations de boule qu'elle avait dès sa jeunesse, ces crises d'aspect épileptique observées par son mari, et aussi les troubles actuels de la sensibilité, prédominant surtout à gauche, et les troubles du mouvement. Le caractère même de la maladie facilement suggestible à l'état de veille, vient encore à l'appui de cette opinion.

Quant aux accidents actuels, ils paraissent nettement s'être développés à l'occasion de l'accouchement ou plutôt de l'état puerpéral consécutif sur ce terrain prédisposé. Parmi ces accidents nous avons vu que le délire proprement dit tenait une place très effacée. Nous avons déjà eu l'occasion de signaler l'influence du milieu sur la nature des idées habituelles de la malade en même temps que sur la teinte mystique de ses idées délirantes. C'est en somme un cas atténué de folie communiquée. Etant donné le tempérament particulier de la malade, étant donné d'autre part que ses idées communiquées avaient trait au spiritisme, nous avons recherché chez elle ces différents phénomènes qui sont le propre des spirites, surtout lorsqu'ils sont hystériques, phénomènes d'inconscience et d'automatisme dont le type se trouve dans l'écriture spirite automatique. Malgré nos expériences plusieurs fois répétées nous n'avons rien obtenu de particulier à cet égard. Nous n'avons d'autre part jamais pu produire le sommeil hypnotique. Nous n'insistons pas sur ces détails pour arriver tout de suite aux troubles intellectuels plus importants qui ne sont, en somme, que le résultat de troubles de la mémoire très étendus et dans lesquels viennent rentrer les modifications de la marche et de la station debout, qui se présentent sous l'aspect de ce que M. Blocq a récemment signalé sous le nom d'astasie et d'abasie (1). La description que nous en avons donnée est tellement classique que nous ne pensons pas devoir insister. Ce diagnostic étant admis, essayons de déterminer l'étendue, l'origine et la nature des troubles de la mémoire. Nous savons, d'après les travaux psychologiques récents, qu'il faut distinguer plusieurs espèces de mémoires : l'une, mémoire élémentaire appelée aussi organique, l'autre, mémoire psychique ou mémoire complexe. La mémoire organique ressemble de tous points à la seconde, sauf qu'elle ne s'accompagne pas de conscience qui en réalité n'est qu'un phéno- mène surajouté. Un des faits de mémoire organique les plus carac- téristiques c'est celui des mouvements des membres inférieurs pen- dant la locomotion, et c'est ainsi que l'acte de la marche réalise le type parfait de ce qu'on appelle les actions automatiques secondaires ou mouvements acquis qui sont le fonds même de notre vie journa- lière. L'explication des phénomènes de l'astasie et de l'abasie, comme l'a d'ailleurs démontré M. Charcot, ne peut guère se trouver que dans une disparition des faits de la mémoire organique relatifs à la marche et à la station debout.

Il est d'autres actes assez complexes, mais du même genre, qui, conscients d'abord, deviennent ensuite automatiques et dont l'exécu- tion relève ainsi de la mémoire organique, tels que l'acte de coudre. Or, notre malade à son entrée, quoique ayant été couturière, avait complètement oublié ce qu'elle savait en fait de couture : elle ne fai- sait plus, pour coudre, qu'une série de mouvements incoordonnés. Voici donc des symptômes qui nous indiquent combien la lésion de la mémoire était profonde puisqu'elle s'étendait à des acquisitions assez stables pour être devenues automatiques, et qui, par leur stabi- lité même sont celles qui disparaissent les dernières.

Il y a, à l'état normal, un rapport étroit entre l'état de la mémoire et l'état de la sensibilité. C'est là un fait que la pathologie et l'expé- rimentation ont aujourd'hui bien mis en lumière. Dans la locomo- tion par exemple, chaque mouvement exige la mise en jeu d'un cer- tain nombre de muscles, de ligaments, d'articulations... qui subissent ainsi des modifications dont la plupart sont transmises au sensorium. Or, chez notre malade, les altérations profondes de la sensibilité existant aux membres inférieurs ne peuvent-elles pas être considérées comme la cause première de son amnésie relative aux mouvements de la station debout et de la marche. Comment les représentations

(1) *Archives de Neurologie*, 1888.

mentales des mouvements de la marche pourraient-elles être restées intactes chez une femme qui, avec les troubles de la sensibilité tactile aux membres inférieurs, a perdu totalement la notion de position de ses extrémités inférieures, et chez laquelle, d'un autre côté, les images sensorielles également atteintes ne peuvent suppléer à la défectuosité des images kinesthétiques (1) ?

Ces mêmes remarques pourraient peut-être s'appliquer à l'acte de coudre. Ici, nous n'avons pas, il est vrai, constaté objectivement dans les membres supérieurs des troubles de sensibilité analogues à ceux des membres inférieurs ; mais il est cependant à noter que la malade accuse dans les doigts de la main une sensation d'engourdissement et prétend ne pas sentir son aiguille.

La mémoire intellectuelle, plus complexe, repose en réalité sur les mêmes bases que la mémoire organique ; l'élément nouveau qu'elle renferme, la reconnaissance et la localisation, n'est que l'apport de l'intelligence, rien de plus, ainsi que l'a montré M. Ribot (2); il ne constitue pas le souvenir. « Les phénomènes psychologiques complexes sont constitués, chez chaque individu, à chaque moment de la vie par des images sensibles d'une espèce déterminée et la mémoire de ces phénomènes complexes dépend de la reproduction de ces images élémentaires. Si ces images ne peuvent plus être reproduites, tous les souvenirs qui y sont liés disparaissent (3). »

Ces points ont, en particulier, été bien mis en lumière par M. Charcot, en ce qui concerne le langage et les différents types sensoriels. Or, voici quelques faits qui prouvent bien que chez notre malade l'affaiblissement de certains souvenirs est dû à l'effacement de certaines images qui, se réveillant, ramènent le souvenir. Nous essayons de la faire calculer de tête, ce qui en général se fait à l'aide de la vision mentale des chiffres ; or, ce calcul abstrait lui est absolument impossible, même pour des opérations très simples et bien qu'elle ait été longtemps caissière. Mais si l'on écrit des chiffres sur une feuille de papier, elle peut faire ensuite des opérations d'arithmétique plus compliquées. Nous avons provoqué certainement de cette façon un réveil de l'image visuelle des chiffres. D'ailleurs, cette malade paraît devoir surtout appartenir au type visuel : la plupart de ses acquisitions antérieures sont dues à des images visuelles ou kines-

(1) Binet et Féré. — *Archives de physiologie*, 1887, et Binet, *Rev. phil.*, 1889.
(2) *Maladies de la Mémoire*, 1887.
(3) Pierre Janet. — *Automatisme psychologique*, 1889.

thétiques, rarement à des images auditives. Quand elle voulait apprendre quelque chose, elle se contentait le plus souvent de lire des yeux ; quelquefois, en même temps, elle parlait à voix basse : elle retenait moins bien ce qu'on lui disait. Il en est de même aujourd'hui. Il nous est arrivé de lui dire plusieurs fois le jour de la semaine sans qu'elle puisse le retenir : il fallait pour cela l'écrire devant elle. De même elle n'a pu retenir notre nom qu'après l'avoir écrit elle-même sur son papier qu'elle consultait à tout propos. Nous avions pris l'habitude de lui faire écrire sur un papier divisé en colonnes correspondantes à une journée ce qu'elle faisait ce jour-là. Comme elle faisait un jour une erreur de date pour un fait que nous lui demandions, nous la faisions consulter son papier pour lui faire voir qu'il y avait 3 jours d'inscrits et elle nous dit : « C'est drôle, dans mon esprit, je ne m'en figurais que 2. » D'autres faits prouvent encore l'habitude qu'a la malade de se servir des images visuelles et la diminution de ces images actuelles ; c'est ainsi qu'elle ne nous distingue pas à notre voix ; que d'autre part, bien que nous voyant tous les jours elle ne peut en aucune façon décrire notre portrait, même vaguement, mais qu'elle nous reconnaît fort bien dès qu'elle nous aperçoit, et même, avant de savoir notre nom, elle nous le prouvait en désignant nos places respectives habituelles. De même, lorsqu'elle a reçu la visite de son fils ou de son mari, si elle oublie lequel des deux est venu la visiter, elle s'en rappelle non pas à leur conversation mais par ce fait que leur visite a eu lieu dans le jardin ou dans la salle ou dans le parloir. De même que leur conversation, elle oublie également nos conseils journaliers, les permissions qu'on lui accorde de vive voix. Pour qu'elle ait plus de chances de s'en souvenir il faut que nous les écrivions sur un papier généralement coloré. Malgré cela, elle ne se rappelle parfois que le papier et a perdu le souvenir de la couleur et de ce qui était écrit.

Ces faits prennent encore bien plus d'importance si l'on se rappelle que les souvenirs les plus vivaces de l'époque antérieure à la maladie sont liés à des impressions visuelles, et que la malade a encore la vision mentale nette de certains endroits où elle est passée souvent, tels que la gare de Vincennes celle de Fontenay qu'elle fréquentait jadis lorsque son fils était en pension. Depuis sa maladie, ses souvenirs les plus nets sont liés à des impressions visuelles très fortes en raison de l'*émotion* intense qui les accompagnait, impressions qui lui ont laissé le souvenir de la salle de l'hospice où elle a été traitée, du cabinet de M. Voisin, des cours de la Salpêtrière.

Il est également utile de signaler chez elle la faiblesse habituelle de l'attention ; c'est ainsi que, si on lui commande de lire à haute voix un passage d'un livre, elle peut en donner le résumé. Cela lui est moins facile, mais possible, lorsqu'elle lit sans articuler à voix haute. Mais jamais elle ne peut résumer ce qu'elle lit d'elle-même dans la journée pour s'occuper.

L'affaiblissement des différentes images, chez notre malade, ainsi que la prédominence habituelle de certaines d'entre elles, découlent des considérations précédentes, fait très important à signaler autant pour la constatation exacte de la nature de la maladie que pour le traitement à suivre. Mais avant d'en arriver là, il nous reste encore à voir les différents aspects sous lesquels se présentent chez elle les troubles de la mémoire intellectuelle. Pour se rappeler un événement, il faut être immédiatement sûr de 3 choses : 1º que quelque chose est bien réellement arrivé ; 2º que cela est arrivé comme on le pense ; 3º que c'est arrivé quand on le pense (1). D'où il résulte qu'il y a trois portes ouvertes aux erreurs de la mémoire. Nous venons déjà de voir des faits rentrant dans une première catégorie et nous avons constaté que la malade avait absolument perdu la notion de certains faits de son existence. Nous signalerons ici que dans d'autres cas, d'une seconde catégorie, elle a des souvenirs lui représentant faussement la manière dont les événements se sont passés : soit que ces événements soient falsifiés, soit qu'ils ne soient conservés que d'une façon incomplète. Si les exemples de la première catégorie se sont montrés immédiatement, surtout à la suite des accidents puer-péraux, ceux de la seconde ne se produisent que pour des faits pos-térieurs ou au contraire tout à fait antérieurs à l'accouchement. Mais, dans tous ces cas, les troubles de la mémoire sont justiciables du mécanisme que nous avons exposé et imputables à la disparition ou à la faiblesse de certaines images sensorielles. Restent les erreurs de la troisième catégorie, celles qui lui sont relatives à la date des événe-ments et qui sont chez elles les plus évidentes.

La localisation dans le temps qui constitue la caractéristique de la mémoire intellectuelle se fait en général à l'aide de points de repère, événements bien connus du sujet qu'il peut toujours rapporter à une date précise et qui lui servent à classer ses autres souvenirs. Dès lors, on comprendra très bien ce que cette localisation dans le temps a de

(1) J. Sully. — *Les illusions du sens et de l'esprit.*

défectueux chez notre malade qui n'a, la plupart du temps, à son service, comme point de repère, que des souvenirs inexacts et qui, souvent même, n'en a pas du tout. Elle ne peut localiser à peu près exactement que pour l'époque antérieure à son accouchement, époque dans laquelle elle a conservé le souvenir exact de certains faits marquant dans son existence, mais, pour le reste, elle ne fait que des erreurs. Par suite de la disparition ou de la faiblesse des images mnémoniques, elle ne peut avoir en effet qu'une notion très inexacte du temps. Le temps actuel lui paraît long, et cela, non pas parce qu'il est rempli par une suite trop serrée d'expériences conscientes, mais au contraire, parce qu'il est très uniforme, peu riche en expériences, que celles-ci sont toujours les mêmes et que leur répétition même tend à les reléguer dans le domaine de l'inconscient. Quant au temps passé (je parle surtout de la période postérieure à l'accouchement), elle en raccourcit généralement la durée, justement par suite de la pauvreté des expériences qui en ont marqué le passage et qui ne constituent ainsi que des points de repère très clairsemés ; et depuis cette époque, elle n'a à son service, comme points de repère, que quelques rares événements qui, par leur intensité, leur durée, ont réussi à se fixer fortement dans sa conscience. (Visite chez M. Voisin, entrée à l'hospice, etc...)

Un fait qui nous reste à signaler, c'est que bien qu'ayant conscience parfaitement de la faiblesse de sa mémoire, la malade raisonne toujours inconsciemment, comme si elle pouvait localiser exactement dans le temps.

Exemple :
— Quand avez-vous vu vos parents?
— Dimanche.
— Quand cela était-il ?
— Hier. (Inexact.)
— Quel jour sommes-nous ?
— Lundi, puisque c'était hier dimanche.

Nous en avons assez dit sur l'état mental de cette malade pour montrer qu'il ne s'agit là que de troubles de la mémoire, et que, loin d'avoir affaire à une démente, comme on pouvait le croire au premier abord, nous sommes en face d'une affection de pronostic moins grave, nous dirons presque même curable.

Dès aujourd'hui, en effet, une amélioration s'est produite : bien que notre malade ne soit pas encore très ingambe, elle se tient debout et marche en écartant les jambes, afin d'élargir sa base de sustentation. Elle progresse ainsi seule et sans appui non seulement sur un terrain plat, mais elle peut même monter des marches d'escalier. Elle coud bien, fait du crochet. D'un autre côté, elle se rappelle beaucoup mieux les faits antérieurs à son accouchement, répond à ce propos sans aucune hésitation et rectifie même certains détails qu'elle avait donnés lors de ses premiers interrogatoires. De même pour les faits actuels, elle a des souvenirs plus nets, sait bien les jours de la semaine et fait moins d'erreurs de temps.

Ce résultat, encourageant pour l'avenir, a été obtenu exclusivement à l'aide d'un traitement psychologique, basé sur ce que nous avons exposé sur la pathogénie de la maladie. Il a consisté surtout, soit pour réveiller les anciens souvenirs, soit pour fixer les nouveaux, à donner à chacune des impressions une ténacité plus grande, en s'adressant aux images sensorielles que la malade avait conservées, soit en les prenant isolément, soit en les associant à d'autres images susceptibles de réveiller les premières, et en tâchant, d'un autre côté, de rendre chacune de ces images plus stables, soit par leur répétition, soit en en augmentant la durée et l'intensité par la fixation de l'attention de la malade ou l'éveil à leur propos d'émotions différentes.

Nous ne pouvons entrer ici dans tous les détails du traitement, nous nous contenterons de rapporter quelques exemples qui feront mieux comprendre les règles que nous venons d'exposer.

Pour la marche, par exemple, nous avons d'abord tâché de réveiller les images motrices par des mouvements passifs reproduisant ceux de la marche. Mais il ne faut pas oublier que ces acquisitions automatiques secondaires doivent aujourd'hui rentrer dans le domaine de la conscience pour que la malade puisse marcher à nouveau. Aussi, faut-il attirer son attention et la fixer, ce qui est facile, étant donné son désir extrême de marcher, sur les mouvements de locomotion. Étant donné que les images les plus nettes qu'elle ait actuellement sont les images visuelles, ce sont à celles-là qu'il nous a paru bon de s'adresser tout d'abord, en lui recommandant de regarder les mouvements de la marche chez les autres personnes, ceux qu'elle accomplit lorsqu'elle simule la marche assise, lorsqu'on lui fait marquer le pas, etc... De cette façon, les images visuelles et motrices s'associent pour rendre à la malade le souvenir des mouvements de locomotion et le résultat sera encore plus favorable, grâce à la répétition fréquente de cette gymnastique particulière.

Pour ce qui est du cas de la mémoire intellectuelle, la marche que nous avons suivie a été la même. Pour permettre à la malade de garder le souvenir des événements nouveaux, nous avons cherché à fortifier les images sensorielles. Parfois, nous nous sommes adressés à ces images prises isolément.

Inutile de s'adresser alors aux images auditives : ayant pu constater maintes fois que, chez la malade, les représentations auditives étaient des plus instables, peut-être même en a-t-il été toujours ainsi chez elle.

Il en est de même des images motrices qui, seules ou même associées aux précédentes, sont impuissantes à créer un souvenir. C'est ainsi que la malade n'a jamais pu retenir un mot (le jour de la semaine par exemple) tant que nous nous sommes contentés de le lui dire et de le lui faire répéter à haute voix, même en l'épelant. Les images visuelles, qui sont les moins atteintes et paraissent toujours d'ailleurs avoir été prédominantes, ont pu, par cela même, donner de meilleurs résultats si on s'adressait à elles. Pour lui faire retenir une date, par exemple, nous la lui montrions écrite sur un papier en nous assurant que la sensation visuelle avait assez *duré* pour que la malade ait à la suite une perception nette et consciente. Une interrogation au moment même et la réponse qui la suivait pouvaient nous renseigner à ce sujet.

D'un autre côté, nous nous attachions à augmenter l'*intensité* de l'image visuelle en l'associant à une émotion. Si, par exemple, elle lisait une date, le mot jeudi, nous lui annoncions en même temps pour ce jour la visite de sa famille à laquelle elle est très attachée. Si nous lui faisions lire notre nom, nous lui donnions en même temps l'espérance d'une prompte guérison, etc.

Pour assurer la réviviscence des souvenirs, il nous a paru souvent préférable de nous adresser en même temps à plusieurs images sensorielles, de façon à ce que, par suite de cette association, si l'une d'elle s'effaçait, une autre pût suffire pour réveiller ce souvenir. Tout d'abord, accordant toujours à la vision la priorité, nous avons montré à la malade un papier coloré, portant inscrit ce dont nous voulions qu'elle se souvienne. La vue était donc impressionnée de trois façons : par le papier, par la couleur, par l'inscription. Souvent il est arrivé, surtout au début, que l'image seule du papier persistait et c'est cela même qui nous a donné l'idée de tripler ainsi l'impression visuelle. Nous avons eu d'ailleurs la satisfaction de voir la malade retenir ainsi beaucoup mieux et le souvenir de la couleur du papier réveiller celui de l'inscription. Pour aller plus sûrement, nous avons même fait souvent épeler et lire à haute voix l'inscription du

13

papier coloré, introduisant ainsi pour ce souvenir deux nouvelles images, une auditive, l'autre kinesthétique. Nous croyons avoir atteint ainsi un maximum d'intensité pour une seule impression, surtout en y associant encore une émotion comme nous l'avons dit plus haut.

Tous les souvenirs acquis par ces procédés étaient autant de points de repère pour classer les souvenirs récents. Nous avons déjà parlé de cette sorte de journal que nous faisions tenir par la malade qui écrit, sur un papier divisé en colonnes correspondant chacune à un jour, les faits nouveaux ou marquants de cette journée.

En ce qui regarde les souvenirs anciens, nous nous sommes servis des points de repère conservés ; et en forçant la malade à raisonner d'après ces bases, nous l'avons fait localiser d'autres faits dont l'époque restait indécise. Nous avons essayé de fixer ces derniers dans sa mémoire comme précédemment et nous lui avons créé ainsi de nouveaux points de repère, en même temps que nous fortifions les anciens, et ainsi de suite.

Nous avons déjà dit plus haut les résultats obtenus par ces procédés d'expérimentation et de thérapeutique psychologique. Si la mémoire n'est pas encore intégralement restaurée, au moins l'amélioration est-elle assez notable pour justifier à la fois et notre diagnostic et l'opportunité du traitement.

M. le Dr Dubuisson lit une observation d'amnésie traumatique. Cette amnésie s'étendait à une période de 20 années et la remémoration des faits oubliés commença par les plus anciens de la période amnésique. Cette observation est rapportée plus loin dans le mémoire sur la folie traumatique.

M. Rouillard fait une communication sur la statistique et le fonctionnement de la clinique de l'asile Sainte-Anne.

STATISTIQUE ET FONCTIONNEMENT

DE LA CLINIQUE DE LA FACULTÉ A L'ASILE SAINTE-ANNE

Par le Dr ROUILLARD, chef de clinique, médecin-adjoint des Asiles de la Seine.

Le service de la clinique de la Faculté de médecine de Paris, à l'asile Saint-Anne, est un service un peu à part, et qui, sous plusieurs points de vue, diffère des autres services d'aliénés. J'ai pensé que quelques courtes réflexions à ce sujet pourraient intéresser le Congrès.

La clinique de Sainte-Anne occupe 2 pavillons : le pavillon Leuret pour 100 hommes, et le pavillon Ferrus pour 50 femmes. Mais, en raison de l'encombrement habituel des asiles de la Seine, nous avons eu toujours, en moyenne, de 115 à 120 hommes et 60 femmes. La clinique, fondée en 1879, est dirigée depuis cette époque par M. le professeur B. Ball, ayant sous ses ordres : 1 chef de clinique, 1 chef de clinique adjoint, 2 internes, l'un en médecine, l'autre en pharmacie, 1 chef de laboratoire et 1 aide de laboratoire.

Par suite de dispositions particulières, le chef de clinique est médecin-adjoint des asiles de la Seine, et par un arrêté préfectoral spécial, fait fonctions de médecin en chef, et comme tel est soumis à toutes les obligations de la loi de 1838. Cette disposition prise il y a plus de dix ans, dans un but qu'il ne m'appartient pas d'envisager, a tourné au plus grand bien du service.

Le professeur, dégagé des corvées administratives et des menus détails journaliers, n'ayant pas à rédiger les nombreux certificats prescrits par la loi, a pu se consacrer tout entier à son enseignement, et l'on sait quel éclat jette cet enseignement vraiment clinique. D'autre

part, le chef de clinique, investi d'une autorité et portant une responsabilité que n'ont pas ses collègues de la Faculté, trouve dans cette
situation un stimulant puissant.

Les leçons cliniques, qui attirent une moyenne de 150 à 200 audi-
teurs le dimanche, et de 25 à 30 le jeudi, amènent donc dans nos
quartiers une foule de visiteurs dont la présence pourrait à première
vue sembler préjudiciable à nos malades, dont un grand nombre ont
tant besoin d'isolement. On n'a jamais constaté aucun inconvénient
résultant de ces visites. Les malades qui ont besoin d'un isolement
absolu ne sont d'ailleurs pas montrés aux élèves. Ces visites ont
même le bon effet de maintenir en haleine les serviteurs dont le zèle
est ainsi continuellement stimulé, et qui se laisseraient facilement
aller à un relâchement contre lequel nous tous, aliénistes, luttons tous
les jours. Il n'est pas mauvais non plus que le public, si plein de
préventions à notre égard, et dont l'oreille est toujours complaisam-
ment ouverte aux calomnies de la presse, puisse se convaincre, de
visu, que nos *bastilles modernes* sont dirigées par des hommes qui
dans l'accomplissement de leurs fonctions, sont guidés par le seul
amour de l'humanité.

Le petit nombre des malades et l'exiguité relative des locaux, n'ont
pas permis de faire entre les malades ces grandes divisions en quartiers qui existent dans tous les asiles, et les malades se trouvent tous
dans le même pavillon. Cet état de choses ne paraît pas avoir d'inconvénient, il existe d'ailleurs, dans le service voisin, au bureau central d'admission. Il y a des salles spéciales, une infirmerie, une salle de
gâteux et des chambres d'isolement au premier étage et un pavillon de
cellules au fond du jardin. J'ai soin de faire désinfecter ces locaux en
brûlant du soufre deux fois par semaine dans les cellules, et en faisant
pulvériser tous les jours une substance antiseptique dans la salle des
gâteux, avec un pulvérisateur de fort calibre. Les cellules, au nombre
de trois pour chaque quartier, sont construites d'après le type ordinaire
avec salle de bains et chambre de gardien attenante. Elles sont assez
satisfaisantes et je n'ai pas à les décrire ici. Il est malheureusement
regrettable que les architectes n'aient pas la précaution de consulter
les médecins et de montrer leurs plans ; on est ainsi réduit à déplorer
certains défauts d'agencement auxquels les nécessités budgétaires ne
permettent plus de remédier. C'est ainsi que les préaux de nos cellules
des hommes donnent en face d'une haute maison populeuse de la
rue de la Santé, située à moins de 20 mètres, et dont les habitants
invectivent les aliénés et jettent des pierres et des ordures à nos pauvres

malades. Je ne puis donc faire profiter les agités de ce préau devenu un véritable pilori. Dans les cellules plus neuves des femmes dont j'ai pris livraison le 1er août 1889, les portes sont munies d'un judas, mais ce judas est placé à 80 centimètres du sol ; il faut donc se mettre à genoux pour observer l'aliénée. Ce petit détail a son importance, car lorsqu'on ne facilite pas l'exercice de la surveillance au personnel subalterne, cette surveillance ne se fait pas.

Je crois trouver la majorité de mes confrères de mon avis, en déplorant, dans les cellules, les parquets cirés. Comme on ne peut laisser à ces malades un vase de nuit qui deviendrait une arme entre leurs mains, ils sont forcés de satisfaire leurs besoins sur le sol. Malgré tous les soins de propreté, les matières s'introduisent entre les feuillures du parquet et imprègnent le bois ; il en résulte une odeur aussi peu agréable qu'anti-hygiénique qui commence déjà à se faire sentir dans un bâtiment habité depuis un an à peine. Je préférerais un sol en ciment, avec pente et rigole pour l'écoulement, sur lequel on étendrait une natte épaisse, soit mieux une litière de varech ou de fibres de coco facilement renouvelable. Un seau d'eau chaude et un coup de balai tiendraient facilement le sol en bon état de propreté.

Il me faut encore déplorer l'insuffisance numérique du personnel subalterne. Tandis qu'à l'étranger, en Angleterre par exemple, on a une proportion de 1 gardien pour 5 ou 6 malades, nous n'avons en tout que 6 gardiennes et 12 gardiens, ce qui fait une proportion de 1 gardien pour 10 malades. Dans la pratique, ce chiffre n'est même pas exact. En effet, l'un est le surveillant en chef, l'autre est chargé de l'habillement, un autre est garçon de laboratoire, un quatrième est chargé du service des cliniques et des consultations, deux sont aux cellules, deux autres à l'infirmerie, un est veilleur de nuit. Il ne reste que 3 gardiens pour le service de la cour où se trouvent 60 malades en permanence, la plupart agités ou pour le moins délirants actifs.

Je ne dirais rien du traitement des malades, qui n'a rien de spécial, si je ne tenais à affirmer hautement ici, et d'accord en cela avec M. le professeur Ball, que je ne suis pas partisan du non-restraint et que j'emploie les moyens de contrainte. Contrairement à certaines allégations de la presse politique, qui a mené cet hiver une véritable campagne contre les moyens de contention, je ne crois être ni inhumain, ni barbare. J'emploie la camisole de force, c'est vrai, mais d'une façon raisonnée et en m'entourant de certaines garanties. Seul, moi-même, ou l'interne, ou à la rigueur le surveillant-chef et la surveillante, en lesquels j'ai la plus grande confiance, ont le droit de mettre la camisole de force. Encore cela doit-il être consigné sur le rapport du surveillant. Jamais un malade n'est maintenu entravé dans son lit, si ce n'est momentanément et sous mes yeux, pour une opération de petite chirurgie ou pour le catéthérisme œsophagien. Toute infraction à ces règles est sévèrement punie. C'est grâce à cette application raisonnée des moyens de contrainte que pendant 8 ans 2 accidents mortels seulement, ont été à déplorer : un malade s'est jeté dans le saut-de-loup et est mort d'hémoptysie au bout de quelques heures. A l'autopsie on trouva de nombreuses cavernes. Un autre s'est suicidé en se précipitant d'une fenêtre du grenier où il avait réussi à se cacher. C'est le seul suicide consommé en 8 ans sur un total de 2.734 malades. Il va sans dire que je ne parle pas des innombrables tentatives de suicide, toutes avortées. J'ajouterai que, contrairement à une opinion répandue sur l'usage de la camisole chez les alcooliques, je n'ai eu depuis 2 ans aucun décès d'alcoolique malgré le chiffre de 152 alcooliques traités en 2 ans, dont un grand nombre ont été camisolés. La plupart de nos confrères se vantent de ne pas employer la camisole de force. J'en conviens volontiers. Mais ils seront forcés de convenir aussi que ce n'est guère là qu'une question de mots. Oui, dans un grand nombre de services, on ne voit pas de camisole ! mais on y emploie le maillot de force, mais on y met des gantelets, des ceintures de force qui maintiennent les deux mains enfermées et accolées à la ceinture. Je veux bien discuter le plus ou moins de valeur de ces appareils, mais en somme, ce n'est pas la question de la camisole qui est à discuter, c'est la question de la contrainte ou de la non-contrainte, question de principe, supérieure aux mesquines questions de détail.

Enfin, Messieurs, je terminerai ce plaidoyer *pro domo mea* en vous présentant la statistique du service de la clinique. Malgré le nombre restreint des places, le chiffre des malades observés est assez important. J'ai, en effet, la prérogative de prendre à l'arrivée des voitures du dépôt tel malade qui me convient, et la faculté de transférer au bureau central d'admission les malades dont je n'ai plus besoin. Cette prérogative nous a été octroyée par arrêté de M. le Préfet de la Seine, dans l'intérêt de l'enseignement qui exige un grand nombre de sujets variés. C'est ainsi qu'avec un service de 159 places, le nombre des malades traités en 1889 a été de 480 (307 hommes et 173 femmes.) Je ne parle pas des malades de la consultation externe qui, au nombre de 40 environ par semaine, sont observés ou viennent suivre un traitement dans le service.

STATISTIQUE.

J'étais fort embarrassé pour établir cette statistique. Les classifications en aliénation mentale sont si nombreuses qu'on a pu établir une classification de ces classifications. Celle qui aurait mes préférences, celle de M. le professeur Ball, n'est pas admise par tout le monde, et vous savez qu'il y a un an, à la Société médico-psychologique, nous n'avons pu nous mettre d'accord. Quant à la classification de l'administration, quoique cette année, elle ait proliféré, et se soit augmentée d'une case, elle n'est pas sérieuse. Nous y voyons l'obligation d'inscrire à la case 2, la folie alcoolique provenant de l'abus des spiritueux, et comprenant le *delirium tremens* dû à l'alcoolisme. Mais 6 lignes plus loin je lis : on omettra de faire figurer dans ces cadres, les malades affectés de *delirium tremens* !... Tout cela n'est pas sérieux.

Je me suis heureusement rappelé une phrase de M. Ritti, dans une de ses chroniques des annales médico-psychologiques.

Donnant le compte rendu sommaire, des travaux du Congrès de 1889, il expose le classement (le mot classification a paru à juste titre un peu trop présomptueux), le classement dis-je, proposé au Congrès international par un membre de la Société royale de Belgique, et qui a été adopté par la majorité des aliénistes présents au Congrès de Paris, en août 1889. Ce classement, dit M. Ritti, est fort satisfaisant : « sans heurter aucune des théories controversées et opposées en ce moment en aliénation mentale, il comprend les principales variétés de maladies mentales. Nous souhaitons, ajoute-t-il, que ce classement soit adopté à l'avenir par les aliénistes de tous les pays, et notamment par les aliénistes français, qui devraient saisir l'occasion de leur rapport annuel pour mettre en vogue ce classement.

Je réponds en ce moment à l'appel de M. Ritti et du Congrès de 1889 et j'espère que mon exemple sera suivi par mes confrères. On pourra ainsi constituer une statistique, sobre de détails il est vrai, mais précieuse pour les travailleurs de l'avenir qui y trouveront des documents précis et uniformes, quelle qu'en soit la provenance.

STATISTIQUE DU SERVICE DE M. LE PROFESSEUR BALL

(Clinique de la Faculté à l'asile Sainte-Anne).

Dressée par le Dʳ ROUILLARD, chef de Clinique, médecin-adjoint de Sainte-Anne

d'après le classement adopté par le Congrès international de 1889.

| | DIAGNOSTICS D'ENTRÉE Du 1er Janvier 1884 au 31 Décemb. 1887 / Du 1er Janvier 1888 au 31 Décemb. 1889 | | | | DIAGNOSTICS RECTIFIÉS Du 1er Janvier 1888 au 1er Juillet 1890 | | | | TOTAL DES DEUX GROUPES | | | | TOTAL général des deux sexes |
	HOMMES		FEMMES		HOMMES		FEMMES		HOMMES		FEMMES		
I. Manie (y compris le délire aigu)	160	10.60 %	77	15.30 %	28	5.38 %	28	12.16 %	188	9.4 %	103	14.3 %	293
II. Mélancolie	133	9.10 %	101	28.08 %	32	6.17 %	59	25.65 %	165	8.2 %	160	21.8 %	325
III. Folie périodique (folie à double forme, etc.)	»	»	1	0.20 %	6	1.15 %	3	1.30 %	6	0.3 %	4	0.5 %	10
IV. Folie systématisée progressive	106	7.23 %	73	14.51 %	40	7.72 %	24	10.43 %	146	7.3 %	97	13.2 %	243
V. Démence vésanique	26	1.76 %	17	4.27 %	12	2.34 %	2	0.86 %	38	1.9 %	19	2.5 %	57
VI. Démence organique et sénile	102	6.86 %	50	10. %	46	8.87 %	17	7.38 %	148	7.4 %	67	9.1 %	215
VII. Paralysie générale	296	20.64 %	57	11.33 %	140	27.02 %	18	7.81 %	436	21.8 %	75	10.2 %	511
VIII. Folies névrosiques (hystérie, épilepsie, hypochondrie)	85	5.73 %	35	6.90 %	34	6.56 %	20	8.61 %	119	5.9 %	55	7.5 %	174
IX. Folies toxiques	438	30.95 %	30	5.96 %	132	25.86 %	28	12.10 %	590	29. %	58	8. %	648
X. Folie morale et impulsive	16	1.07 %	4	0.80 %	15	2.89 %	8	3.47 %	31	1.5 %	12	1.6 %	43
XI. Idiotie, imbécillité, débilité mentale, etc.	101	6.75 %	38	11.32 %	33	6.37 %	23	10. %	134	6.7 %	81	11. %	215
	1483		503		518		230		2001		733		2734
VI. bis { Démence organique	42	2.80 %	5	0.9	15	2.89 %	5	2.17 %					
VI. bis { Démence sénile	60	4. %	45	8.9	31	5.90 %	12	5.50 %					
XI. bis { Idiotie et imbécillité	27	1.7 %	7	1.3	10	1.85 %	8	3.50 %					
XI. bis { Débilité mentale	74	4.5 %	51	10.	23	4.43 %	15	6.21 %					

On voit qu'il est possible, sans tourmenter les diagnostics, de faire entrer dans une quelconque de ces classes n'importe quelle maladie mentale. Quoique critiquable à bien des points de vue, ce classement a l'avantage d'être peu établi sur la symptomatologie. Nous y voyons figurer la manie et la mélancolie, qui sont plutôt des symptômes que des entités morbides ; c'est vrai, mais il est certain que le but auquel nous tendons tous est de voir disparaître ces titres. On ne pouvait cependant les passer sous silence, car jusqu'ici un grand nombre de malades ne peuvent être classés que sous l'étiquette de manie ou de mélancolie. J'ai pensé que tout malade dont l'état maniaque ou mélancolique pouvait se rattacher à un des autres groupes, devait figurer dans un de ces groupes. Une paralysie générale, à forme maniaque ou hypochondriaque, sera de toute façon inscrite au groupe VII. Il faut agir de même pour tel malade qui présenterait une phase de manie ou de mélancolie au cours d'une autre maladie. On peut se trouver embarrassé pour quelques-uns de ces groupes. Prenons par exemple le groupe V (démence vésanique). Nous devrons faire entrer dans ce groupe les malades qui, guéris d'un état maniaque ou mélancolique ayant dépassé la phase aiguë, n'ont cependant pas recouvré leurs facultés, et ont versé dans la démence. Mais, mettrons-nous dans ce groupe un délirant persécuté devenu dément ? Je n'en ai pas jugé ainsi ; j'ai pensé que la folie systématisée progressive, qu'on l'appelle délire de persécution avec Lasègue, ou délire chronique avec M. Magnan, ou psychose systématique progressive avec M. Garnier, ou maladie de Lasègue avec M. le professeur Ball, est en somme une entité morbide définie, sur les détails et l'évolution de laquelle nous ne sommes pas d'accord, mais qui, en définitive, est admise par tous. J'ai donc fait figurer au groupe IV des délirants persécutés devenus déments et arrivés à la période terminale de leur maladie.

Le groupe I (états maniaques) nous présente une proportion relativement élevée de malades, notamment pour les femmes. Tous les aliénistes sont d'accord pour considérer la manie plutôt comme un symptôme que comme une entité morbide. L'idéal serait de supprimer ce titre du cadre nosologique et de n'avoir que des titres vraiment étiologiques ou anatomo-pathologiques. Mais l'état actuel de la science nous contraint à garder des dénominations qui ne satisfont pas complètement l'esprit. Le groupe II (mélancolie) présente un chiffre beaucoup plus élevé chez les femmes que chez les hommes, fait consacré par toutes les statistiques précédentes et corroboré par l'observation journalière.

Le groupe III (folie périodique) nous réserve une surprise. En effet, dans la première partie de notre statistique, 1 seul cas est noté sur 1,986 malades, et dans la seconde partie, nous n'avons que 9 cas sur 748 malades. Irons-nous conclure de cela que la folie circulaire est rarissime dans notre service ? Ce serait là une grossière erreur. La folie circulaire ne peut être diagnostiquée que lorsqu'elle a parcouru un au moins de ses cycles. Or, nous voyons les malades pour la première fois lors de leur premier accès, et nous ne pouvons préjuger de la suite de la maladie ; or, le sujet ayant eu un ou plusieurs accès, entrecoupés d'intervalles lucides, a été, à notre insu, traité soit dans sa famille, soit dans un autre service d'aliénés, et l'absence de renseignements nous force à considérer comme accès de manie ou de mélancolie ce qui n'est qu'une étape de la folie à double forme.

Le groupe IV (folie systématique progressive) présente une forte proportion de malades, surtout pour le sexe féminin, ce qui du reste est constaté dans tous les asiles.

Le groupe V (démence vésanique) ne nous offre, comme il fallait s'y attendre, qu'une proportion très faible, étant donné surtout, comme je le disais à l'instant, que j'en ai éliminé les délirants persécutés devenus déments. La proportion doit être beaucoup plus forte dans les autres asiles, et principalement dans les asiles de province. Mais notre service est en réalité un lieu de passage où les malades ne séjournent pas longtemps. Ceux de nos vésaniques qui sont devenus déments, se trouvent donc dans d'autres services et échappent à notre observation.

Pour le groupe VI (démence organique et sénile) nous sommes forcés d'accoupler des états fort disparates. C'est ainsi qu'un malade atteint de tumeur cérébrale ou de démence hémiplégique, qu'un syphilitique cérébral pur, âgé, je suppose, de 30 à 40 ans, devra figurer dans la même colonne qu'un dément sénile de 75 ans. Évidemment, c'est là un des défauts de cette statistique. Pour me conformer à nos conventions de 1889, j'ai consigné en un seul bloc les deux variétés, mais j'ai fait deux sous-groupes, l'un pour la démence organique, l'autre pour la démence sénile. J'ajouterai que les malades âgés, qui ont paru atteints de démence organique (ramollissement par exemple), sont, malgré leur âge, placés dans le sous-groupe de la démence organique. Si la proportion des séniles n'est pas très élevée alors que les asiles en sont encombrés, c'est que j'ai lutté, autant que possible, contre cet encombrement, nuisible aux intérêts de l'enseignement.

Je n'aurai rien à dire du groupe VII (paralysie générale), qui paraît avoir des frontières bien délimitées, si nous n'avions à nous demander où nous devons placer les pseudo-paralysies générales. J'ai rencontré, dans le dépouillement des observations, un assez grand nombre de pseudo-paralysies générales. Me basant sur leur étiologie et sur leur évolution si spéciales, j'ai cru bien faire en plaçant les pseudo-paralysies générales syphilitiques dans le groupe de la démence organique, et les pseudo-paralysies générales alcooliques et saturnines dans le groupe des folies toxiques. Les malades du groupe VII sont donc tous des paralytiques généraux vrais, et le diagnostic, pour un grand nombre, a été confirmé par l'autopsie. Malgré cela, il ne faut pas s'étonner du chiffre élevé qu'ils présentent (27 %.) Nous observons, en effet dans un milieu éminemment urbain. J'ai relevé avec soin, pour tous ces malades, leur lieu d'origine, et le temps depuis lequel ils habitent la capitale. 85 % sont parisiens de naissance, ou tout au moins habitent Paris depuis plus de 5 ans. La proportion de parisiens parmi les autres malades n'est en moyenne que de 60 à 65 o/o. C'est un fait d'ailleurs bien connu. Et nos confrères de la province, notamment M. Camuset et M. Baume, nous ont montré la rareté de la paralysie générale dans les départements agricoles.

Le groupe VIII (folies névrosiques), groupe très important, contient, outre l'hystérie et l'épilepsie, l'hypocondrie. Je n'ai pas à discuter en ce moment la valeur de l'hypocondrie comme névrose; je dirai seulement qu'elle m'a paru fort rare. Je n'ai constaté que 4 cas d'hypocondrie idiopathique; tous les autres étaient rattachables, soit à la mélancolie, soit au délire de persécution, soit à la paralysie générale, soit à d'autres groupes. Il y a également, dans le groupe VIII, un grand nombre d'hystériques et surtout d'épileptiques qui ne délirent pas et n'ont jamais déliré. L'insuffisance du personnel subalterne, restreint systématiquement par les économies budgétaires du Conseil général, nous force à garder ces malades, qui doublent les employés dans les fonctions d'infirmiers ou de commis aux écritures. J'ai protesté ailleurs, contre cette manière de faire et en ai signalé les dangers. Je n'insiste pas ici sur cette question, mais il faut en tenir compte dans l'interprétation des statistiques.

Le groupe IX (folies toxiques) ne contient guère que des alcooliques. Il faut en déduire une catégorie presque insignifiante dans une statistique aussi nombreuse, c'est-à-dire 11 morphinomanes et 3 saturnins. La proportion des alcooliques est énorme. Des voix plus autorisées que la mienne ont déjà signalé ce danger, et nous attendons toujours, des pouvoirs publics, les moyens de lutter contre ce véritable fléau social.

On ne peut, ici surtout, à Rouen, qui s'honore d'avoir possédé le grand Morel, passer sous silence le groupe X (folie impulsive, délire émotif, etc.). Vous avez dû remarquer que le mot folie des dégénérés ne figure pas dans ce classement. J'imiterai le silence prudent de la statistique, ne voulant pas faire renaître une ardente mais brillante polémique qui tout récemment éclatait au sein de notre Société médico-psychologique. Je tiens simplement à déclarer que j'ai rangé les cas de ce genre, soit dans le groupe X, soit dans le groupe XI, lorsque le niveau mental du sujet m'a paru trop au-dessous de la moyenne pour mériter les honneurs du groupe X.

Enfin le groupe XI contient tous les états inférieurs (les minus habentes). Mais il importe de faire ici une distinction entre les idiots, crétins ou imbéciles, les faibles d'esprit et les débiles. Aussi ai-je constitué deux sous-groupes. Le premier contient les idiots, les imbéciles ; il faut y ajouter deux crétins sporadiques, l'un des Batignolles, l'autre de la rue de La Harpe, dont M. le professeur Ball a publié ailleurs les observations. Le deuxième sous-groupe, comprend la débilité mentale qui se complique si souvent de délire.

Bref, Messieurs, et c'est là l'idée principale et préconçue qui m'a guidé dans ce long travail, j'ai cherché à interpréter chaque observation et à la rattacher plutôt à une maladie, à une entité morbide qu'à un symptôme. C'est ce qui vous explique le chiffre de mélancoliques et de maniaques, beaucoup plus faible dans ma statistique que dans les statistiques des autres auteurs.

Envisagée dans son ensemble, cette statistique consacre un fait bien connu d'ailleurs. En chiffres ronds, les états vésaniques y figurent pour un tiers, les états démentiels pour un autre tiers, le troisième tiers est occupé par les folies toxiques, par l'alcoolisme. Je me trouve en cela d'accord avec les statistiques connues, et notamment avec celles de Planès (la folie à Paris) et celle toute récente de M. le Dr Garnier.

Mais, si nous poussons plus loin notre analyse, nous constatons un fait des plus curieux et des plus intéressants, et c'est là la seule originalité à laquelle prétende mon travail.

Ma statistique s'étend sur deux périodes distinctes. L'une va du 1er janvier 1881 au 31 décembre 1887, l'autre du 1er janvier 1888 au 1er juillet 1890. Pour les femmes, même, la première période ne commence qu'en 1883, les religieuses ayant, au moment de la laïcisation, détruit les livres de statistique du service. Pour la première catégorie, je me suis basé sur les diagnostics consignés dans les certificats immédiats. J'ai suivi, autant que possible, les malades d'après les certificats de quinzaine et de sortie, et les livres de la loi. Mais vous n'ignorez pas que les certificats de sortie ne sont pas toujours explicites, et que les livres de la loi, tenus avec une régularité douteuse, manquent un peu de rigueur scientifique. Aussi, cette première catégorie, je ne la donne que sous toutes réserves.

Quant à la deuxième catégorie, elle contient ce que j'appellerai les diagnostics rectifiés.

Je m'explique.

Un malade entré par exemple avec le diagnostic alcoolisme. Au bout d'un certain temps d'observation, l'on s'aperçoit que l'alcool étant éliminé et le délire alcoolique s'étant éteint comme un feu de paille, il reste, soit une paralysie générale type, soit un délire de persécution, une maladie de Lasségue. Notre malade n'était pas une vraie folle toxique, c'était un paralytique général ayant fait dans sa période de dynamie fonctionnelle des excès de toute sorte, et notamment d'alcool. C'était un persécuté, qui pour se distraire des ennuis et des persécutions auxquels il était en butte, a cherché dans le vin des consolations. Il y avait chez lui coexistence de deux délires, et le délire alcoolique qui jouait ici le rôle de trompe-l'œil, avait masqué la vraie maladie. — Evidemment, je dois réformer le premier diagnostic, et classer le malade, non plus dans le groupe IX, mais dans le groupe IV ou VII. Ou bien c'est un dément que l'on m'amène. Mais la famille m'apprend que cet homme a toujours été un faible d'esprit, qui n'a jamais pu apprendre à lire ni à écrire, ni à exercer un métier. Je raye le malade du groupe des déments et le place dans le groupe des imbéciles ou des débiles selon le degré. C'est ainsi que vous constatez entre la première et la seconde partie de cette statistique des écarts considérables.

Les maniaques hommes, sont dans la première série, dans la proportion de 10 °/o et dans la seconde de 5 °/o. Nous n'avons pourtant pas eu moitié moins d'agités. Mais, ces malades étaient, après observation, reconnus maniaques-paralytiques généraux ou maniaques-alcooliques. J'en dirai autant de la mélancolie et de la folie circulaire. Je le dirai surtout de l'alcoolisme. Dans la première catégorie, les paralytiques généraux sont dans la proportion de 20 °/o et dans la deuxième de 27 °/o ; les alcooliques dans la première de 31 °/o et dans la seconde de 25 °/o. La seconde catégorie est donc la seule vraiment digne de foi. Les causes d'erreur en sont exclues, autant du moins que faire se peut. Ces malades, observés depuis le 1ᵉʳ janvier 1888, je les connais tous, je les ai observés et traités. Je n'ai pris possession du service que le 1ᵉʳ novembre 1888, mais alors, j'étais depuis deux ans chef de clinique adjoint et connaissais bien presque tous les malades. J'ai ainsi réformé plus de 57 diagnostics erronés. Je ne veux pas ici paraître blâmer les médecins qui ont rédigé les certificats d'entrée, d'autant plus que les trois quarts de ces certificats sont signés de moi-même. Mais chacun sait qu'il est impossible, le premier jour, de poser un diagnostic ferme et irrévocable. J'ajouterai que pas un malade n'est marqué deux fois dans cette statistique. J'ai défalqué avec soin 39 malades entrés précédemment dans le service.

Je terminerai en répondant d'avance à une objection qui peut m'être faite. Dans cette statistique ne sont notées ni les sorties par guérison ou amélioration, ni les décès. C'est qu'effectivement une statistique de ce genre n'aurait aucune valeur à la clinique de l'asile Sainte-Anne, puisque comme je le disais au début, et dans l'intérêt de l'enseignement, 70 % des malades sont transférés et vont, ou se guérir, ou mourir dans d'autres services.

Tel est, Messieurs, le résumé du service de la clinique de la Faculté. La deuxième partie de mon travail est, je le répète, aussi consciencieuse que possible, et les 748 cas qui la composent sur 2,734 observés forment une statistique qui s'approche, autant que faire se peut de la vérité absolue, qu'il n'est pas donné à l'homme de connaître.

DISCUSSION.

M. le professeur BALL adresse à M. Rouillard ses remerciements et ses félicitations pour l'intéressante communication qu'il vient de faire.

M. CULLERRE. — A propos du classement des maladies mentales je demanderai à M. Rouillard à quel moment il diagnostique la démence vésanique ?

M. ROUILLARD. — Je suis plutôt guidé en cela par une impression générale que par des signes particuliers.

M. FALRET. — La classification proposée est une classification provisoire, ou de statistique, sur laquelle l'accord peut se faire.

M. DOUTREBENTE. — Je demande dans quelle catégorie on placera la folie puerpérale, que je considère comme une folie héréditaire.

M. Falret. — La folie puerpérale n'a pas de caractères particuliers, la puerpéralité n'est qu'une cause occasionnelle; c'est un accident. Ainsi que Marcé l'a montré dans son livre sur la folie des femmes enceintes, une malade peut être atteinte de folie puerpérale après une première couche, puis avoir d'autres accouchements non accompagnés de troubles intellectuels et devenir ensuite aliénée pour des causes autres que l'accouchement.

M. Mordret. — Je trouve que l'application du non restreint est une fausse manœuvre; j'aime mieux la camisole que la lutte; certains malades incoercibles déchirent les cellules capitonnées et leur literie; il est préférable de les maintenir dans leur lit.

M. Charpentier. — Je ne suis pas partisan de la camisole dont l'usage peut amener des plaies à la suite d'efforts sans que les malades soient cependant trop serrés. Je voudrais la création de locaux particuliers avec de l'espace et de l'air. Il faut pouvoir isoler les malades très agités et supprimer certaines visites qui sont parfois nuisibles et peuvent amener des révoltes dans les asiles.

M. Mordret. — La création de ces vastes locaux n'est pas possible en province où les fonds départementaux sont souvent insuffisants.

M. Riu. — Lorsque je suis arrivé à l'asile d'Orléans j'ai trouvé un très grand nombre de camisoles; aujourd'hui il n'y en a plus. On peut arriver à supprimer la camisole par une surveillance spéciale, et surtout par l'éducation des infirmiers. Pour cela il faut ne pas abandonner les malades, rester au milieu d'eux de longues heures si c'est nécessaire. Lorsqu'on a affaire à des malades impulsifs on peut employer le maillot de Sainte-Anne ou seulement le bride-corps pendant quelques heures.

M. Mordret. — On ne peut pas prévoir le moment où le malade aura ses impulsions; d'ailleurs le nombre des camisoles nécessaires dans un asile ne s'élève pas à plus de 4 ou 5 en moyenne.

M. le Dr Giraud appelle l'attention sur certains articles de la loi sur les aliénés, votée par le Sénat et présentée à la Chambre des députés.

Il propose au Congrès d'émettre à ce sujet plusieurs vœux.

LE PROJET DE RÉVISION

DE LA LOI DU 30 JUIN 1838

Par M. le Dr GIRAUD.

MESSIEURS,

La discussion sur le projet de révision de la loi du 30 juin 1838 a été mise à l'ordre du jour du Congrès, sur le conseil de M. le Directeur de l'assistance et de l'hygiène publique, au ministère de l'Intérieur.

M. Monod a exprimé le désir de connaître les vœux des médecins aliénistes sur une question qui a préoccupé l'opinion publique et qui nous intéresse tous.

Nous n'avons pas ici à faire œuvre de législateurs. Ce n'est pas notre rôle, et il n'entre pas dans le programme d'un Congrès de discuter, article par article, le texte d'un projet de loi. Nous ne pouvons qu'émettre une opinion sur les points saillants et ouvrir un cahier de vœux.

Il est inutile de rappeler notre opinion sur la loi du 30 juin 1838. Cette loi, si calomniée, a été un bienfait. Elle a donné des garanties à la liberté individuelle qui n'était pas protégée, et les aliénés, qui étaient assimilés à des animaux malfaisants, ont été considérés comme des malades. Cette loi n'est pas parfaite, on y a relevé des lacunes, et il est bon que ces lacunes soient comblées.

Le rapport que M. Théophile Roussel a présenté au Sénat est un travail considérable et fort remarquable. Un rapport sur le projet de loi adopté par le Sénat a été publié par M. le Dr Bourneville, au nom d'une commission nommée par la Chambre des Députés, et nous fait connaître l'état de la question. On connaît le point le plus saillant du projet de loi.

Sous le régime de la loi du 30 juin 1838, les préfets sont appelés à statuer sur la séquestration des malades. Dans le nouveau projet de loi, ce sont les tribunaux qui statuent sur la maintenue. Nous avons conscience de n'avoir jamais favorisé une séquestration arbitraire, et il nous importe peu que le placement d'un malade soit confirmé par l'autorité administrative ou par l'autorité judiciaire, pourvu que nous ne soyons pas frappés de suspicion. L'intervention de la magistrature ne nous effraie pas, et notre responsabilité sera couverte par la décision du tribunal.

Nous vous proposerons d'émettre le vœu que l'assistance aux épileptiques, idiots et crétins, soit développée comme le demande, dans son rapport, M. Bourneville, à l'article premier du projet de loi.

Nous émettrons des doutes sur le bon fonctionnement de la commission de surveillance prévue à l'article 4 du projet de loi. Nous connaissons des départements où il sera difficile de trouver deux conseillers généraux pour assister aux séances de la Commission de surveillance, et la création de médecins *inspecteurs* dans chaque département n'est peut-être pas une innovation heureuse. Il est certainement bon que l'administration ait à sa disposition un Conseil médical, mais les attributions qui sont données aux médecins inspecteurs de contrôler le placement et la maintenue dans les établissements publics sont inutiles ou sont une source de conflits.

Les médecins des asiles font connaître leur avis par leurs certificats de 24 heures et de quinzaine, et mentionnent ensuite, par les notes du registre-matricule, leurs constatations sur l'état du malade. Nous n'avons pas d'intérêt à maintenir à l'asile des malades guéris, et on n'a relevé à notre charge aucun fait qui puisse motiver cette surveillance qu'on propose d'établir.

Le médecin de l'asile, qui voit tous les jours ses malades, les connaîtra toujours mieux que le médecin inspecteur. Nous comprendrions qu'on nous adjoignit, pour les cas douteux ou délicats, un médecin consultant ; mais, d'après le projet de loi, le médecin inspecteur paraît devoir exercer une suprématie sur le médecin de l'asile. Or, par anomalie, le médecin inspecteur doit avoir un traitement inférieur à celui du médecin de l'asile, et, le recrutement des inspecteurs pourra se faire parmi les médecins-adjoints : de sorte que ce médecin-adjoint pourrait devenir l'inspecteur de son ancien chef de service et aurait ensuite une situation matérielle plus avantageuse en prenant la place de celui qui se trouve, en quelque sorte, sous son autorité. Nous signalons là un danger pour le bon fonctionnement du service.

Nous émettrons le vœu qu'on se préoccupe, comme le demande le rapport de M. Bourneville, du recrutement des internes, recrutement devenu fort difficile depuis le nouveau régime des facultés de médecine. Non seulement les internes sont des auxiliaires utiles, mais c'est parmi eux qu'on doit trouver ensuite des candidats concourant pour

14

entrer dans le service comme médecins-adjoints. Il est important d'avoir de bons internes pour avoir ensuite de bons médecins-adjoints devant devenir, à leur tour, de bons chefs de service.

Dans un autre ordre d'idées, nous émettons le vœu qu'on ne multiplie pas, sans nécessité, les écritures de bureaux. Quelle utilité peut-on trouver à faire faire trois expéditions de toutes les pièces d'admission ? Du moment que le tribunal doit statuer sur la maintenue de l'aliéné, quelle utilité voit-on à envoyer à la Préfecture les certificats médicaux ? Il n'est pas nécessaire davantage d'envoyer les mêmes pièces à deux procureurs de la République.

Nous pourrions ajouter que l'état semestriel, dit de maintenue, est, dans l'état actuel, une écriture inutile et n'a guère d'autre but que d'emplir des cartons à la Préfecture comme à l'Asile. C'est se faire une véritable illusion d'y voir la moindre garantie pour la liberté individuelle.

C'est, de plus, une véritable anomalie de faire intervenir le Préfet sur l'opportunité de maintenir, si on admet que les tribunaux doivent statuer sur la maintenue du malade au moment de son admission.

Nous terminerons cet exposé en signalant une contradiction dans les paragraphes 2 et 4 de l'article 42. Le paragraphe 4 porte que, « dans aucun cas, les Conseils généraux ne pourront disposer des réserves ou des excédents de recettes des asiles, pour les appliquer à un autre service que celui des établissements qui les auront réalisés ». C'est là une excellente mesure pour conserver des ressources permettant de réaliser des améliorations ; mais cette disposition peut se trouver annihilée en vertu du paragraphe 2, si les Conseils généraux fixent d'une manière souveraine le prix de journée. L'abaissement du prix de journée des aliénés indigents, peut devenir une manière détournée d'affecter à un autre service une partie des sommes nécessaires à l'entretien des aliénés, pendant que les réserves de l'asile seraient employées à combler le déficit causé par l'insuffisance du prix de journée.

Nous n'avons pas à insister longuement sur ce point, car l'attention a déjà été attirée sur ce fait par M. le Directeur de l'assistance publique au ministère de l'Intérieur.

M. BOURNEVILLE. — Je ne suis nullement opposé à l'intervention du parquet ; cette intervention, dirigée contre les médecins, n'aura d'inconvénients que pour les malades et les familles, et la pratique le jugera bien vite. Pour les inspecteurs, on peut voir ce qui se passe aujourd'hui à Paris. Les maîtres sont inspectés par leurs anciens élèves, dont l'inspection se borne d'ailleurs à déposer des signatures au bas de certificats. C'est là un moyen d'augmenter le nombre des médecins fonctionnaires.

J'ajouterai que dans la commission nommée par la Chambre des députés, pour l'étude de la loi sur les aliénés, on a touché, le moins possible, au projet du Sénat.

M. le Dr BRUNET fait une communication sur la nécessité de construire un asile spécial pour les aliénés criminels.

MM. DOUTREBENTE et ROUILLARD déposent sur le bureau chacun une thèse traitant cette question, l'une de M. Jean (Louis), l'autre de M. Jacob.

NÉCESSITÉ D'UN ASILE NATIONAL

POUR LES ALIÉNÉS CRIMINELS

Par le Dr Daniel BRUNET,

Directeur-Médecin de l'asile d'Évreux.

La question des aliénés criminels a été examinée longuement et sous toutes ses faces par la Société médico-psychologique pendant les années 1881, 1882 et 1883, et c'est en s'inspirant de cette discussion que le Sénat a voté les deux articles suivants du projet de loi, tendant à la révision de la loi du 30 juin 1838, sur les aliénés.

Article 36. — Les individus de l'un et l'autre sexe, condamnés à des peines afflictives et infamantes ou à des peines correctionnelles de plus de 1 an d'emprisonnement, qui sont reconnus épileptiques ou aliénés pendant qu'ils subissent leur peine, et dont l'état d'aliénation a été constaté par un certificat du médecin de l'établissement pénitentiaire, peuvent être, après avis du médecin-inspecteur du département dans lequel l'établissement pénitentiaire est situé, conduits dans des quartiers spéciaux d'aliénés, annexés à des établissements pénitentiaires et y être retenus jusqu'à leur guérison ou jusqu'à l'expiration de leur peine.

Article 38. — L'État fera construire ou approprier un asile spécial ou plusieurs asiles spéciaux pour les aliénés dits criminels de l'un et l'autre sexe, où seront conduits et retenus, en vertu d'une décision du Ministre de l'Intérieur, les aliénés mis à la disposition de l'autorité administrative, en exécution de l'article 37.

Pourront également y être conduits et retenus, en vertu d'une décision du Ministre de l'Intérieur, sur la proposition du comité supérieur des aliénés :

1° Les aliénés qui, placés dans un asile, y auront commis un acte qualifié crime ou délit contre les personnes;

2° Les condamnés à une peine correctionnelle de moins de 3 ans d'emprisonnement, qui deviennent aliénés pendant qu'ils subissent leur peine;

3° Les condamnés reconnus aliénés dont traite l'article 36, lorsqu'à l'expiration de leur peine le Ministre de l'Intérieur aura reconnu dangereux soit de les remettre en liberté, soit de les transférer dans l'asile de leur département.

Tout aliéné traité dans l'asile ou les asiles spéciaux, créés en vertu du présent article, peut être transféré dans l'asile de son département en vertu d'une décision de M. le Ministre de l'Intérieur, rendue sur la proposition motivée du médecin traitant et après avis du Comité supérieur.

L'article 37, mentionné dans l'article 38, est ainsi conçu:

Est mis à la disposition de l'autorité administrative pour être placé dans un établissement d'aliénés, dans le cas où son état mental compromettrait la sécurité, la décence ou la tranquillité publiques ou sa propre sûreté, et après de nouvelles vérifications, si elles sont nécessaires:

1° Tout inculpé qui, par suite de son état mental, a été considéré comme irresponsable et a été l'objet d'une ordonnance ou d'un arrêté de non-lieu;

2° Tout prévenu poursuivi en police correctionnelle qui a été acquitté comme irresponsable à raison de son état mental;

3° Tout accusé ou prévenu, poursuivi, en cour d'assises ou en conseil de guerre, qui a été l'objet d'un verdict de non-culpabilité, s'il résulte des débats qu'il était irresponsable à raison de son état mental.

Dans ces cas l'ordonnance, le jugement ou l'arrêt qui prononce le non-lieu ou l'acquittement et, en cas de verdict de non-culpabilité, la cour d'assises, par un arrêt spécial, renvoie l'inculpé, le prévenu ou l'accusé devant le tribunal, en chambre de conseil, qui statue comme il est dit au paragraphe 2 de l'article 19.

Jusqu'à la décision du tribunal, l'individu présumé aliéné est retenu dans l'un des locaux ou établissements prévus à l'article 40.

La commission nommée par la Chambre des Députés pour examiner le projet de loi voté par le Sénat a rejeté l'article 38 de ce projet.

Les raisons qui motivent le rejet de cet article sont exposées de la manière suivante par M. Bourneville, rapporteur de cette Commission :

« Votre Commission, dit-il, partage tout à fait le sentiment du Sénat, en ce qui concerne l'internement des criminels devenus aliénés dans des établissements spéciaux. C'est, vous le savez, ce qui existe déjà. Il y a, à la prison de Gaillon, un quartier annexe destiné à recevoir les criminels devenus aliénés.

« Cet isolement des criminels devenus aliénés dans des quartiers spéciaux et non dans des asiles destinés aux aliénés ordinaires est pleinement justifié.

« En revanche, nous ne voyons pas de raison sérieuse pour séparer les aliénés dits criminels des aliénés ordinaires.

« Ce sont des malades qui, sous l'influence de leur délire, ont commis des actes pour lesquels ils ont été reconnus irresponsables. Ils ont droit, par conséquent, d'être traités comme les autres malades, c'est-à-dire internés dans les asiles de leur département.

« Les placer dans les asiles nationaux, ce serait les éloigner de leur famille et aggraver leur situation d'une manière imméritée. Leur nombre, d'ailleurs, est très restreint, et si nous avions pu nous procurer le chiffre exact, on trouverait là un argument capital contre la création qu'on propose. Du reste, les partisans de cette création semblent l'avoir compris, car ils demandent que ces asiles soient en même temps affectés aux aliénés reconnus très dangereux.

« Nous voyons à cette pratique de graves inconvénients. En effet, il est à craindre que les médecins ne se laissent entraîner, par les surveillants ou les religieuses, à se débarrasser des malades difficiles à soigner et sujets à se livrer à des actes de violence.

« Tous les asiles possèdent des quartiers de cellules destinés précisément aux malades de cette catégorie et à tous ceux qui exigent une surveillance particulière.

« On a même cherché à créer dans les asiles un quartier où la surveillance et les installations sont encore plus complètes que dans les quartiers d'agités.

« C'est, entre autres, ce qui a été réalisé à l'asile public de Saint-Robert, près Grenoble.

« Or, ce qui a été fait avec succès dans cet asile peut être réalisé partout.

« Dans le département de la Seine, on a créé, en 1846-1852, un quartier spécial pour les aliénés dits criminels, désigné sous le nom de Sûreté. C'est une véritable prison où tout semble fait, non pour l'amélioration du malade mais pour l'aggravation de son état. Il y aurait un réel intérêt, au point de vue de l'humanité, à faire disparaître cette geôle. »

La Commission législative, qui reconnaît la nécessité de l'isolement des criminels devenus aliénés dans des quartiers spéciaux pendant le temps de leur détention, semble ne plus admettre la même nécessité après l'époque de leur libération. Du moins rien n'a été fait à cet égard, et elle ne propose aucune nouvelle mesure.

La dissémination dans les asiles ordinaires des 4 catégories d'aliénés stipulés à l'article 38 est une cause constante de désordre pour ces établissements et il est impossible, quoi qu'on fasse, qu'on puisse y empêcher les évasions d'une manière aussi efficace que dans un établissement spécialement construit dans ce but où toutes les mesures de précaution pourraient être prises.

Les efforts de tous les médecins aliénistes tendent de plus en plus à transformer les asiles ordinaires d'aliénés en hôpitaux, hospices, à n'employer qu'à titre exceptionnel les moyens de contrainte, à accorder la plus grande liberté possible aux malades, et, pour hâter cette importante transformation, il importe que ces asiles perdent autant que possible le caractère de maisons de détention.

La Commission législative invoque deux arguments contre la création d'un asile pour les aliénés criminels. Le petit nombre de ces aliénés et leur éloignement de leur famille.

Le nombre de ces aliénés me paraît plus élevé qu'on ne le suppose.

Le quartier de Gaillon contient toujours de 90 à 120 hommes aliénés dont la plupart, qui sont incurables, continuent, après avoir subi leur peine, à être séquestrés toute leur vie. En ajoutant à ces individus les femmes condamnées devenues criminelles et les 3 autres catégories d'aliénés mentionnées à l'article 38, on obtiendra, je crois, un chiffre de malades assez considérable pour remplir un asile, sans qu'il soit nécessaire d'y adjoindre les aliénés reconnus seulement très dangereux.

L'éloignement des aliénés de leurs familles serait bien compensé par l'amélioration de la situation de ces malades.

Dans un asile d'aliénés, ils sont tous placés dans le quartier des agités et soumis à une surveillance très rigoureuse, tandis que dans un asile spécial on pourrait établir des divisions pour chaque forme d'aliénation mentale, des ateliers, une exploitation agricole et maraîchère.

M. Bourneville blâme, avec juste raison, le quartier de sûreté de Bicêtre où tout semble fait pour aggraver l'état mental du malade.

mais la position actuelle des autres aliénés criminels, condamnés à vivre continuellement dans une oisiveté complète, au milieu de malades agités et incohérents lors même qu'ils sont tranquilles et atteints seulement de troubles partiels de l'intelligence ne me semble guère préférable.

A Gaillon même on a renoncé à faire travailler les aliénés, dans la crainte des évasions, et nous savons tous cependant que le travail est un des meilleurs moyens de guérir l'aliénation mentale lorsqu'elle est curable, et d'améliorer l'état des malades qui ne présentent pas de chances de guérison.

L'asile d'Évreux, du 23 janvier 1867 au 23 juillet 1890, a reçu du quartier de Gaillon 128 aliénés dont le domicile de secours n'était pas reconnu lors de l'expiration de leur peine ou de leur amnistie. 24 y sont décédés, 74 ont été transférés dans les pays étrangers et dans les départements où ils étaient domiciliés, 11 sont sortis guéris ou améliorés, 7 se sont évadés, 1 a été reconnu non-aliéné et 11 existent encore à l'établissement.

17 étaient atteints de paralysie générale, 49 de folie partielle, 26 de manie, 10 de démence, 4 d'alcoolisme, 14 d'épilepsie, 7 d'imbécillité. Le nombre des condamnations subies par ces aliénés n'est indiqué que dans 111 dossiers qui mentionnent 444 condamnations et qui donnent la proportion de 4 condamnations par malade.

La plupart de ces aliénés ont été une cause constante de graves désordres par leurs réclamations incessantes et de toute nature ; leurs dénonciations calomnieuses contre tout le monde, leurs actes de violence, leurs menaces d'incendie et de meurtre, leurs tentatives de révoltes et d'évasions. A eux seuls ils ont causé plus d'ennui et de tracas à l'administration et au personnel de surveillance que tous les autres malades réunis. Les aliénés de l'asile atteints de folie partielle m'ont souvent adressé de justes plaintes au sujet de cette promiscuité fâcheuse à tous égards. Nous sommes, disent-ils, des malades et non des voleurs et des assassins ; nous ne voulons pas vivre avec eux.

La révolte récente des aliénés au quartier de Bicêtre a montré combien sont dangereux les aliénés criminels qui y sont séquestrés.

Se targuant de l'irresponsabilité attachée à leur titre d'aliénés, ils commettaient des actes d'insubordination et de violence et prétendaient ne craindre aucune punition grave.

Des mesures spéciales doivent être prises pour eux et ils ne sauraient être confondus avec les aliénés ordinaires.

Conclusion. — L'article 38 du projet de loi sur les aliénés, voté par le Sénat, doit être approuvé au triple point de vue de la sécurité publique, de l'intérêt des asiles ordinaires et de l'amélioration de la situation des aliénés criminels.

DISCUSSION.

M. CHARPENTIER. — Je ne crois pas que la création d'un asile spécial fasse disparaître les inconvénients qui existent actuellement. Il y a lieu de faire des groupements pour les aliénés criminels; certains d'entre eux sont calmes dans les asiles et à un certain moment ne manifestent plus d'idées délirantes. Sous le prétexte qu'ils peuvent redevenir dangereux on ne peut pas les maintenir séquestrés. Le médecin doit proposer leur mise en liberté. C'est à l'administration à prendre les mesures qu'elle croira nécessaires pour sauvegarder la sécurité publique.

Pour ceux dont le délire persiste et qui se montrent si souvent insupportables, si l'on a recours à des peines disciplinaires, on sera traité de barbare. Afin d'éviter tout ennui on les enverra dans des asiles spéciaux. Là, ils sauront se montrer calmes et les directeurs les renverront de nouveau dans leurs anciens asiles. Ce sera un va-et-vient continuel.

M. MORDRET. — Les aliénés criminels ne sont pas toujours dangereux; dans les asiles, ils sont peu nombreux : 5 ou 6 en moyenne par asile.

Il en est qui sont incoercibles, il y a lieu de les surveiller spécialement pendant leurs accès d'agitation et de prendre les moyens nécessaires pour éviter les évasions. Ceux qui sont calmes ne nécessitent pas de mesures spéciales. On laissait bien autrefois une certaine liberté à quelques forçats dans les villes où se trouvaient des bagnes. Quant aux plaintes réciproques qui peuvent survenir par suite du contact des aliénés ordinaires et des aliénés criminels, elles sont peu nombreuses et peuvent être négligées.

M. ROUILLARD présente le rapport de M. le Dr Lacroze, médecin du quartier de Gaillon, retenu par suite de la visite de M. le Préfet de l'Eure.

M. Lacroze proteste, dit-il, contre le maintien de certains aliénés à Gaillon, tout comme M. Brunet proteste de son côté contre l'envoi dans son asile.

Les malades les plus redoutables ne sont pas les aliénés homicides mais plutôt les voleurs de profession, les récidivistes, les délictueux, pourrait-on dire. La seule solution est la création d'un asile spécial pour les aliénés criminels.

M. CHARPENTIER. — Ces malades savent ce qu'ils font; leur intelligence est défectueuse ; il faut les maintenir par la crainte, avoir recours à des moyens de faire peur.

M. BRUNET. — Dans un asile spécial on pourrait faire travailler ces malades, tandis qu'il est impossible de le faire dans les asiles ordinaires où ils sont constamment une cause de trouble.

M. BOURNEVILLE. — Il ne faut pas confondre les aliénés criminels avec les criminels devenus aliénés. Cette confusion existe même chez les personnes très compétentes. Je citerai à l'appui M. le Président Barbier qui dit :

« *Un établissement spécial doit être réservé aux aliénés criminels.* J'ai visité autrefois Gaillon, et j'y ai vu installé un quartier spécial pour *ce genre de malades* si dangereux. Ce n'est pas encore là le *desideratum* des hommes qui se sont occupés de ces graves matières. Un quartier de prison, spécialement affecté à ces fous dangereux, n'est pas une création suffisante ; une séquestration particulière pour cette catégorie d'aliénés dangereux, un régime spécial sont nécessaires. Celui qui a été l'instrument d'un attentat à la vie humaine ne peut pas être facilement rendu à la liberté ; il ne doit l'être, après de très longues épreuves, que par une décision de la justice, éclairée par les rapports *ad hoc* d'une commission médicale. C'est là, ajoute M. Barbier, une des conclusions du livre de M. P. Garnier, et j'y souscris absolument. Je répète, en 1890 comme en 1878, l'établissement de l'asile de sûreté s'impose. »

Suivant moi les aliénés criminels ne peuvent pas être envoyés avec les criminels devenus aliénés. MM. Brunet et Lacroze se plaignent tous les deux, l'un de garder les malades, l'autre de les recevoir. Je crois que des quartiers de cellules dans les asiles sont suffisants pour les *aliénés criminels,* quand ces quartiers sont bien organisés, par exemple, comme celui de l'asile Saint-Robert, près Grenoble. Par contre, il serait nécessaire de créer un nouvel asile spécial pour les *criminels devenus aliénés* dans les prisons, car celui de Gaillon est insuffisant pour toute la France.

M. le Président met aux voix cette première question :

1° Les criminels devenus aliénés doivent-ils être enfermés dans un asile spécial ?

Adopté à l'unanimité.

2º Les aliénés criminels doivent-ils être enfermés dans un asile spécial ?

Rejeté à la majorité.

M. FALRET. — Je rappellerai qu'au dernier Congrès de Paris, M. Monod, directeur de l'assistance publique, a demandé que des mesures plus humanitaires et plus hygiéniques fussent prises à l'égard des aliénés, avant leur internement définitif dans les asiles. Les aliénés ne doivent pas être conduits, comme les prisonniers, dans des voitures cellulaires. Lorsqu'ils sont ainsi enfermés et transférés ils éprouvent une impression morale très fâcheuse dont ils conservent souvent des traces dans leur délire.

Je prie le Congrès d'émettre un vœu pour que les aliénés soient transférés dans les asiles au moyen de voitures ordinaires ou spéciales, mais non dans des voitures destinées aux prisonniers.

M. BRUNET donne lecture d'un mémoire sur le travail agricole des aliénés ; les vœux proposés par le Dʳ Brunet sont renvoyés à la dernière séance.

DU TRAVAIL AGRICOLE POUR LES ALIÉNÉS

Par le Dr Daniel BRUNET.

Au Congrès international d'assistance publique, à la suite d'un rapport très étendu de M. Kéraval et d'une discussion à laquelle ont pris part MM. Rhodes, Bogenoff, Ch. Féré, Charpentier, les conclusions suivantes, proposées par M. Magnan, ont été adoptées :

1º L'asile doit être considéré comme un instrument de guérison et de traitement ;

2º A côté de l'asile, l'assistance familiale et les colonies agricoles doivent être développées le plus largement possible, pour obvier à l'encombrement des asiles ;

3º Le médecin traitant indiquera les catégories des malades qui seront en état de jouir de l'assistance familiale, et surveillera les colonies agricoles.

Le Congrès international de médecine mentale, après une lecture de deux mémoires de MM. Baume et Taguet, suivie d'une discussion de MM. Charpentier, Falret, Christian, Féré, Delasiauve, Vallon, Labitte, Soutzo, Cullerre, a émis le vœu qu'il soit établi des colonies agricoles et des sociétés de patronages des aliénés, dans tous les pays, quand ce sera possible.

Les colonies agricoles devront être à proximité et non distinctes des asiles d'aliénés.

Le patronage des aliénés sortis guéris des asiles, l'assistance familiale, les colonies agricoles, sont trois questions distinctes et très importantes qui me paraissent devoir être étudiées séparément.

Je laisserai aujourd'hui de côté les deux premières questions pour ne m'occuper que des colonies agricoles.

Ces colonies, en raison de leur éloignement des asiles, n'ont que des inconvénients et ne présentent aucun avantage.

Elles soustraient les malades à l'autorité médicale et les abandonnent à la discrétion d'un personnel subalterne, dont la moralité laisse souvent à désirer et qui demande une surveillance incessante.

Elles ne doivent être employées qu'à titre exceptionnel, et seulement pour les asiles dont la situation, dans une ville par exemple, ne permet pas d'acquérir, autour d'eux, une étendue de terrain suffisante pour occuper tous les bras valides.

Lorsque l'asile est situé au milieu d'un domaine cultural assez grand, comme le sont ceux de la Seine-Inférieure, de l'Eure, de l'Aisne, du Nord, de la Charente, etc., si l'encombrement vient à s'y produire, il est aussi facile d'y remédier en construisant un ou plusieurs pavillons dans le périmètre de l'établissement qu'à quelques kilomètres de distance.

Les auteurs qui préconisent les colonies agricoles, d'une manière générale, exagèrent le nombre d'aliénés susceptibles d'être occupés aux travaux de culture et se font des illusions complètes sur les bénéfices que ces travaux peuvent produire.

M. Belloc, ancien directeur-médecin d'Alençon, soutenait même qu'avec une colonie agricole suffisamment grande on pourrait arriver à exonérer complètement les départements des dépenses nécessitées par l'entretien de leurs aliénés.

Il n'est pas exact, comme il le prétendait, que les produits nets d'une exploitation agricole, dans un asile, soient en rapport direct avec l'étendue des terrains de cette exploitation. En supposant que 10 hectares produisent 6,000 fr., 20 hectares en rapporteront à peine 12,000, et 40 hectares 18,000.

Je ne crois pas qu'une exploitation agricole qui dépasserait les limites fixées par les inspecteurs généraux du service des aliénés, dans le rapport adressé en 1874 au Ministre de l'Intérieur, puisse donner comme bénéfice net plus de 5 % du prix d'achat, au-delà de ces limites, qui sont les suivantes : 10 hectares par 100 malades dans les asiles qui admettent les deux sexes ; 15 hectares dans les asiles d'hommes, et 5 hectares dans ceux qui ne reçoivent que des femmes.

La diminution des bénéfices par hectare, à mesure que s'accroît l'étendue des terrains de culture, est facile à expliquer.

La culture des céréales et des plantes fourragères, qui remplace alors de plus en plus le jardinage, est moins rémunératrice ; la main-d'œuvre des aliénés devenant insuffisante, il faut avoir recours à des ouvriers étrangers; on est forcé d'acheter une plus grande quantité d'engrais et d'employer tout un attirail de machines agricoles.

Quand l'asile d'Evreux aura terminé l'acquisition de la propriété Dalet, en cours d'exécution, il contiendra 67 hectares 80 ares 22 centiares, dont l'affectation sera la suivante :

Bâtiments d'habitation et préaux...........	11	24	60
Ferme comprenant : moulin, boulangerie, brasserie, porcherie, hangars, greniers, vacherie.............................	1	12	»
Bois...................................	17	»	»
Jardins et terres cultivées	36	98	62
Remises pour instruments aratoires, écuries, logement du cocher et du charretier, fours à briques........................	1	45	»

L'étendue des terrains de culture suffira largement pour occuper tous les travailleurs de l'asile, dont le nombre des aliénés oscille autour du chiffre de 850, savoir : 420 hommes et 430 femmes.

En 1889, notre exploitation agricole et maraîchère qui n'a compris que 29 hectares a donné comme bénéfices bruts 74,491 fr. 86, et comme bénéfices nets 33,087 fr. 92, sur lesquels la porcherie a produit 14,867 fr. 22, la vacherie 2,878 fr. 42, la basse-cour 517 fr. 42, le jardinage et la grande culture 14,824 fr. 86.

Ce qui rapporte le plus, dans un asile bien organisé, ce sont : la porcherie qui permet d'utiliser tous les détritus alimentaires; le jardinage, dont les produits, d'un prix élevé, améliorent en même temps le régime alimentaire, les travaux des ateliers, la fabrication de la farine, du pain et du cidre, surtout si l'on a, comme à Evreux, une force motrice empruntée à un cours d'eau et qui ne coûte rien.

Les bénéfices de la grande culture viennent en dernier lieu, sont très restreints et le seraient encore bien davantage dans une colonie éloignée de l'asile que dans une exploitation incluse dans l'établissement, par suite des frais de transport, de l'augmentation du personnel et de celle des frais généraux.

Le nombre des travailleurs dans les asiles d'aliénés tend plutôt, depuis quelques années à diminuer qu'à augmenter.

A Evreux il ne dépasse guère la moitié du chiffre des aliénés, et il en est de même dans la plupart des autres asiles ; cela tient, non pas à l'encombrement de nos établissements et à la séquestration commune de tous les genres d'aliénés, comme le prétend M. Kéraval, mais au grand nombre d'individus atteints de paralysie générale, d'idiotie, de démence profonde, qui sont incapables d'aucun effort intellectuel; au grand nombre aussi d'épileptiques à attaques fréquentes, qui risqueraient de se blesser à chaque instant; cela tient, en outre, à ce que nous craignons, peut-être un peu trop, les accidents qui peuvent survenir : évasions, suicides, actes de violence, accidents qui seraient encore bien plus à redouter dans une colonie où les malades seraient plus abandonnés à eux-mêmes.

En 1889, à l'asile d'Evreux, sur une population moyenne de 427 hommes, 217 aliénés ont pu être occupés à divers travaux, 39 à la culture agricole et maraîchère, 50 à des travaux de terrassement, 65 aux services intérieurs, 3 aux bureaux, 1 à la conciergerie, 4 à la buanderie, 3 à la cave et au bûcher, 4 à la meunerie et à la boulangerie, 3 à la couture et au raccommodage, 23 à la cordonnerie et à la chaussonnerie, 6 à la maçonnerie, 7 à la menuiserie, 7 à la serrurerie et à la ferblanterie, 2 à la peinture.

L'année prochaine, pour cultiver les 8 hectares nouveaux qui doivent être achetés, il faudra employer à cette culture nos meilleurs terrassiers, et ce ne sera pas sans peine que nous en trouverons un nombre suffisant, la plupart de ces malades n'étant capables que d'un travail purement mécanique.

CONCLUSIONS.

On doit continuer à suivre les errements adoptés depuis une quarantaine d'années, et qui consistent à bâtir les asiles au milieu d'un domaine cultural suffisamment vaste pour occuper tous les aliénés susceptibles de travail maraîcher ou agricole.

Les colonies agricoles ne doivent être admises qu'à titre exceptionnel, et seulement lorsque l'exploitation culturale de l'asile ne peut être établie autour de l'établissement.

M. le Dr GARNIER SAMUEL, de l'asile de Dijon, lit un travail où il établit les avantages et les inconvénients du système actuel des retraites départementales pour les fonctionnaires des asiles.

L'ARTICLE 45

*du projet de loi sénatorial sur les aliénés, envisagé spécialement
au point de vue des pensions de retraite des fonctionnaires, dont
la nomination appartiendrait au Ministre, d'après l'article VI
du même projet,*

Par le Docteur Samuel GARNIER,

Directeur-Médecin de l'asile de Dijon, membre correspondant de la Société
médico-psychologique.

Ainsi que l'indique le titre même de cette communication, je ne
veux pas examiner aujourd'hui, à propos des traitements des fonctionnaires des asiles qu'il met à la charge de l'État, quelle est la portée
de l'article 45, ni envisager jusqu'à quel point cette innovation du
projet de la loi qui paraît grave, quoi qu'elle soit logique en somme,
porte véritablement atteinte aux droits des Conseils généraux et spécialement à ceux qu'ils tiennent de l'article 46 de la loi du 16 août
1871 ; je veux simplement et très rapidement examiner devant vous,
en quoi l'article en question sauvegarde, à l'issue de la carrière, les
intérêts très respectables, quoique privés, de la spécialité, sous forme
de pensions de retraites payées par l'État.

La Commission de la Chambre des députés avait pensé *(Rapport
Bourneville)* introduire quelques modifications dans la rédaction de
cet article 45, sans doute en raison des intérêts à ménager, mais les
circonstances ne l'ont point permis. L'ajournement de la discussion
de la loi donne loisir au corps médical aliéniste de présenter ses
observations, et l'utilité de notre premier Congrès annuel ne se trouvera pas mieux justifiée, que par l'exposé de nos doléances sur la

question de nos intérêts professionnels, d'où sortira certainement un vœu collectif dont on tiendra compte.

D'après le *modus vivendi* en vigueur aujourd'hui, les médecins d'asile, à part les quelques exceptions des caisses de départements, où ils n'ont jamais été admis (Côte-d'Or), ou le directeur-médecin seul, ou le directeur ont été exclus de la participation (Orne, Sarthe), sont rattachés, au point de vue des retraites, aux caisses des employés départementaux, dont les conditions sont variables, tant sous le rapport de la quotité de pension que des années de services exigées et des droits des veuves et orphelins. Au point de vue d'une régularisation uniforme des pensions de retraite, il est certain qu'en les mettant au compte de l'État, l'article 45 réalise un certain progrès.

Mais ce progrès même n'est-il pas plus apparent que réel? Oui certes, si l'on veut bien ne pas oublier que pour le médecin d'asile, sujet à de nombreux déplacements, son droit à la retraite, par une sorte de fiction légale, voyage pour ainsi dire avec lui, ses retenues devant le suivre, et qu'on ne peut par conséquent lui appliquer rigoureusement, comme aux autres sociétaires, les conditions de service minima exigées dans un emploi tributaire d'une caisse départementale à laquelle il fait tous ses versements. (Voir décision du Conseil d'État : liquidation de la pension de la veuve du Dr Védie, décédé à Alençon, après 4 ans de services dans le département. Arrêt du 20 juillet 1880.) Prétendre le contraire, ce serait lui dénier en réalité le droit à la pension de retraite. Quoiqu'il en soit de la valeur juridique de cette interprétation du Conseil d'État et de ses garanties, en face des droits des Conseils généraux que consacre la loi de 1871 précitée, nous considérerions néanmoins volontiers l'innovation de l'article 45 relative aux retraites comme avantageuse, en ce qu'elle éviterait plus d'un embarras à l'administration, et aux intéressés une revendication légale, toujours pénible, de leurs droits, si elle ne devait pas réduire ces retraites elles-mêmes dans une forte proportion. Or, c'est là un inconvénient capital.

Par quel système, en effet, l'État assurera-t-il des pensions aux fonctionnaires des asiles, en dehors des caisses départementales? Comme il paraît difficile de créer pour eux une caisse spéciale, leurs pensions de retraite seront alors servies, selon toute apparence, par la caisse des pensions civiles à laquelle ils seront rattachés. Or, dans ce cas, quelque longue que soit la durée des services, d'après la loi du 9 juin 1853, fût-elle même égale à celle qui donnerait droit à une retraite de 6,000 francs avec le système actuel, la quotité de la retraite ne pourra excéder les maxima du tableau 3 annexé à la loi, pour les fonctionnaires de la section III dont nous ferons sans doute partie. Or, le maximum est limité pour cette catégorie à 4,000 francs, correspondant aux traitements de 8,000 à 9,000 francs.

Il est d'autant plus probable, en effet, que nous ne serons point admis à figurer parmi les fonctionnaires de la section II, dont la retraite s'élève aux deux tiers du traitement moyen avec limitation d'un maximum de 6,000 francs, que déjà M. Bourneville a pris soin d'expliquer, dans son rapport à la Chambre des députés sur le projet de loi sénatorial, que le rattachement des fonctionnaires des asiles à la caisse des pensions civiles aurait pour résultat de réduire la quotité de leurs retraites, toutes choses égales d'ailleurs, d'une somme pouvant varier de 1,550 à 1,866 francs, suivant les cas, et ferait en outre rétrograder celles de leurs veuves, de la moitié au tiers. C'est donc cette hypothèse seule que nous avons à envisager ici.

Que penser d'une réglementation légale qui ferait, alors que le niveau d'autres retraites a été notablement relevé, baisser celui des nôtres dans une proportion aussi forte. Dans une telle conjecture l'émotion est profondément légitime ; mais loin de nous troubler elle doit provoquer un examen réfléchi de la situation.

Comparons d'abord, au point de vue du montant des retraites, le seul auquel s'est placé le rapporteur de la Chambre, les avantages que font les caisses départementales avec ceux de la caisse des pensions civiles.

On peut répartir les premières (à part les exceptions déjà signalées de celles qui écartent les fonctionnaires des asiles (Côte-d'Or, Sarthe, Orne), et celles dont les statuts nous sont inconnus (Charente-Inférieure, Var, Basses-Pyrénées), toutes admettent la réciprocité des versements d'une caisse à l'autre, et sont au nombre de 37, sur 42 départements ayant un asile public) d'après le taux maximum de pension qu'elles offrent à leurs sociétaires, médecins en chef, directeurs médecins ou directeurs dans le tableau ci-contre :

Cinq caisses donnent comme maximum les 3/4 du traitement moyen des 3 dernières années, 16 les 2/3, 3 les 4/5e, une les 5/6e.

2 n'ont pas de maximum fixé en sus de la moitié, 10 n'ont pas de maximum fixé et allouent, en sus de la moitié du traitement, soit 1/30e, soit 1/40e, soit 1/60e par année en plus des 30 ans. De ce côté, il est donc incontestable que l'avantage est en faveur des caisses départementales, et que le maximum de 4,000 francs des pensions

civiles afférent aux traitements de 8,000 à 9,000 francs est très largement dépassé.

Maximum des retraites départementales indiqué par quotité et par département.

1/2 DU TRAITEMENT MOYEN des 3 dernières années.	3/4	2/3	4/5	5/6	PAS de MAXIMUM au dessus de la 1/2	TOTAL
+1/40e par an en sus des 30 ans { Aisne. Gironde. Marne. Rhône. Savoie. Vaucluse. Hte-Vienne.	Allier. Bouches-du-Rh. Haute-Garonne. Ille-et-Vilaine. Isère (1)	Ariège. Aveyron. Cher. Charente. Pas-de-Cal. (2) Eure. Finistère. Jura. Loir-et-Ch. Mayenne. Meurthe-et-Mos. Meuse. Nièvre. Nord (3). Seine. Seine-Inf.	Gers. Lozère. Vendée.	Oise.	Eure-et-Loir. Haute-Marne.	
+1/30e par an en sus { Morbihan.	»	»	»	»	»	
+1/60e par an en sus { Maine-et-Lre Yonne.	»	»	»	»	»	
10	5	16	3	1	2	37

(1 et 3). Sans pouvoir dépasser 6,000.
(2) Plus un quinzième par an en plus de 30 ans.

Si au lieu de prendre le maximum nous envisageons au contraire le minimum offert par ces mêmes caisses, nous verrons que, sur les 37 caisses déjà citées, il y en a 27 qui, à 30 ans de services, sans condition d'âge, donnent une retraite supérieure encore de 400 francs au chiffre maximum de la caisse des pensions civiles. Sur les 10 autres, on en trouve 5 qui donnent 1,860 francs, 1, 1,870 francs, 2 qui allouent 1,550 francs, et 2 autres qui donnent 1,280 francs, en plus des 4,000 francs de la caisse des pensions, ainsi qu'il résulte du tableau suivant :

Caisses départementales réparties par quotité minima de retraite,
à 30 ans de services, sans indication d'âge, dans 28 départements
et indication de 60 ans dans 9. (Les départements qui exigent ces
deux conditions sont en italiques).

1/2 4400 fr.	2/3 5,860 fr.	5,870 fr.	5,500 fr.	5,280 fr.	Tota.
Aisne, Ariège, *Aveyron*, Bouches-du-Rhône, *Charente*, Cher, Eure, Eure-et-Loir, Gers, *Gironde*, Ille-et-Vilaine, *Isère*, Jura, Lozère, *Maine-et-Loire*, *Marne*, *Haute-Marne*, *Mayenne*, Meurthe-et-Moselle, Meuse, Rhône, Savoie, Seine, Seine-Inférieure, Vaucluse, Haute-Vienne, *Yonne*.	Allier, Loir-et-Cher, Nord, Cher, Oise.	Morbihan.	Haute-Garonne, Nièvre.	Finistère, Vendée.	
27	5	4	2	2	37

Comme, d'autre part, la loi des pensions civiles exige 30 ans de
services et 60 ans d'âge comme conditions d'une retraite normale,
voyons à ce point de vue les exigences des caisses départementales.
Elles se répartissent dans le tableau suivant, qui indique les conditions à remplir sous le rapport de l'âge et de la durée de services.

TABLEAU DE RÉPARTITION

des caisses départementales d'après la durée minima des services

25 ANS aucune condition d'âge	25 ANS et de 50 à 55 d'âge	30 ANS et de 48 à 50 d'âge	30 ANS sans conditions d'âge	30 ANS et 55 d'âge	30 ANS et 60 d'âge
Morbihan, Nièvre.	Haute-Garonne, Vendée.	Finistère, Savoie.	Aisne, Allier, Ariège, Cher, Eure, Eure-et-Loir, Gers, Ille-et-Vilaine, Loir-et-Cher, Marne, H⁰-Marne, Nord, Pas-de-Calais, Rhône, Seine, Vaucluse, H⁰-Vienne.	Bouches-du-Rhône, Isère, Jura, Lozère, Meurthe-et-Moselle, Meuse Seine-Infér.	Aveyron, Charente, Gironde, Maine-et-Loire, Mayenne, Oise, Yonne.
2	2	2	17	7	7

Ainsi donc, tandis que sur 37 caisses envisagées, 17 exigent seulement 30 ans sans condition d'âge; 7, 30 ans de services et 55 ans d'âge; 7, 30 ans de services et 60 ans d'âge; 2, 25 ans de services sans conditions d'âge; 2, 25 ans de services et de 50 à 55 ans d'âge; 2, 30 ans de services et de 48 à 55 ans d'âge, la caisse des pensions civiles exige rigoureusement 30 ans de services et 60 ans d'âge; d'où il ressort encore un désavantage marqué de cette dernière vis-à-vis celles des départements.

Si l'on veut bien, d'autre part, remarquer que sur les 27 caisses qui donnent une retraite minima de 4,400 fr. (voir au tableau 2), c'est-à-dire encore supérieure de 400 francs à celle des pensions civiles (section III du tableau annexe à la loi), il y en a seulement 9, dont les conditions d'âge et de services sont identiques à celles de la loi des pensions civiles, mais avec cette différence que l'âge exigé permet

d'augmenter la quotité de la retraite, à cause de la fraction en sus
allouée par années au-dessus de 3o ans, nous pouvons raisonnablement n'en tenir aucun compte.

Prenant pour base alors les chiffres des 3o caisses restantes de notre
tableau 2, nous arrivons à trouver que la retraite minima moyenne
s'élève avec le système des caisses départementales à 4,825 francs,
c'est-à-dire est de 825 francs plus forte, en moyenne, que la retraite
maxima de la loi des pensions civiles.

Le rattachement pur et simple des fonctionnaires, indiqué à
l'article 6 du projet de loi sénatorial, à la caisse des pensions civiles,
aurait donc pour premier résultat de diminuer leur retraite d'un peu
plus du cinquième. Il y a plus; si on compare maintenant le nombre
d'années de services qui sont exigées, pour le calcul du traitement
moyen qui sert de base à la retraite, par les caisses départementales et
par la loi des pensions civiles, on s'apercevra que l'avantage est encore en faveur des premières. 31 caisses départementales sur 36
exigent seulement 3 ans dans le dernier traitement pour établir
l'année de traitement moyen; 4 en exigent 5; 1 seule en demande 6,
tandis que la loi des pensions civiles maintient rigoureusement l'exigence de ce dernier chiffre de 6 ans, ainsi qu'il résulte du tableau
suivant;

*Répartition des caisses départementales d'après le nombre d'années
exigées dans le dernier traitement pour le calcul du traitement
moyen.*

3 ANS	5 ANS	6 ANS	6 ANS
Aisne, Allier, Ariège, Bouches-du-Rhône, Charente, Cher, Eure-et-Loir, Finistère, Haute-Garonne, Gers, Ille-et-Vilaine, Isère, Jura, Loir-et-Cher, Lozère, Maine-et-Loire, Marne, Haute-Marne, Mayenne, Morbihan, Nièvre, Nord, Oise, Pas-de-Calais, Rhône, Seine, Seine-Inférieure, Vaucluse, Vendée, Haute-Vienne, Yonne.	Aveyron, Gironde, Meurthe-et-Moselle, Meuse, » » » » »	Savoie. » » » » » » » »	Caisse des pensions civiles. » » » » » »
31	4	1	

L'infériorité des avantages de la caisse des pensions civiles, vis-à-vis ceux des caisses départementales, se retrouve encore aggravée quand il s'agit de la situation faite aux veuves, et le tableau suivant indique le contingent de la pension des veuves, suivant les caisses.

Tableau des caisses départementales réparties suivant la quotité allouée aux veuves dans la pension de retraite du mari décédé

1/2 DE LA PENSION du MARI	1/2 + une fraction par enfant mineur	1/3	1/3 + une fraction par enfant mineur	1/2, 3/4, 1 1/2 + fraction par enfant mineur	3 1/2 à 2/3 suivant le nbre d'enfants mineurs
Allier, Aveyron, Bouches-du-Rhône, H.te-Garonne, Gers, Gironde, Lozère, Mayenne, Meurthe-et-Moselle, Morbihan, Nord, Savoie, Vendée, Yonne.	Cher, Ille-et-Vilaine, Isère, Loiret, Cher, Meuse, Nièvre, Oise, Pas-de-Calais.	Eure-et-Loir, Mar-ne(1), Haute-Marne, Rhône, Seine-infér., Vaucluse. (1) Sans pouvoir dépasser 800 fr.	Charente, Seine.	Aisne, Ariège, Jura, Cr.-Maine-et-Loire, H.te-Vienne.	Finistère
14	9	6	2	5	1

Ainsi 6 caisses départementales seulement accordent à la veuve le tiers de la pension du mari, des 30 autres, 14 allouent la moitié, 8 la moitié plus une fraction par enfant mineur et enfin 6 donnent un contingent qui varie, du tiers aux deux tiers, suivant le nombre des enfants mineurs. Avec le système des pensions civiles, la retraite accordée à la veuve n'est jamais supérieure au tiers de celle de son mari. Quant aux droits des orphelins, il y a si peu de différence dans l'ensemble, au point de vue de leurs avantages dans l'un ou l'autre système, qu'on peut les supposer également respectés.

Il serait toutefois souverainement injuste de ne point faire remarquer que, sauf quelques exceptions, les statuts des caisses départementales ne se sont nullement préoccupés, hormis le cas de suppression d'emploi, des retraites proportionnelles à accorder aux fonctionnaires tributaires. Les plus favorables se bornent à dire, qu'avant 30 ans, ceux que des accidents ou des infirmités rendraient incapables de continuer leurs fonctions, pourront obtenir une pension de retraite proportionnelle (question des versements réservée).

Beaucoup plus explicite à cet égard est la loi des pensions civiles qui fixe les conditions à remplir par les fonctionnaires pour obtenir pension, sans tenir compte de l'âge ni des services, et principalement dans le cas où l'employé, à l'occasion d'un acte de dévouement dans un intérêt public, ou de combat dans l'exercice de ses fonctions, se trouverait par la suite hors d'état de pouvoir servir. (Art. 11).

Notre étude très sommaire est donc dès maintenant suffisante pour nous permettre d'affirmer que ce que les fonctionnaires des asiles pourraient gagner en sécurité relative, serait trop amplement contrebalancé par un amoindrissement certain et considérable du montant de leur pension, dont auraient à souffrir déjà leurs veuves et leurs orphelins, indépendamment de la perte réelle qu'ils subiraient dores et déjà, par suite du régime nouveau à entrevoir pour eux.

De quelle manière pourrait-on, dans des limites équitables, sauvegarder à la fois et les intérêts du trésor et ceux de la spécialité? c'est ce que nous allons examiner pour conclure.

Qu'il nous soit permis, d'abord, de faire observer que la loi des pensions civiles, établissant deux catégories d'ayants droits à pension, ceux du service actif et ceux du service sédentaire, dont le droit est acquis par ancienneté, pour les premiers à 55 ans d'âge et 25 ans de services, et pour les seconds de 60 ans d'âge et 30 ans de services, les médecins d'asile pourraient revendiquer à plus d'un titre le droit d'être classés dans la première catégorie. Quoi de plus actif, en effet, que le service d'un médecin qui doit visiter chaque jour ses malades, sans être certain d'en revenir sain et sauf. Cette seule considération, puisée dans des exemples qui, pour être rares il est vrai, n'en sont pas moins probants, me dispense d'en développer d'autres, également majeurs dans le sens de l'activité revendiquée.

Mais il n'importe au surplus, attendu qu'en étendant pour les médecins d'asile la catégorie des emplois du service actif, ce qui ne peut se faire que par une loi, la quotité de la pension n'en resterait pas moins invariablement fixée au maximum de 4,000 francs, d'après le tableau annexe n° 3 de la loi (article 7) : or, c'est cette réduction que nous combattons à l'égal d'une spoliation.

Bien que la condition de 60 ans d'âge et de 30 ans de services de la loi des pensions civiles soit particulièrement lourde pour des fonctionnaires dont les services comptent, à de très rares exceptions près, à partir de 3o ans, époque moyenne de leur entrée dans la spécialité, et qu'il ne leur soit fait aucune bonification de temps, à titre d'études préliminaires, comme dans beaucoup de carrières, l'école polytechnique entre autres, et que de ce fait déjà, comme aussi de celui que peu de médecins d'asile atteignent une grande vieillesse et profitent peu ou pas de leur retraite, la vie du médecin d'asile l'emportant de beaucoup en tristesses et mauvaise hygiène, du corps et de l'esprit (Constans), par son isolement et son uniformité, sur celle des autres professions, même la profession médicale ordinaire, nous l'accepterions néanmoins si cette exigence ne se doublait pas d'un sacrifice pécuniaire aussi considérable que celui d'une somme de 825 francs, qui retentit encore sur les veuves dont la longévité est *à priori* supposée plus grande que celle de leurs maris. C'est pour amoindrir ce grave inconvénient que nous demanderions un relèvement de 5oo fr. seulement, du maximum fixé par le tableau de la loi déjà citée. Et nous pensons, en fixant ce chiffre, nous maintenir dans les limites d'autant plus raisonnables que les fonctionnaires de l'enseignement, très favorisés déjà en ce qui concerne la facilité pécuniaire avec laquelle ils ont pu conquérir leurs grades, le sont encore par leur classement dans la section II du tableau, classement qui, toutes choses égales d'ailleurs, leur permet d'obtenir sous forme de pension de retraite, les 2 tiers du traitement moyen des 6 dernières années avec maximum de 6,000 francs. La retraite, dans ces conditions nouvelles, serait donc réduite uniformément d'une somme de 325 francs et relevée de 5oo francs par rapport au chiffre maximum indiqué au tableau pour les traitements de 8,ooo à 9,ooo francs.

Pour obtenir ce dernier résultat, impossible en l'absence d'un remaniement de la loi et surtout des maxima du tableau lui-même, ce qui ne peut se faire que par une autre loi, mais surtout pour tenir compte, dans une certaine mesure, de l'abandon de la somme de 325 francs par chiffre de pension moyenne et des conditions plus onéreuses faites aux veuves et orphelins par la loi des pensions civiles, on devrait créer pour les médecins, une classe exceptionnelle à 9,000 francs dont ils seraient appelés à jouir 2 ans au moins avant leur mise à la retraite. Cette combinaison permettrait de les faire figurer dans la catégorie des fonctionnaires dont les traitements de 9,ooo à 10,5oo donnent droit à 4,5oo de retraite.

Et en effet, le traitement brut de 9,000 francs s'augmentant pour les médecins du 10ᵉ des appointements (augmentation de leurs avantages en nature) soit 9,900 francs, la moyenne du traitement des 6 dernières années serait, avec 2 ans au minimum dans la classe exceptionnelle, de 9,166 francs. La pension de la veuve serait réduite de 2,200 à 1,500 francs.

Comme conclusion de mon exposé, j'ai donc l'honneur de soumettre au vote de l'assemblée, le projet de vœu suivant :

« Dans le cas où les traitements d'activité et les pensions de retraite
« du corps médical aliéniste seraient mis à la charge de l'État, comme
« on doit le désirer à tous les points de vue, et comme l'édicte l'ar-
« ticle 45 du projet de loi sénatorial sur les aliénés, les médecins
« d'asile, réunis en Congrès, réclament comme conséquence de ce rat-
« tachement, le remaniement des traitements qui correspondent aux
« classes fixées par les décrets des 6 juin 1863 et 4 février 1876 et
« notamment la création d'une classe exceptionnelle de 9,000 francs
« outre les avantages en nature. »

BANQUET

Le banquet traditionnel dans chaque Congrès a eu lieu le mercredi 7 août, à 7 heures du soir, au Château-Baubet. D'ordinaire, le banquet termine le Congrès. A Rouen on a, sur la proposition de M. Giraud, dérogé à l'usage et on a décidé que le banquet aurait lieu au début de la session, afin de permettre à ceux qui se voyaient pour la première fois de faire plus amplement connaissance et pour faciliter ainsi les relations de bonne confraternité. On s'est proposé, comme il a été dit familièrement, de rompre la glace de suite. On a eu un banquet rempli de la plus franche cordialité. La présidence appartenait au professeur Ball, président du Congrès. Au dessert une série de toasts ont été portés, et on s'est séparé après une soirée fort gaie en se donnant rendez-vous le lendemain matin pour la visite des asiles.

Visite du Congrès d'aliénation mentale

aux Asiles d'aliénés de la Seine-Inférieure

Le jeudi 6 août 1890, le Congrès d'aliénation mentale, présidé par M. le professeur Ball, de la Faculté de Paris, a visité les asiles d'aliénés de la Seine-Inférieure. Les membres du Congrès ont été reçus à leur arrivée, à 9 heures du matin, à Saint-Yon, dans la salle des séances de la Commission, par M. le Préfet, ayant à ses côtés MM. Chouillou, Guesdon, Pennetier et Picard, membres de la Commission de surveillance et représentant la Commission. M. Laporte, conseiller général du canton de Grand-Couronne, MM. Fouray et Ruffault, adjoints, représentant le Maire de Rouen, MM. les Maires de Sotteville et de Saint-Étienne-du-Rouvray, M. l'Architecte en chef du département accompagnaient M. le Préfet.

La visite de l'asile Saint-Yon a eu lieu sous la conduite de M. le Directeur-médecin de l'asile. A midi, un déjeuner a été servi dans la salle des fêtes de l'asile Saint-Yon.

La musique de l'asile de Quatre-Mares s'est fait entendre pendant le déjeuner.

Au dessert, M. le Préfet a pris la parole pour dire aux membres du Congrès qu'il était heureux de montrer au Congrès des médecins-aliénistes, les progrès réalisés dans le département de la Seine-Inférieure pour assurer le traitement des aliénés, et il a fait connaître les améliorations qu'on se proposait de réaliser. M. Pennetier a pris la parole au nom de la Commission de surveillance ; M. Laporte s'est levé pour dire que le Conseil général n'avait jamais hésité à voter toutes les améliorations que proposait l'administration ; M. le professeur Ball a exprimé des remerciements au nom du Congrès. Plusieurs membres se sont levés successivement pour exprimer leur satisfaction de ce qu'ils avaient vu.

M. le Directeur-Médecin de Saint-Yon, en son nom et au nom de son collègue, a porté un toast à M. le Préfet et à ceux qui s'étaient joints à M. le Préfet pour faire les honneurs des asiles, et aux membres du Congrès.

M. le Dr Bourneville a regretté qu'on n'eut pas remis aux membres du Congrès, en même temps que le plan des établissements, une note imprimée sur les asiles.

Après le déjeuner les Membres du Congrès ont visité les services économiques communs aux deux asiles et ont visité l'asile de Quatre-Mares sous la conduite de M. le Directeur-Médecin de l'établissement.

La visite des asiles s'est terminée à 6 heures du soir.

QUATRIÈME SÉANCE

Présidence de M. le Professeur BALL

M. LE PRÉSIDENT propose de discuter la constitution du prochain Congrès national :

1° Il est d'abord décidé qu'on ne s'annexera pas à l'association pour l'avancement des sciences ;

2° Que la réunion du prochain Congrès aura lieu l'année prochaine à Lyon ;

3° Que les aliénistes belges et suisses seront invités à prendre part au Congrès qui deviendrait ainsi un Congrès de langue française. Cette proposition est présentée par M. Lemoine, de Lille, et appuyée par M. Carrier, de Lyon, et M. Ball ;

4° Que les membres du bureau du Congrès de Rouen sont chargés de former, avec leurs confrères lyonnais, une commission provisoire pour l'organisation du Congrès de Lyon.

M. SOLLIER demande l'annexion de la neurologie à la psychiatrie.

M. BALL répond qu'il faut rester soi-même, et la proposition est rejetée.

M. CULLERRE lit une étude sur la paralysie générale conjugale.

NOTE SUR LA PARALYSIE GÉNÉRALE

CONJUGALE

Par le Dr A. CULLERRE

J'ai eu l'occasion, ces années dernières : 1º de traiter successivement la femme et le mari atteints de paralysie générale ; 2º de recevoir une femme paralytique dont le mari était soigné ailleurs pour la même maladie ; 3º de recevoir une seconde femme paralytique dont le mari était traité à l'hôpital pour une affection tabétique. Ces coïncidences ont d'autant plus vivement appelé mon attention que l'asile que je dirige reçoit un très petit nombre de paralytiques, dont la moitié, d'ailleurs, est en moyenne célibataire.

Voici l'exposé sommaire des faits :

Observation I, ʌ. — La femme R....., âgée de 34 ans, journalière, entrée le 29 mai 1883. On constate chez elle un délire maniaque, incohérent, avec idées absurdes de grandeur et affaiblissement intellectuel. Elle est reine, possède des trésors, des châteaux, des dorures ; elle a des milliers , puis des centaines de millions de francs.

Satisfaction béate ; haine féroce contre son mari qu'elle menace de mort. Quelques idées de persécution et d'hypochondrie ; elle se plaint de devins, de sorciers qui l'ont rendue malade.

Blépharite ciliaire, myosis, rougeur congestive de la face, incontinence nocturne d'urine, sensibilité normale, quelques rares tressaillements fibrillaires des muscles péribuccaux, pas d'embarras marqué de la parole.

Suppression des règles depuis 6 mois.

Peu à peu les symptômes d'encéphalite interstitielle s'accentuent, les tremblements fibrillaires se généralisent, la parole s'embarrasse, les extrémités s'affaiblissent. Elle succombe enfin le 13 mai 1885 après avoir traversé toutes les périodes classiques de la paralysie générale.

J'ai pu obtenir, non sans peine, les renseignements suivants sur cette malade, sa famille l'ayant tout à fait abandonnée. Elle est mère de deux enfants : un garçon, domestique de ferme, frisant l'idiotie physiquement et moralement; une fille, servante, d'une santé chétive, se plaignant constamment de la poitrine et de la tête. Depuis 10 à 12 ans que cette femme habitait la localité, elle a eu une conduite détestable au point de vue des mœurs; on l'appelait *Marie 3 sous*.

On ignore si elle a eu la syphilis. Les premiers symptômes de paralysie générale se sont manifestés 18 mois environ avant son admission par des céphalalgies tenaces et des actes désordonnés.

Observation I, B. — Le 29 juin 1887, R....., 53 ans, journalier, mari de la précédente, entrait à son tour à l'asile atteint de paralysie générale à la deuxième période, avec excitation maniaque, délire de satisfaction et de grandeur : il est saint, doué d'un pouvoir immense, il va ramener l'âge d'or sur la terre, tout le monde nagera dans la béatitude, il prodiguera les trésors et les honneurs. Il commandera les armées, il sera duc, recevra les hommages d'une cour de généraux; il gagne des sommes telles qu'il ne peut les compter. Ses propos débordent d'un lyrisme exubérant : « Comme la terre est belle et fraîche ! je regarde le ciel, je l'adore ! je suis si content que j'en ai les larmes aux yeux ! »

Et en effet, il se met à pleurer de joie et à donner tous les signes d'une sensiblerie extravagante. Penchants libidineux surexcités, onanisme effréné par périodes, embarras de la parole, tremblement fibrillaire très accentué de la face et de la langue, irrégularité et inégalité pupillaires. Abolition des réflexes tendineux, analgésie généralisée. Peu à peu, à l'agitation maniaque intense succèdent l'affaiblissement des extrémités, le gâtisme et un marasme profond, auquel le malade succombe le 28 octobre 1887.

R..... nous a toujours juré être vierge, non seulement de syphilis, mais de toute affection vénérienne. Il a fait 2 congés, 12 campagnes, dont 3 ans de séjour au Mexique.

« Cet homme, écrit son ancien capitaine, était bon soldat; il était d'une robuste santé et n'a jamais fait de maladies au régiment; mais depuis sa libération, il se plaignait de maux de tête continuels et excessifs. »

Observation II. — La femme M...., 34 ans, sans profession, entrée le 15 mars 1885, est atteinte de démence paralytique à la troisième

16

période : face congestionnée, inégalité pupillaire, mydriase gauche, démarche chancelante, tremblements fibrillaires énormes de la langue et des mains, grand embarras de la parole. On ne relève chez elle, au point de vue psychique, que les symptômes de la démence totale; indifférence complète, aucun soin de sa personne, malpropreté et gâtisme, écholalie, agitation nocturne semblant indiquer des hallucinations; elle vomit des injures et des menaces, fait des gestes obscènes, déchire, etc. Elle succombe le 2 août 1885 à une entérite. Le corps réclamé n'a pu être autopsié.

J'ai obtenu, au sujet de cette malade, les renseignements suivants : père vivant, bien portant; mère morte il y a 26 ans de phtisie pulmonaire. La maladie actuelle a débuté il y a un an environ à la suite d'une métrorrhagie grave ayant déterminé une cachexie profonde et un affaiblissement progressif des facultés intellectuelles. Son mari, qui exerce la profession de menuisier, est lui-même atteint depuis 3 ans de paralysie générale. Le médecin certificateur m'écrit : « J'ai vu cette femme plusieurs fois depuis 1881. Elle me conduisait son mari tous les 2 ou 3 mois ; celui-ci était atteint depuis 1880 environ de paralysie générale progressive parfaitement confirmée. A cette époque la femme M..... ne présentait rien d'anormal. Je fus très surpris, en novembre 1884, d'être appelé pour examiner la pauvre femme et constatai, à mon grand étonnement, qu'elle présentait des signes de l'affection dont était atteint son mari. Ce fait singulier ne fut pas sans éveiller mon attention, mais il me fut impossible de trouver chez l'un ou l'autre conjoint des signes de maladies contagieuses. Je conclus alors à une coïncidence bizarre, inexplicable. »

Le mari a succombé en 1885, sans que son état mental ait nécessité son admission dans un asile d'aliénés.

Observation III. — La femme D....., 32 ans, ouvrière, est entrée à l'asile le 16 février 1887; elle est atteinte de paralysie générale à la troisième période; inégalité pupillaire avec mydriase droite, strabisme, tremblement fibrillaire énorme des mains, de la langue et des muscles de la face, embarras extrême de la parole qui est scandée, voix chevrotante, analgésie complète, affaiblissement des extrémités inférieures qui se refusent à la marche, gâtisme, œdème des membres inférieurs. Démence totale; elle répond à peine aux questions les plus simples, agitation accompagnée de cris, indifférence à tout ce qui l'entoure. Attaques épileptiformes répétées, marasme, pneumonie hypostatique, morte le 5 septembre 1887.

L'autopsie permet de reconnaître les signes habituels de la paralysie générale, notamment des adhérences méningées généralisées aux deux hémisphères, sauf dans les régions postérieures, l'atrophie en masse du cerveau, et une inégalité considérable de poids entre les deux moitiés de l'organe, qui pèsent : la gauche 420 et la droite 380 grammes seulement.

D'après la famille, la maladie s'est développée il y a 3 ans à la suite d'une fausse couche qui lui avait laissé une affection chronique de l'utérus. Elle a d'abord éprouvé des crampes d'estomac très violentes qui la forçaient à se rouler par terre.

Un an plus tard, elle a éprouvé des attaques épileptiformes répétées, puis du délire hypochondriaque ; enfin l'intelligence s'est peu à peu éteinte et l'agitation étant devenue intolérable, on se décida à la placer à l'asile.

D'après le médecin certificateur, « la femme D....., était une syphilitique avérée. Elle avait eu avant son mariage un enfant syphilitique mort peu après sa naissance. Le traitement spécifique administré après l'apparition des symptômes de paralysie générale est demeuré sans résultat. Le mari, qui a eu probablement la syphilis, mais ce dont pourtant je ne suis pas très sûr, est atteint d'une affection nerveuse qui me semble cousine de l'ataxie locomotrice. Elle a débuté il y a 7 ans, 2 ou 3 ans après son mariage, par un tremblement du coude droit, puis de tout le membre supérieur droit. Deux ans après, le tremblement a gagné le membre supérieur gauche, et 2 ou 3 ans plus tard le membre inférieur droit ; le membre inférieur gauche est seul indemne. Les muscles de la nuque et des lombes participent aussi au tremblement devenu de la sorte presque général. Le malade n'a jamais souffert ; sa démarche est un peu celle de l'ataxique. »

Cette description, quoique incomplète, me semble suffisamment répondre à la symptomatologie de la sclérose en plaques.

Ces observations sont intéressantes à plus d'un point de vue. La dernière ne répond pas tout à fait au titre de ma communication, mais j'ai cru pouvoir la retenir en raison des parentés morbides indéniables qui existent entre la paralysie générale et les diverses formes de tabès.

Et d'abord, s'agit-il dans ces rencontres d'un pur hasard, d'une coïncidence absolument fortuite ? Pour ma part, je répugne à l'admettre : non seulement parce que les 3 femmes dont il vient d'être question représentent 43 % de toutes les paralytiques mariées ou veuves que j'ai eu à traiter à l'asile depuis 10 ans, mais encore parce que j'ai pu observer quelques faits cliniques de même ordre, quoique ne rentrant pas dans le cadre de ce travail. Au reste, la paralysie générale conjugale a déjà été signalée sinon en France, du moins à l'étranger.

Mendel, Siemerling et Westphal en ont cité des cas à la Société psychiatrique de Berlin (1)

Le premier a déclaré posséder 5 observations où le mari et la femme sont devenues paralytiques ; dans toutes les 5, la syphilis figure dans les antécédents des malades. Le second a fait allusion à plusieurs cas analogues, sans en spécifier le nombre ; dans l'un la syphilis était certaine, la femme avait 60 ans. Le troisième a observé 3 faits semblables ; dans un seul il a constaté la syphilis.

D'après ces auteurs, Mendel surtout, la syphilis semble donc être la cause déterminante de la paralysie conjugale. Malgré mes recherches, je n'ai pu arriver à la même certitude ; chez un seul de mes malades, la femme de la troisième observation, la syphilis est certaine ; en revanche, elle n'est que probable chez le mari. Pour les paralytiques de la deuxième observation, nous sommes dans le doute ; la métrorrhagie grave signalée chez la femme peu avant l'éclosion de l'encéphalite interstitielle serait-elle une fausse couche imputable à une syphilis méconnue ? Le médecin traitant ne le pense pas et n'a au surplus constaté chez la malade, pas plus que chez son mari, aucun accident de nature suspecte. Sur les 2 sujets de l'observation première, nous ne savons rien, sinon que le mari a nié énergiquement toute infection, ce qui ne prouve pas grand chose, et que la femme était de mauvaise vie, ce qui aurait plus d'importance. Le jeune âge des 3 femmes frappées serait un indice en faveur de l'infection. Ce fait que la paralysie générale s'est développée d'abord chez la femme de mœurs faciles dans l'observation première et chez le mari qui se trouve être le personnage suspect dans la deuxième, en serait un autre. Il est vrai que dans la troisième, nous voyons la femme, la première infectée, ne devenir paralytique qu'après que son mari a déjà manifesté des symptômes de sclérose médullaire.

En somme, dans l'étiologie de ces paralysies conjugales, je crois

(1) Séance du 14 mai 1888. Le D' Belle, directeur médecin de l'asile d'aliénés de Moulins, a bien voulu me communiquer aussi une observation de paralysie générale conjugale, recueillie par lui, à l'asile de Dijon. Enfin le D' L. Acker en signale un cas nouveau dans un travail intitulé : *Contribution à la casuistique de la paralysie générale* (Allg. Zeitschr. f. Psychiat., XLIV, 1.)

qu'il faut s'en tenir aux présomptions sans affirmer catégoriquement le rôle de la syphilis.

Mais celle-ci même admise, tout se trouve-t-il expliqué? Loin de là, car on se demandera encore pourquoi elle s'attaque au même organe chez les 2 conjoints; pourquoi elle y développe non seulement la même maladie, mais encore la même forme clinique de cette maladie, car s'il y a disparité entre les deux malades de la troisième observation, il y a similitude complète entre ceux des 2 premiers. La femme R..... et son mari, en effet, sont atteints de paralysie vésanique (excitation maniaque avec délire ambitieux), tandis que les époux M..... sont atteints de démence paralytique sans complications délirantes. On ne peut même pas invoquer l'action adjuvante de causes prédisposantes communes, pas même l'alcoolisme, encore moins le surmenage du système nerveux inconnu de campagnards d'humble condition comme sont nos malades.

Quant à l'hérédité congestive ou vésanique, elle ne nous a été signalée chez aucun d'eux.

En présence d'un de ces cas de phtisies conjugales, si fréquemment observées par tous les médecins, la prédilection évidente du bacille de la tuberculose pour les poumons, la susceptibilité si grande de ces organes envers l'agent infectieux et les nombreuses occasions qu'ils ont eu de l'absorber, nous fournissent une explication suffisante et du mécanisme de la contagion et de sa fréquence.

Il n'en est pas de même en ce qui concerne les paralysies générales conjugales. De l'aveu des auteurs, en effet, les manifestations cérébrales de la syphilis sont relativement rares, comparées aux autres manifestations de la maladie. Bien plus, on ne peut même pas dire que la lésion cérébrale, dans la paralysie générale d'origine syphilitique, soit une lésion syphilitique, elle n'a rien de spécifique, rien qui diffère de ce qu'on observe dans les paralysies générales d'une autre origine. Quelques auteurs, il est vrai, prétendent que la paralysie générale est toujours d'origine syphilitique, mais je ne crois pas qu'ils aient fourni la preuve de ce qu'ils avancent.

Il y a des contagions qu'on ne peut encore rattacher à une infection microbienne; telle est la contagion du diabète, appuyée par des faits suffisamment nombreux et signalée par les médecins les plus compétents en France et à l'étranger (1).

(1) *Société médicale des Hôpitaux*, juillet-août 1889. — *Gazette des Hôpitaux*, 19 juin 1890, etc.

Entre le diabète conjugal et la paralysie générale conjugale, je n'entends créer aucun rapprochement que rien d'ailleurs n'autorise actuellement. Je veux seulement, en constatant le mystère dont est encore environnée l'origine du premier, rappeler qu'il importe de se garder des solutions hâtives, et qu'en fait de *paralysie générale à deux*, la syphilis, tout en étant encore l'hypothèse la plus plausible, est loin de tout expliquer d'une manière satisfaisante.

M. BALL demande si on ne pourrait pas invoquer la similitude des habitudes pour les excès vénériens, par exemple, qui sont une cause fréquente de paralysie générale.

M. CHARPENTIER lit un mémoire sur les démences précoces.

LES DÉMENCES PRÉCOCES

Par le Dr CHARPENTIER, Médecin de l'Hospice de Bicêtre.

Nous n'avons pas trouvé dans les auteurs de définition de la démence précoce; ce trouble mental n'a fait jusqu'à présent l'objet d'aucun travail d'ensemble. Les observations de démence précoce sont assez nombreuses, mais arides à dépouiller, d'autant que le titre de ces observations n'indique nullement la précocité. Ces démences ont été étudiées au point de vue de l'épilepsie, par Falret, Legrand du Saulle et Delasiauve; d'autres à propos de la folie morale par Trélat et les auteurs précédents; les travaux de M. Magnan et de ses élèves, ceux de Morel sur les folies héréditaires et des dégénérés, ont très bien décrit certaines formes de ces démences, ainsi que ceux de M. le professeur Ball sur l'hébéphrénie, et de M. Mairet sur les folies de la puberté, mais chacun de ces savants s'est borné à étudier la démence précoce à son point de vue particulier et aucun n'a fait de travail à ce sujet.

Nous proposons, à titre provisoire, la définition suivante:

Trouble mental chronique et incurable survenant sur des sujets jeunes (avant trente ans), normalement et régulièrement développés, n'ayant pas présenté de maladies graves autres que celle qui a accompagné ou précédé la démence.

Cet état mental, comme toutes les démences, est caractérisé par l'affaiblissement ou l'anéantissement général ou partiel, rapide ou lent des facultés intellectuelles, des sentiments, des affections, parfois aussi des mouvements et de la sensibilité.

L'incurabilité étant pour nous un signe caractéristique de la démence, nous éliminons logiquement de notre cadre tous les cas relatifs à la curabilité de la démence. La précocité nous fait exclure aussi les démences de l'âge mûr, et, à plus forte raison, les démences séniles. Notre définition nous permet aussi d'éliminer les états morbides que Foville avait décrits sous le nom de démence apparente, de même la mélancolie avec stupeur de M. Baillarger, bien que celle-ci puisse conduire à la démence précoce, la démence aiguë de Hack, Tuke, la torpeur cérébrale de M. le professeur Ball et les commotions que Lasègue désignait sous le nom pittoresque de traumatisme moral; mais nous faisons rentrer dans notre cadre les cas signalés par M. le Dr Bourneville, chez de jeunes adolescents à évolution régulière avant le développement de la démence. Dans des cas analogues, le caractère enfantin de la démence peut être facilement confondu par la famille avec la persistance prolongée du caractère enfantin normal du malade, ne pas éveiller son attention et fausser les renseignements auprès du médecin appelé plus tard à constater l'état mental de pareils déments. Encore faut-il distinguer, parmi eux, l'arrêt de développement intellectuel qui peut se faire à tout âge de la croissance, d'avec l'évolution rétrograde démentielle, ce qui ne peut être confirmé que par l'observation prolongée de ces sujets avant et après l'apparition de la démence. De tels états, observés même avant la puberté, constituent un premier groupe sur lequel nous n'insistons pas : *démence précoce simple des enfants normaux.*

Le second groupe est formé par les déments précoces épileptiques. Vous avez tous, Messieurs, présentes à l'esprit les descriptions si vives de M. Falret; nous serons donc bref à ce sujet.

Dans la démence précoce de nature épileptique, les vertiges et les attaques deviennent moins fréquents et même disparaissent; c'est en tenant compte de ce fait que nous rechercherons toujours les cicatrices chez les jeunes déments, lorsque les renseignements nient l'épilepsie; on a écrit que la démence arrivait d'autant plus vite chez les épileptiques que leur état mental était inférieur, nous avons vu beaucoup d'imbéciles être épileptiques, sans que la démence soit apparue; il est plus juste de dire que la démence chez les épileptiques est d'autant plus précoce que chaque attaque convulsive ou vertige amène une déchéance mentale plus prononcée; si, en outre, le sujet s'adonne à l'alcool, à la masturbation, s'il se tuberculise, s'il est porteur de syphilis non traitée. L'épileptique acariâtre, persécuté, persécuteur, résiste à la démence précoce. Nous avons observé des cas de démence précoce, survenus chez des sujets acquittés après crime commis, et placés dans notre service en raison d'épilepsie; la démence n'était survenue qu'après l'accomplissement du crime et nous n'avons jamais été témoin, sur ces sujets, d'épilepsie convulsive ni vertigineuse.

Notre troisième groupe est constitué par la démence précoce syphilitique.

Nous ne la trouvons pas signalée dans le riche travail de M. le professeur Fournier sur la syphilis cérébrale. Nous ne parlons pas, bien entendu, des cas assez nombreux de guérison des fausses démences dues à cette étiologie et dont nous avons publié une observation. D'ailleurs, les cas de guérison des fausses démences par l'iodure de potassium, pas plus que des cas de paralysie générale par le même médicament, ne prouvent la nature syphilitique de ces fausses démences ou de ces paralysies, car ces mêmes formes morbides guérissent parfois avec le même médicament quand elles se rencontrent, même sans syphilis, sur des sujets alcooliques ou arthritiques. Nous n'avons parfois observé aucun caractère spécial à la démence syphilitique; cependant c'est chez ces sujets comme aussi à la suite de blennorrhagies, que nous avons souvent trouvé l'absence de stupeur; mais en revanche, l'incohérence la plus absolue. Autant qu'il nous paraît, cette démence surviendrait parfois promptement après le début de la syphilis et surtout de la blennorrhagie. Nous avons constaté cette démence chez des fils de pères syphilitiques avérés, longtemps traités et guéris; mais ces déments précoces ne présentaient aucun signe de syphilis héréditaire.

M. Fournier signale bien la dépression intellectuelle avec incohérence comme une forme de démence syphilitique, mais il n'indique pas sa précocité et parle de sa curabilité, tout en rapportant un cas de non-guérison.

Le quatrième groupe est constitué par la démence précoce alcoolique qui est admise par tous; elle peut succéder à tout alcoolisme cérébral aigu, delirium tremens, manie ou excitation maniaque alcoolique survenant au déclin de ces maladies et parfois quelques semaines après leur guérison apparente. Elle peut apparaître brusquement après une série d'ivresses répétées souvent et à peu d'intervalle; nous l'avons vue survenir chez de jeunes adultes qui, après des excès alcooliques prolongés, avaient cessé de s'y livrer depuis quelques mois.

Son début peut être brusque ou ressembler fort au début de la paralysie générale, parfois elle simule des accès d'ivresse, pour ainsi dire subintrants; le malade, dans ces cas, est considéré comme ne cessant pas de s'enivrer, alors qu'il est pourtant établi qu'il a renoncé à ses habitudes; facile à reconnaître, si l'on est renseigné sur les débuts, elle cesse à sa période d'état d'avoir une physionomie propre et peut consister en phénomènes d'excitation, de dépression, de stupeur, et plus souvent par l'alternance et la mobilité de ces phénomènes. Le plus ordinairement la déchéance mentale est rapide; elle est plus lente mais néanmoins irrémédiable dans les démences calmes avec incohérence. La démence précoce alcoolique est celle qui ordinairement a la marche la plus rapide. Son intensité et sa rapidité plus grandes nous ont paru plus marquées chez les buveurs de liqueurs. D'autres facteurs : hérédité, misère, paresse, vices, en forment l'escorte habituelle.

Le cinquième groupe comprend les démences précoces liées à la puberté, ce qui ne veut pas dire que toutes les folies de la puberté, toutes les hébéphrénies soient des démences précoces, ni que toutes les démences précoces qui se développent à l'époque de la puberté reconnaissent toujours celle-ci comme cause. Nous y rattachons certains cas rares de folie du doute, de manie de contradiction, de monomanie querelleuse aboutissant rapidement, à cette époque, à la démence précoce avec tuberculisation assez rapide, en l'espace de quatre ou cinq ans. Disons de suite que ces formes de folies raisonnantes ne se sont montrées que chez des sujets ayant manifesté antérieurement un développement intellectuel marqué; leur mémoire avait été très vive, non moins que leur imagination, les notions acquises nombreuses, mais l'évolution intellectuelle s'était arrêtée et avait rétrogradé au moment où le jugement allait entrer en fonction pour coordonner les connaissances acquises et s'en servir dans l'expérience de la vie sociale.

On conçoit très bien que, si des illusions des sens occasionnent des erreurs de l'esprit, les sensations génésiques, par leur nouveauté, par leur instantanéité et par l'inaccoutumance, puissent entraîner chez certains sujets des erreurs intellectuelles et causer des troubles irrémédiables dans la construction et l'arrangement des matériaux de l'édifice cérébral.

Un sixième groupe est représenté par certains héréditaires et certains dégénérés, chez lesquels l'intervention des autres facteurs est trop peu manifeste pour lui attacher une importance autre que celle d'occasionnelle.

Ce groupe existe malgré l'abus fait de cette hérédité et de cette dégénérescence pour expliquer tout ce qui, en aliénation mentale, reste inexplicable.

Septième groupe. La démence précoce se rencontre aussi, mais très rarement, chez quelques fous moraux, sans intervention alcoolique,

ni épileptique; toutefois, nous n'avons pas d'expérience personnelle
à cet égard. Chose triste à dire, les vices de caractère peuvent conduire
à tout, mais bien rarement à la démence précoce; il est vrai que les
imbéciles aussi deviennent rarement frappés par cette démence.

Huitième groupe. Dans tous les services d'aliénés, on rencontre
quelques sujets appartenant à ce huitième groupe; ils sont désignés
sous le nom de maniaques ou de mélancoliques chroniques, parce que
des manifestations maniaques ou mélancoliques ont prélude au début
de la démence précoce, mais comme ces mêmes manifestations réap-
paraissent de temps à autre, ils conservent leur première étiquette ou
sont désignés sous le nom simple de déments, le long temps qu'ils ont
séjourné à l'hospice ayant fait oublier le début prématuré de la
démence.

Nous signalerons ici la déchéance mentale précoce et rapide particulière à certains délires mystiques, compatibles avec une longue sur-
vie et chez laquelle au début de la démence il est souvent fort difficile
de savoir si l'on est en présence d'une démence confirmée ou d'une
stupeur hallucinatoire longtemps prolongée.

On rencontre aussi quelques persécutés plus ou moins systématisés,
alcooliques ou non, souvent paraphasiques ou à langage particulier
par ses néologismes, et qui arrivent promptement à une démence
incurable, chronique. Sans nier d'une façon absolue l'influence héréditaire ou de dégénérescence, il est des cas où nous n'avons pu trouver aucun facteur étiologique; il est très important de tenir compte
de ces cas négatifs, pour limiter, d'une façon vraie, l'influence de la
dégénérescence de l'hérédité.

Neuvième groupe. Souvent aussi nous n'avons rencontré que
l'anémie, la misère, la paresse, le surmenage physique ou intellectuel
comme seul facteur étiologique de certaines démences précoces que
nous rapprochons de notre neuvième groupe, admis par presque tous
les aliénistes, celui des démences précoces consécutives aux maladies
aiguës ou infectieuses, telles que fièvre typhoïde, érysipèle, états puer-
péraux. Il en existe quelques cas dans chaque service d'aliénation,
remarquables par la prédominance de la forme mélancolique; ces
déments vivent parfois longtemps, contrairement à l'opinion de
Marcé qui, croyant à leur guérison, ne faisait pas de ces malades de
vrais déments; il considérait cette démence apathique comme ordinairement curable.

On a été jusqu'à invoquer l'hérédité de faiblesse de l'organe cérébral pour expliquer les démences précoces dans ces conditions. C'est

252

encore, à notre avis, un exemple de l'abus fait, dans ces derniers temps, de la notion d'hérédité. Cette notion, ainsi conçue, ressemble trop à la conception du péché originel pour expliquer tout le mal sur terre. De telles notions, excellentes en matière religieuse, ne devraient pas être aussi facilement acceptées en matière médicale.

Dixième groupe. La paralysie générale précoce qui paraît augmenter de fréquence est remarquable par la précocité de sa démence, à un point tel que nous serions tenté de dire que toujours la paralysie générale précoce est une démence paralytique d'emblée; en tout cas, nous avons vu la précocité de cette démence être d'autant plus marquée que le sujet frappé était plus jeune; nous ajouterons que rarement nous avons vu un vrai délire des grandeurs coïncider avec cette paralysie générale précoce, dont la forme prédominante est la torpeur.

Onzième groupe. A côté de ces groupes, qu'il nous soit permis d'en faire figurer un dernier qui pour nous renferme le plus de cas curieux et différents les uns des autres, c'est celui où aucune des circonstances précédentes ni aucun autre facteur étiologique connu, pas même les émotions, la peur, l'insolation ni le traumatisme ne peuvent être invoqués; ce groupe comprend des cas rares, mais purs de toute étiologie, à la condition que l'observateur ait pu contrôler les renseignements fournis. Les rares cas de ce genre que nous avons pu observer nous ont montré une circonstance commune : ces sujets étaient nés de parents vieux ou de parents ayant entre eux une grande différence d'âge; ou bien, orphelins de très bonne heure, ils avaient été élevés longtemps par de vieux parents. La vieillesse, si utile pour l'éducation des jeunes enfants, ne pourrait-elle pas devenir pernicieuse par un contact trop prolongé avec l'adolescence? Dans ce contraste si frappant que le jeune homme rencontre entre le retrait de toutes choses chez ces vieillards avec lesquels il est en relations continuelles et son besoin naturel d'expansion ; entre l'esprit défiant des uns et sa confiance spontanée; entre l'égoïsme sénile et sa générosité désintéressée, ne pourrait-il pas surgir des causes dépressives, capables non seulement de mettre obstacle à l'exubérance juvénile, mais même de tarir la source de son activité intellectuelle?

Nous avons hésité longtemps à ranger de tels malades parmi les déments ; car chez eux la mémoire est encore partiellement conservée; leur attention mobile peut être parfois fixée: ils n'ont ni hallucination ni délire; ils ne sont ni maniaques ni mélancoliques; ils lisent ou dessinent si cela leur plaît; ils ne sont pas méchants, ils n'ont pas d'idées de persécution ni d'autres idées morbides, de sorte qu'ils ne trouvent pas place dans les autres cas nosologiques; mais leur état chronique sans rémission, leur indocilité, leur incapacité de subir tout travail imposé, la régularité de leurs habitudes, leur absolue imprévoyance de l'avenir, la nullité fréquente de leurs réponses nous obligent à les faire rentrer dans notre cadre. Ce que nous pouvons affirmer, c'est que ce ne sont pas des imbéciles congénitaux, des mélancoliques, des maniaques, des persécutés, des hypocondriaques, et ils s'éloignent des folies choréiques de M. Mairet.

Nous avons observé 3 cas de démence précoce consécutive au diabète disparu lors de la démence; l'un d'eux avait été traité pour du diabète insipide; le troisième, que nous avons encore dans notre service, a perdu son père du diabète. Il est dément depuis l'âge de 18 ans, après un diabète qui a duré 3 ans; ce diabète est survenu après des épistaxis abondantes et fréquentes qui ont disparu lors du diabète et sont revenues avec la démence; elles nous servent, par la constance de leur retour, de signe précurseur pour annoncer l'invasion d'un nouvel accès d'agitation; l'épistaxis disparaît toujours avant la fin de la crise d'excitation dont nous pouvons ainsi prévoir la terminaison.

Nous voudrions, Messieurs, pouvoir vous exposer une symptomatologie faite de caractères positifs, mais comme toute démence, la démence précoce n'est composée que de caractères négatifs.

En général, ces sujets sont chétifs, peu musclés; nous n'avons pas constaté la coïncidence de cette démence et de l'embonpoint, contrairement à certaines démences paralytiques et séniles en état stationnaire, contrairement aussi à ces embonpoints contemporains des rémissions des persécutés, des épileptiques, des alcooliques et même des fous moraux; le thorax est grêle aussi, les appareils circulatoire et respiratoire n'offrent aucun trouble sauf le refroidissement facile des extrémités; l'attitude de ces malades varie avec la forme maniaque ou mélancolique; leur visage est maigre, pâle, souvent grimaçant, coloré parfois par stase veineuse; les tics palpébraux, faciaux, oculaires, le nystagmus, le frottement continuel des mains l'une contre l'autre ou sur une même partie du corps ou de préférence du côté du crâne, au point que les cheveux ne repoussent plus, l'occlusion prolongée des paupières ou des lèvres, les raideurs musculaires partielles et surtout de la nuque sont des troubles moteurs très fréquents chez ces déments; souvent ils ne veulent pas regarder la personne qui leur parle ou ne peuvent supporter son regard; questionnés, ils répondent en tournant les yeux et la tête d'un même côté; un rire niais ou simulant le dédain accompagne ordinairement leurs réponses; leur voix est faible, basse; leur langage est variable de l'un à l'autre : ce sont des phrases alignées, écho de ce qu'ils ont entendu, qui viennent se juxtaposer sans aucune trace d'association intellectuelle volontaire. Quelques-uns sont même bavards et ont une certaine intonation sérieuse dans leur verbiage, qui pourrait faire croire qu'ils disent quelque chose de sensé, mais il n'en est rien, c'est le type absolu de la démence incohérente; d'autres répètent d'une façon désespérante la même réponse laconique à toutes les questions; certains commencent une phrase mais ne la finissent pas ou la terminent d'une manière inintelligible, souvent en baissant le ton au point de ne pouvoir plus être entendus; ils répondent à la manière des enfants ou des femmes qui boudent; d'autres ne poussent que des cris ou sont dans un mutisme absolu, se bornant parfois à un même geste uniforme; c'est dans ces cas que le médecin se demande si le malade est encore en état de mélancolie avec stupeur ou de démence initiale; en général, ils n'aiment pas qu'on leur parle; leur faculté d'attention, cette faculté qui exige de l'énergie motrice, est toujours très faible ou nulle; ce qui explique la mobilité, la paresse ou l'indocilité de ceux qui ne sont pas en stupeur. En effet, bien différents des imbéciles, les déments précoces qui peuvent agir, qui peuvent s'occuper si cela leur plaît, sont incapables de tout travail commandé, si court, si futile, si machinal qu'il soit; certains peuvent s'occuper à lire la même chose, à faire les mêmes dessins, les mêmes chiffres, à passer des heures entières à mettre en poudre quelques objets; aucun ne peut ou ne veut exécuter un travail demandé; leur mémoire est souvent nulle, parfois conservée partiellement, la mémoire des lettres et des chiffres surtout; beaucoup reconnaissent les visages, leurs parents, à en juger par l'accueil peu gracieux qu'ils leur témoignent; ils vivent isolés et ne jouent jamais ni entre eux, ni avec d'autres malades; les organes des sens paraissent conservés et nous n'avons pu constater d'hallucination; les sentiments affectifs pour la famille sont presque toujours des sentiments de répulsion; parfois ils sympathisent avec tel ou tel serviteur qui peut les apprivoiser, mais sans résultat utile. Beaucoup ressemblent aux imbéciles au point de vue de la régularité des habitudes pour les heures du lever, du coucher, du repas, de la visite; ils connaissent les habitudes du service comme les animaux domestiques connaissent les habitudes de la maison; les habitudes vicieuses sont assez fréquentes. Quelques-uns ont une propreté relative, ils sont bien débraillés dans leurs vêtements, mais ceux-ci ne sont ni tachés, ni souillés; leurs rapports avec le médecin méritent d'être notés, ils le fuient ou ils le recherchent, mais ils le reconnaissent presque tous, sauf à la période du gâtisme; leur regard, par son expression, témoigne que les paroles du médecin les impressionnent; il est tout autre à une flatterie, à une réprimande ou à une raillerie, mais jamais ils ne manifestent cette impression par la parole; tout médecin qui prend la direction d'un nouveau service peut, les premières semaines, croire à son influence heureuse sur de tels malades, en raison des marques d'intérêt qu'il devine sur leur physionomie, mais cette illusion est toujours de courte durée.

De tels malades subissent l'action physiologique des médicaments, mais non l'effet moral ou thérapeutique; ils réagissent bien contre les causes physiques; la tuberculose pulmonaire est la maladie la plus fréquente chez eux, surtout chez ceux qui sont immobiles; les autres vivent longtemps et certains déments précoces deviennent avec l'âge des déments séniles.

Le pronostic découle de la définition et évite tout commentaire; il en est de même du traitement.

Au point de vue du diagnostic, il y a lieu de classer toutes nos démences en trois groupes cliniques, d'après l'état du langage, de la parole et de la motilité: ceux qui ne veulent ou ne peuvent pas parler, ceux dont les réponses sont nulles ou monotones, et ceux chez lesquels domine l'incohérence. Les premiers peuvent être confondus avec les différentes formes de stupeur et s'en distinguent par les signes propres à ces formes de stupeur si bien décrites par les auteurs qui ont traité cette question; les deuxièmes peuvent être confondus encore avec cette même forme, mais surtout avec l'imbécillité; la connaissance exacte de l'état antérieur de l'intelligence est le meilleur moyen de résoudre cette difficulté; les troisièmes peuvent être confondus avec certaines folies choréiques, certaines folies curables de la puberté, les autres fausses démences ou démences apparentes, et les mélancolies. Enfin, à propos de ces trois classes, il faut toujours penser à la simulation; cette simulation doit être plus fréquente pendant la prévention ou après la condamnation que dans nos asiles, car là, le simulateur a tout intérêt à ne pas simuler long-temps; le meilleur moyen de diagnostic pour le médecin est de simuler à son tour la croyance à l'état morbide du simulateur. Quand celui-ci est bien convaincu que son médecin le croit fou, il ne tarde pas à guérir, à remercier son sauveur et surtout à lui demander sa sortie. Un autre bon moyen consiste à observer les malades que fréquente le simulateur dans l'asile; s'il est vrai que les fous se fréquentent, s'attirent et se recherchent, cette proposition n'en est pas moins vraie pour les vicieux, et notre attention devient plus vive, toutes les fois qu'un sujet que nous soupçonnons de simulation se met en rapport avec les vicieux du service ou si, ce qui revient au même, ceux-ci se mettent en rapport avec lui. Il est prudent au médecin, quand il soupçonne la simulation, de garder ses soupçons pour lui tout seul et de n'en faire part à personne de son entourage; toutes choses égales d'ailleurs, le médecin aliéniste découvrira mieux la simulation si le sujet est placé dans un service hospitalier que s'il est séquestré dans un milieu de détention.

On doit se demander, à propos des éléments du troisième groupe clinique, ceux qui parlent et agissent, s'ils ne représentent pas une espèce de folie morale; mais l'absence d'antécédents vicieux avant la démence, l'absence de vices marqués du caractère à la même époque, la douceur de leur caractère pendant la démence, à part l'irritation contre la famille, leur impossibilité de subir un travail volontaire, l'incohérence de la plupart de leurs réponses, et surtout l'absence de tout souci au point de vue de leur séquestration et de leur mise en liberté, les distinguent nettement des vrais fous moraux; c'est en raison de leur intelligence, et surtout de leur incurabilité que nous plaçons de tels sujets parmi les déments précoces.

Il est une question des plus importantes que nous ne pouvons élucider malgré son vif intérêt. Étant donné un jeune sujet en apparence de démence, peut-on pronostiquer la curabilité ou l'incurabilité de son état mental? Les auteurs restent à peu près muets sur cette question. L'étiologie peut encore servir : l'alcoolisme, le traumatisme, la masturbation, quand elle est la cause et non le début de la maladie, et sa cessation rapide dès l'apparition de la démence, les émotions pénibles, sauf celles qui résultent de la crainte fondée de la misère, les traumatismes, les maladies aiguës, l'état dit de dégénérescence sont les conditions étiologiques dans lesquelles les cas de guérison peuvent se rencontrer, même lorsque le malade a présenté en apparence tous les signes de la démence; mais lorsque plusieurs de ces facteurs sont réunis, le pronostic devient plus grave. Le mode de début peut aussi, dans certaines limites, servir d'indice; la rapidité d'apparition des symptômes de démence nous cause moins d'appréhension qu'un début lent, insidieux et souvent inaperçu; l'incohérence du langage, jointe à l'absence de stupeur ou d'agitation grande augmente nos

craintes, si nous ne constatons aucun trouble circulatoire ou respiratoire; c'est au contraire chez les femmes hystériques que nous hési-
tons le plus à prononcer l'incurabilité.

Nous avons vu trop souvent de tels troubles mentaux guérir dans
ces conditions pour ne pas mettre en doute les cas signalés de
démence précoce hystérique; nous avons bien observé des démences
chroniques survenues chez des hystériques, même à début précoce,
mais toujours nous avons trouvé chez ces sujets des facteurs bien
autrement importants que l'hystérie pour expliquer ces formes de
démence; c'est surtout chez les hystériques, et ensuite chez les dégénérés et les alcooliques, que l'on rencontre le plus souvent les
démences curables, c'est-à-dire les fausses démences; c'est donc chez
de tels sujets qu'il faut être le plus réservé avant de prononcer
l'incurabilité.

Quant au diagnostic différentiel des démences précoces entre elles,
il faudrait, pour pouvoir être sûrement établi, que chaque groupe
étiologique eût sa physionomie caractéristique, ce qui n'est pas fréquent; de plus, une démence précoce reconnaît souvent plusieurs
facteurs étiologiques; les seuls éléments de diagnostic dont nous
pouvons disposer sont fournis par l'anamnèse des antécédents personnels et de famille, et par l'examen complet du jeune dément.

Nous n'avons guère fait d'autopsie de démence précoce; notre service n'est pas favorisé à cet égard, composé qu'il est spécialement de
malades visités par leurs familles, qui s'intéressent à ce que l'autopsie ne puisse être pratiquée. Nous n'en avons pratiqué qu'une
seule, qui, à titre de curiosité, mérite d'être rapportée: il s'agissait
d'un dément de 27 ans, à la suite de rares attaques épileptiques;
il avait bénéficié d'une ordonnance de non-lieu pour outrages
aux mœurs; à l'autopsie nous avons constaté une athéromasie de
toutes les artères et artérioles de l'encéphale et limitée à la circulation
crânienne; l'athéromasie commençait juste au niveau de l'entrée des
carotides et des vertébrales dans les trous crâniens. Rien dans le reste
de l'appareil circulatoire, sauf une plaque d'athérome à l'origine de
la crosse de l'aorte.

Messieurs, malgré les lacunes de notre travail, nous avons pensé
qu'il y avait lieu de vous le communiquer en raison de l'âge jeune
des sujets frappés, de l'incurabilité, de la longue durée de leur maladie et surtout du petit nombre d'observations touchant la manière
de végéter de ces malades.

Nous avons espéré, Messieurs, solliciter l'évocation de vos souvenirs à propos de pareils malades et surtout de leurs particularités individuelles. Tel a été le but de notre communication dont nous vous prions de vouloir bien excuser les développements.

M. BALL, au nom des membres du Congrès, remercie M. Charpentier de sa très intéressante communication.

M. DUBUISSON lit une étude sur la folie traumatique.

DE LA FOLIE TRAUMATIQUE

Par le Dr Maxime DUBUISSON, médecin-adjoint à l'asile de Quatre-Mares.

INTRODUCTION.

Pendant une période de près de douze années passées dans divers asiles, j'ai eu l'occasion de voir un certain nombre de cas d'aliénation mentale, consécutive au traumatisme cérébral.

J'ai observé avec intérêt les malades que j'ai pu suivre moi-même et j'ai, en outre, profité de mon séjour à Quatre-Mares pour faire des recherches dans les archives, où sont recueillies toutes les observations des aliénés, traités depuis la fondation de l'asile.

En joignant à mes observations personnelles celles que j'ai trouvées à Quatre-Mares, j'ai réuni un nombre assez considérable de faits qui, tous, à l'exception d'un seul, sont inédits.

Depuis 1852, époque où fut installé l'asile, il est entré à Quatre-Mares 6,000 malades environ, dont plus de 100 ont été admis à la suite de coup ou de chute sur la tête. Il est probable même, que parmi les nombreux malades admis sans renseignements, plusieurs autres victimes du traumatisme seraient venues grossir ce chiffre déjà important.

J'ai trouvé certaines observations muettes sur l'époque du traumatisme et sur les troubles éprouvés immédiatement après, aussi bien que sur ceux qui avaient pu se produire entre le moment de l'accident et le début de l'aliénation confirmée. En outre, je n'ai pas pu toujours recueillir de renseignements suffisamment précis, sur les traumatismes survenus dans la première enfance, lesquels peuvent causer l'idiotie, l'imbécillité ou l'épilepsie, trop souvent considérées comme des affections congénitales. Laissant de côté ces faits, peut-être douteux au point de vue de l'étiologie, je ne me suis occupé que de ceux où des troubles nerveux spéciaux ont suivi l'accident et ont continué de se montrer ensuite.

Dans ces derniers cas, le traumatisme peut et doit même, à mon avis, être considéré comme la cause principale, sinon comme la cause unique de l'aliénation mentale.

Il est hors de doute que le traumatisme du cerveau puisse causer des troubles fonctionnels plus ou moins durables; en effet, de tous les organes, le cerveau est celui dont la texture est la plus délicate, c'est celui qui préside aux fonctions les plus élevées; bien qu'il soit protégé par une enveloppe devant résister aux chocs violents, il peut être atteint, soit directement, soit par contre-coup, et les lésions produites dans son organisation doivent, plus encore que celle des autres tissus, être suivies de troubles fonctionnels. Le choc peut exercer son action sur la substance cérébrale elle-même; il peut l'exercer aussi sur les vaisseaux encéphaliques en déterminant des congestions ou des hémorrhagies. J'ai trouvé des traces de ces hémorrhagies chez plusieurs malades dont j'ai pu faire l'autopsie.

Quel que soit le mode d'action du traumatisme, on observe deux sortes de symptômes : les symptômes immédiats et les symptômes éloignés.

Le traumatisme, par l'ébranlement de la substance nerveuse, peut suspendre momentanément les fonctions cérébrales, il peut les troubler, et même les détruire. Il peut enfin préparer le terrain pour le développement ultérieur de troubles fonctionnels divers. Un symptôme immédiat, presque toujours observé, est la perte de connaissance et souvent aussi la perte du souvenir. Les troubles de la mémoire m'ont paru exister fréquemment dans la folie traumatique. Je citerai une observation intéressante par une amnésie partielle d'une période de 20 années. Le malade qui fait l'objet de cette observation guérit et vit se combler la lacune de son existence par la rémémoration progressive des faits les plus anciens de la période amnésique.

En ne tenant pas compte des coups, ni des chutes survenant dans la première enfance, j'ai remarqué que les traumatismes crâniens peuvent produire les grandes variétés d'aliénation mentale. J'ai classé mes observations selon leur forme clinique avec les diagnostics portés sur les registres.

J'ai cru devoir limiter le nombre des observations et les abréger autant que possible. Sur 132 malades atteints de folie consécutive au traumatisme crânien, j'ai rencontré les principales formes d'aliénation mentale : manie, 25 fois; lypémanie, 16; épilepsie, 32; paralysie générale, 44; démence, 15.

MANIE.

Observation I.

SOMMAIRE. — Manie traumatique. — Chute. — Fracture du rocher. — Début immédiatement après l'accident. — Amnésie partielle s'étendant à une période de 20 années. — Retour de la mémoire commençant par les faits les plus anciens. — Guérison.

B...., âgé de 39 ans, atteint de manie traumatique, entre à l'asile de Leyme, le 5 mai 1886.

Deux mois avant son entrée, B..... avait fait une chute de voiture ayant occasionné une fracture du crâne. Immédiatement après l'accident, la perte de connaissance fut complète durant 3 jours. On observa alors, dans l'oreille droite, un écoulement de sang qui persista pendant 20 heures. Le troisième jour, le malade reprit un peu de connaissance et entra dans une période d'agitation loquace et désordonnée; il n'avait alors aucune conscience du milieu où il se trouvait, ni des personnes de sa famille qui l'entouraient. Cependant il se rappelait nettement les choses de sa jeunesse et racontait, avec les détails les plus précis, différentes phases de sa vie d'autrefois.

On n'observait aucun trouble physique, l'appétit était excellent, excessif même, et les digestions régulières. Ainsi agité, il fut conduit provisoirement à l'hôpital de Périgueux où, les troubles persistants des facultés et des actes rendirent nécessaire le transfèrement à l'asile de Leyme.

A son arrivée, B..... est agité, désordonné dans ses propos et dans ses actes, porté à la violence. Les facultés intellectuelles sont engourdies; on observe dans la mémoire une lacune d'environ 20 années; B..... reconnaît qu'il est dans un asile et qu'il vient de l'hôpital de Périgueux; il n'a pas d'hallucinations. Il a perdu le souvenir de sa chute et de tout ce qui s'est passé longtemps auparavant.

Vers l'âge de 20 ans, il avait été comme domestique, au service d'un ingénieur chargé du tracé de la ligne du Cantal.

Aujourd'hui, il croit encore être avec ce même ingénieur. J'ai

262

besoin de partir, dit-il, afin de m'occuper de préparer tout ce qu'il me faut pour aller demain faire des tracés dans la montagne. Il se rappelle parfaitement les personnes qu'il croit avoir à emmener et la couleur des chevaux qu'il doit conduire. Tous les faits antérieurs à cette époque sont bien gravés dans sa mémoire; de tout ce qui s'est passé depuis, il ne lui reste rien.

Pendant près d'un mois, il demeura ainsi troublé et dans l'impossibilité de relier sa jeunesse au temps présent. Il semblait que plusieurs pages étaient arrachées au livre de sa vie.

Consulté par la famille, j'exprimai mes craintes sur l'issue de la maladie, que je considérais comme à peu près incurable. Cependant, au mois de juillet, le malade se calma et commença à se rappeler certains faits oubliés. Le souvenir de sa famille lui revint très vaguement; il ne se rendait pas compte qu'il avait perdu sa femme et que sa sœur était venue pour s'occuper de sa maison. La situation de cette sœur lui revint en mémoire avant celle de ses enfants. C'est surtout l'augmentation progressive de son commerce plutôt que le souvenir de sa famille qui marqua les différentes étapes du retour de la mémoire. Il commença par se voir, à l'époque où il allait dans les campagnes et dans les foires, avec un petit ballot de marchandises. Il se souvint ensuite de l'achat d'une voiture pour ses voyages, et, enfin, de l'installation d'une maison de commerce assez importante. En dernier lieu il se rappela sa situation commerciale, les engagements qu'il avait pris, les versements d'argent qu'il avait à faire, et il eut la notion de ses embarras financiers. C'est pour régler ses affaires qu'il demandait alors à rentrer chez lui.

En même temps, il se souvint des incidents qui avaient précédé sa chute. Ainsi fut comblée la lacune entre la jeunesse et la vie actuelle, sauf cependant la période de 3 jours durant lesquels, à la suite de la chute, la perte de connaissance avait été complète. Certaines circonstances de la période délirante sont aussi demeurées dans l'oubli. Il sortit guéri le 25 octobre 1886, sept mois après sa chute. La guérison s'est maintenue jusqu'aujourd'hui.

Observation II.

Manie traumatique. — Chute. — Début immédiatement après la chute. — Amnésie. — Hallucinations. — Guérison.

B...., âgé de 33 ans, atteint de manie de cause traumatique, entre à l'asile de Quatre-Mares en 1887; cinq mois avant son entrée, il fit une chute à bord d'un navire et se fractura le crâne. Aussitôt après il perdit connaissance; l'état général était très grave. Soigné à l'hôpital du Havre il se rétablit assez bien physiquement, mais, les facultés restaient profondément atteintes.

À l'asile, il se croit encore à bord du navire ou dans un hôpital de Chine. Il quitte ses habits comme pour se mettre au travail. Il n'a aucune notion de tout ce qui s'est fait depuis sa chute, ni du temps qu'il a passé à l'asile. La perte du souvenir de tous les faits anciens ou récents est presque complète. C'est ce symptôme d'amnésie qui domine chez lui.

Les facultés sont affaiblies, les idées troublées; on observe en outre quelques hallucinations de l'ouïe, avec idées vagues de persécution. Le malade contredit un jour ce qu'il a dit la veille. Il s'est plusieurs fois montré très agité et même violent.

Deux mois après son entrée, l'état mental commença à s'améliorer, la lucidité et la mémoire revinrent peu à peu et progressivement.

Sorti guéri en 1888, après quatre mois de traitement.

Observation III.

Manie. — Chute. — Début précoce. — Changement dans le caractère. — Idées et actes bizarres. — Vols absurdes. — Guérison.

F...., âgé de 30 ans, atteint de manie, entré à l'asile de Quatre-Mares en 1884.

Six mois avant son entrée, F... fit une chute dans un escalier, et tombant sur la tête d'une hauteur d'un deuxième étage, se blessa grièvement au front. Depuis cet accident, de bon ouvrier qu'il était, il devint paresseux, vagabond, méchant, il insulte ses parents, les frappe, brise différents objets et manifeste des idées bizarres. Il écrit une lettre pour faire couper tous les arbres d'une forêt, afin de construire une immense machine en haut de la côte de Bonsecours. Il croit qu'un trésor est placé dans le chœur de l'église, prend les fleurs de l'autel et commet d'autres vols absurdes. Les propos sont incohérents. À son entrée, il raconte les détails de sa chute à la suite de laquelle son esprit s'est dérangé; il dit avoir été poussé irrésistiblement à voler les fleurs de l'autel de Bonsecours. — On constate dans le certificat de quinzaine une manie caractérisée par l'absence du jugement et l'incohérence dans les idées, par de la loquacité et une tendance à commettre inconsciemment des actes désordonnés. On observe à l'asile des accès d'agitation quelquefois menaçants, une loquacité puérile; puis, au bout de quelques jours, l'amélioration arrive et fait des progrès rapides. Le malade s'occupe régulièrement et sort guéri, cinq mois après son admission.

Observation IV.

Manie. — Coup. — Fracture du crâne. — Hérédité. — Délire religieux. — Hallucinations et impulsions. — Suppléance cérébrale. — Mort. — Autopsie.

L....., âgé de 58 ans, atteint de manie, entre à l'asile de Quatre-Mares en 1869.

Il a eu une sœur aliénée. Après de grandes pertes d'argent, il quitta son pays natal pour se rendre dans l'Amérique du Sud où, dans une rixe, il fut frappé de six coups de couteau ; il reçut à la tête une blessure grave à la suite de laquelle il resta complètement muet pendant toute une année. Le crâne est enfoncé au niveau de la région temporale gauche.

De retour au Havre, il se livra à des actes extravagants; il fut arrêté plusieurs fois et enfermé à l'hospice de cette ville.

On observe à l'asile des idées délirantes de nature religieuse, avec hallucinations de l'ouïe et impulsions dangereuses. Il se dit Dieu, excite les autres malades, entend une voix lui dictant son rôle de prophète et cherche à étrangler un aliéné pour l'envoyer plus vite au ciel. Il a toujours refusé la viande, disant que c'est de la chair humaine.

Toujours difficile et irritable, il présente des alternatives de calme et d'excitation et s'occupe au jardinage. Il ne se nourrit que de pain et de légumes et ne boit que de l'eau. En 1873 il s'affaiblit progressivement et meurt dans le marasme, en 1874, cinq ans après son admission à l'asile.

Autopsie.

Le crâne présente un enfoncement situé à la région temporale gauche, au niveau de la suture fronto-pariétale. La surface déprimée est irrégulièrement ovale ; son grand diamètre obliquement dirigé de haut en bas et d'avant en arrière. Elle présente 4 centimètres de longueur sur 2 de largeur. La dépression peut être évaluée à 3 ou 4 millimètres au-dessous du reste de la surface du crâne. Le péricrâne est, à ce niveau, plus adhérent qu'ailleurs. La calotte du crâne est sciée et enlevée. Au niveau de la fracture, toute la tablette intérieure fait, vers la cavité crânienne, une saillie proportionnée à la dépression extérieure. Aux deux extrémités du grand axe, la saillie est plus considérable et forme une espèce d'épine. A ce niveau, la cicatrice osseuse a entraîné avec elle une partie des méninges et la saillie antérieure quelques parcelles de substance cérébrale. Le cerveau présente dans son ensemble les caractères d'une affection ancienne : les méninges sont partout épaissies et opaques, les circonvolutions maigres et atrophiées, la sérosité très abondante. L'hémisphère droit ne présente aucune lésion remarquable. Il en est tout autrement pour l'hémisphère gauche. Celui-ci a subi une vaste perte de substance, correspondant exactement à la saillie faite par l'os fracturé. Cette perte de substance forme une sorte de gouttière en avant et au-dessus de la scissure de Sylvius; toute la substance grise des circonvolutions est détruite, et l'on voit à nu la substance blanche sous-jacente. La partie antérieure de cette gouttière est la plus profonde et correspond à la saillie antérieure de l'épine osseuse. Il existe une autre perte de substance circulaire, correspondant à la saillie postéro-inférieure, située au centre du lobule sphénoïdal.

Le poids de l'hémisphère droit étant de 597, celui de gauche est de 525, soit une différence en moins de 72 gr.

Les artères cérébrales sont partout saines et sans athérome.

L'artère sylvienne gauche et ses branches sont examinées et ne présentent aucune altération.

On voit dans cette observation intéressante, que le malade a été complètement aphasique pendant un an. Il guérit, et pendant un séjour de cinq ans à l'asile de Quatre-Mares on ne constate ni aphasie ni hémiplégie.

La troisième circonvolution frontale, en partie détruite avait produit l'aphasie qui a disparu parce que d'autres parties du cerveau se sont habituées à présider aux manifestations de la parole; en un mot, il y a eu suppléance.

Cette observation communiquée par M. le Dr Foville, directeur de Quatre-Mares, a été publiée dans la thèse de M. le Dr Parent sur les suppléances cérébrales.

Observation V.

Manie traumatique consécutive à une fracture du crâne, par une balle en 1870. — Idées de persécution. — Hallucinations et accès violents d'agitation, remarquables par la soudaineté du début. — Inconscience pendant l'accès, perte du souvenir à la suite. — Mort à la suite d'attaques épileptiformes.

P..., âgé de 37 ans, entre à l'asile de Leyme le 20 juillet 1884.

D'après les renseignements très précis donnés par M. le Dr Malivert, le malade n'aurait jamais eu d'aliénés dans sa famille, soit du côté paternel, soit du côté maternel ; seulement un de ses frères laisse à désirer sous le rapport de l'intelligence.

P... jouissait d'une bonne santé lorsqu'il partit avec les mobiles de la Dordogne.

Le 2 décembre 1870 il reçut au front une balle qui fut extraite par un chirurgien allemand.

Rentré dans ses foyers après la guérison de sa blessure, au mois de mars 1871, il ne se ressentit de rien et put se livrer à son travail de cultivateur jusqu'au 15 décembre de la même année.

A cette époque il commença à éprouver des maux de tête qui l'obligèrent à garder le repos. La douleur partait de la cicatrice frontale et s'irradiait derrière la tête. Le 26 janvier 1872, il est obligé de s'aliter. Le pouls se ralentit graduellement, la cicatrice frontale devient proéminente et la pression, sur ce point, arrache des cris au malade, qui tombe dans le coma.

En présence de cet état grave, une incision faite au centre de la cicatrice laisse écouler un demi verre de pus bien lié. Une sonde introduite dans la tête pénètre de 7 centimètres; un drain est placé dans la plaie pour l'écoulement du pus pendant les jours suivants.

A partir de ce moment le malade se trouve soulagé, et au bout d'un mois environ, sa plaie est cicatrisée et il peut reprendre son travail.

Depuis cette époque, P... a été sujet aux maux de tête. En 1884 il devient taciturne; un délire maniaque éclate ensuite, avec agitation et fureur. Dans son accès, il frappe et blesse son frère.

A son entrée à l'asile, P... est dans la dépression; il se dit tourmenté par des ennemis imaginaires dont il croit entendre autour de lui les voix menaçantes. Il parle seul et répond à ces voix qu'il dit ne pas être toujours les mêmes et qu'il entend des deux oreilles à la fois. Au bout d'un mois les idées délirantes et les hallucinations cessent et le malade, qui était maigre et affaibli, prend de l'embonpoint et se met au travail.

Cette amélioration dure 2 mois, et je pensais pouvoir demander la sortie, lorsque P..., qui était au quartier des travailleurs tranquilles, est pris subitement d'un accès d'agitation violente.

Au moment du lever, il se précipite dans l'escalier, descend rapidement, et, pénétrant dans le promenoir, il frappe, en courant, sur toutes les fenêtres et casse 80 carreaux. Cet accès dure environ une quinzaine de jours, comme les suivants, qui reviennent régulièrement chaque mois, partageant ainsi le temps entre le calme et l'excitation. Les caractères les plus saillants de ces accès étaient la soudaineté de leur début et leur périodicité.

Durant son accès, P... était excessivement désordonné dans ses actes; il était bruyant, même pendant la nuit et tenait, le plus souvent, des propos tout à fait incohérents. Chaque fois les hallucinations de l'ouïe revenaient, et, par la nature des voix entendues, effrayaient le malade qui alors poussait des cris, claquait des dents et faisait toutes sortes de gestes extravagants.

Après l'accès il reste déprimé, taciturne, ne conservant qu'un souvenir vague de ce qui s'est passé. Il redevient doux et reprend peu à peu sa lucidité toujours accompagnée d'un fonds de tristesse résignée. Une cicatrice déprimée, siège au-dessus de la partie extérieure de l'arcade sourcilière gauche. Elle a la dimension de la pulpe du pouce, qui s'enfonce dedans sans éprouver la résistance du tissu osseux, lequel n'est senti qu'au pourtour de la cicatrice. On observe sur celle-ci un double mouvement rythmique visible surtout pendant les accès et correspondant aux battements du pouls et aux mouvements respiratoires. Pendant que le malade pousse des cris, la dépression de la cicatrice est remplacée par une légère saillie. Par la pression, même forte, on ne perçoit aucun corps dur et on ne provoque pas de douleur.

A la suite d'une série d'attaques épileptiformes, P... meurt le 23 juillet, 4 ans après son entrée à Leyme, et 18 ans après sa blessure.

Mon départ de Leyme, depuis 3 semaines, ne m'a pas permis de faire l'autopsie qui aurait été très intéressante.

Réflexions

La manie est une forme fréquente de l'aliénation consécutive au traumatisme; je l'ai rencontrée 25 fois.

La moitié environ des cas de manie s'est terminée par la guérison. Cependant il faut noter que cette terminaison heureuse s'est montrée lorsque les troubles intellectuels ont suivi immédiatement le traumatisme. Il est probable que chez ces malades le choc n'avait produit qu'un simple ébranlement de la masse encéphalique ou bien qu'il avait déterminé des lésions passagères dans les enveloppes ou dans certains départements peu importants pour le fonctionnement cérébral; ces lésions agissant ensuite, soit par compression, soit par irritation du voisinage.

J'ai remarqué en outre que chez les maniaques guéris il n'était fait mention d'aucune prédisposition fâcheuse; au contraire l'affection est restée incurable chez les héréditaires.

Des lésions graves telles que des fractures du crâne n'ont pas empêché la guérison qui est survenue dans un espace de temps assez limité chez les deux premiers malades.

L'observation I est intéressante à cause de la gravité des symptômes observés et d'une longue période d'amnésie.

Dans ce cas les troubles fonctionnels ont dû se produire sans désorganisation de la substance cérébrale puisque les facultés passagèrement troublées et la mémoire partiellement abolie ont pu revenir ensuite à leur état normal.

Pour expliquer que la notion des faits les plus anciens de la période amnésique soit revenue d'abord, il paraît naturel de supposer que ces faits plus anciennement gravés dans les cellules nerveuses y avaient produit une impression plus profonde, une modification plus intime en rapport avec la période de temps pendant laquelle s'était exercée leur action. Nous avons pu voir en outre que la nature des faits avait eu aussi une certaine influence. En effet, notre malade était commerçant et ce sont surtout les évènements commerciaux plutôt que ceux relatifs à la famille qui revenaient les premiers à son souvenir. L'attention spécialement et habituellement dirigée vers le commerce avait imprimé un cachet de stabilité à tout ce qui se rattachait à la profession commerciale.

La cause de cette amnésie partielle et passagère devait être une altération siégeant sur une zone limitée du cerveau où les faits conservés à l'état latent ne pouvaient pas cependant être reproduits; c'est la fonction reproductrice de la mémoire qui avait été momentanément et partiellement suspendue.

Pour l'observation II, comme dans la précédente, le malade, se croyait revenu à une époque antérieure de sa vie. Ce symptôme n'a pas aggravé le pronostic puisque les deux malades ont guéri en quelques mois.

L'observation III nous montre ce que nous rencontrons souvent comme symptôme de début de la folie traumatique; c'est la transformation rapide et complète de l'état habituel des malades. Dans les feuilles de renseignements jointes aux dossiers j'ai souvent trouvé cette phrase : « Après l'accident le malade n'était plus du tout le même ».

On voit des ouvriers sobres, laborieux, rangés, abandonner l'atelier et se livrer au vagabondage ou aux excès alcooliques après un traumatisme.

Dans les observations suivantes nous pouvons signaler des accès périodiques et le début éloigné de l'aliénation. Trois malades blessés pendant la guerre de 1870 avaient pu reprendre leurs occupations antérieures après la guérison de leurs blessures. Ils avaient tous les trois éprouvé de fréquentes céphalalgies plus spécialement localisées à l'endroit de la blessure ancienne; ces douleurs étaient l'indice d'un travail sourd et lent dans la masse encéphalique. Nous signalons encore les impulsions soudaines parfois même dangereuses.

Dans l'observation V, ces impulsions avaient des analogies avec celles des épileptiques. Le malade mourut d'ailleurs à la suite d'attaques épileptiformes dues probablement à une poussée inflammatoire des méninges.

LYPÉMANIE

Observation VI

Lypémanie. — Pas d'hérédité. — Chute — Céphalalgie. — Début précoce — Impulsions violentes. — Guérison.

C..., âgé de 40 ans, atteint de lypémanie, entre à l'asile de Quatre-Mares en 1886.

Il était sobre et sans antécédent héréditaire fâcheux; deux mois avant son entrée il fit une chute sur la tête. — Il n'avait présenté jusque-là aucun symptôme d'aliénation mentale. Après sa chute il a éprouvé de violentes douleurs de tête; il ne sortait plus, se montrait irritable, menaçant sa femme de la tuer, voulant se tuer lui-même. On observait en même temps des mouvements convulsifs limités à la tête et au cou; ce dernier symptôme céda rapidement à l'emploi du bromure de potassium. L'amélioration de l'état mental s'établit rapidement et le malade put sortir guéri deux mois après son entrée.

Observation VII.

Lypémanie. — Coup. — Hallucinations terrifiantes. — Idées de persécution. — Guérison.

H..., âgé de 55 ans, atteint de lypémanie, entre à l'asile de Quatre-Mares en 1880.

Deux ans avant son entrée, H..., qui n'a jamais fait d'excès alcooliques, reçut une poutre sur la tête. Il fut obligé de garder le lit pendant 2 jours et éprouva depuis de violentes céphalalgies. Quelques embarras dans ses affaires ont achevé de le troubler.

Il se croyait entouré d'ennemis, avait des visions terrifiantes, entendait des voix injurieuses et menaçantes et croyait qu'on répandait autour de lui de mauvaises odeurs. Il refusait de prendre aucune nourriture.

Le certificat d'entrée constate que H... est atteint de lypémanie caractérisée par des hallucinations terrifiantes de l'ouïe qui font naître chez lui des idées de persécution et du délire mélancolique. On observe quelques accès d'agitation, puis l'amélioration se montre rapidement et H... peut sortir guéri au bout d'un mois de traitement.

Observation VIII.

Lypémanie. — Hérédité. — Chute. — Céphalalgie. — Anxiété. — Idées de persécution et de suicide. — Mort.

E..., âgé de 66 ans, atteint de lypémanie, entre à l'asile de Quatre-Mares en 1875.

Ce malade a eu un frère aliéné mort à Saint-Yon. Six mois avant son entrée, il fit une chute sur la tête et éprouva depuis de violentes céphalalgies; il n'a jamais fait d'excès alcooliques.

On observe à l'entrée, des idées de persécution, de culpabilité et de suicide, un état perpétuel d'excitation anxieuse, le refus de nourriture et des hallucinations de l'ouïe. L'excitation est un peu calmée par les injections de morphine.

Deux mois après son entrée, sa famille essaie de le reprendre pendant 8 jours, mais elle ne peut le garder et le ramène à l'asile.

Toujours tourmenté par les mêmes symptômes : anxiété, hallucinations et craintes imaginaires, E... s'affaiblit peu à peu et meurt en 1876, par suite de tuberculose pulmonaire, 7 mois après son admission.

Observation IX.

Lypémanie. — Chute. — Changement de caractère. — Idées de persécution, d'homicide et de suicide. — Sortie puis réintégration. — Hallucinations constantes de l'ouïe.

F..., âgé de 42 ans, atteint de lypémanie, entre à l'asile de Quatre-Mares en 1883.

Ce malade a fait, 7 mois avant son entrée, une chute sur la tête dans un escalier. Depuis cette chute, de bon ouvrier qu'il était, il est devenu irrégulier et peu assidu dans son travail. Son esprit s'est assombri. Il se croit poursuivi par des ennemis imaginaires.

Pour les fuir il se lève la nuit et court dans les corridors. Il menace de tuer sa femme et ses enfants et de se tuer ensuite.

On observe à l'asile une profonde dépression mélancolique, des idées délirantes de persécution et des hallucinations de l'ouïe. F... s'améliore rapidement et sort au bout d'un mois. Réintégré en 1884 il présente les mêmes symptômes qu'au moment de sa première admission et peut sortir de nouveau au bout de 6 semaines.

Comme la première fois, il ne peut rester chez lui qu'un mois et demi environ et doit être séquestré une troisième fois. De même qu'aux précédentes entrées l'état mental est caractérisé par la dépression mélancolique avec hallucinations de l'ouïe et idées délirantes de persécution.

On observe encore actuellement des périodes de dépression taciturne. Cependant, malgré des hallucinations de l'ouïe à peu près constantes, le malade est ordinairement tranquille et peut s'occuper au ménage de son quartier.

Réflexions.

La folie mélancolique consécutive au traumatisme est moins fréquente que la manie, et l'on rencontre souvent l'hérédité dans les antécédents de ceux qui en sont atteints. On peut dire que le traumatisme ne fait que réveiller la prédisposition héréditaire et accroître sa puissance. Toutefois il n'en est pas moins vrai qu'il joue dans certains cas un rôle très important.

Les symptômes ne diffèrent pas de ceux qu'on observe dans la lypémanie due à une autre cause; cependant j'ai remarqué la fréquence des impulsions dangereuses et principalement des impulsions au suicide. En outre, je n'ai pas rencontré la forme franchement hypochondriaque.

Comme dans la manie les troubles intellectuels prochains offrent moins de gravité que les troubles éloignés ; mais quelle que soit l'époque du début de l'affection lypémaniaque, celle-ci est moins souvent que la manie suivie de guérison.

En faisant mes recherches, j'ai trouvé rapportée l'histoire d'un pauvre lypémaniaque halluciné qui, à la suite d'une chute sur la tête, avait toujours présenté de grandes singularités. Sous l'influence de conceptions fausses, il avait démoli le mur d'un château pour y chercher un trésor qu'il avait la conviction de trouver dans la cave. Traduit pour ce fait en cour d'assises, il avait été envoyé au bagne, puis grâcié. Toujours mal équilibré, il mena une vie errante partagée entre la raison et la folie jusqu'à ce qu'il vînt échouer à Quatre-Mares, où de temps en temps il était pris d'impulsions dangereuses.

J'ai vu signaler d'autres fois des actes impulsifs accomplis par des lypémaniaques dans la période du début de la maladie mentale causée par le traumatisme.

ÉPILEPSIE.

Observation X.

Épilepsie. — Deux chutes. — Attaques à la suite de la première. — Dérangement intellectuel après la seconde. — Mort.

C....., âgé de 29 ans, atteint d'épilepsie, entre à l'asile de Quatre-Mares en 1866.

On ne rencontre dans la famille aucun antécédent héréditaire; 15 ans avant son entrée, C..... fit, d'un deuxième étage, une chute sur la tête. C'est à la suite de cet accident qu'il a présenté des attaques d'épilepsie, peu fréquentes d'abord. Il y a 4 ans il fit une nouvelle chute dans un puits; depuis lors, les attaques, beaucoup plus fréquentes, revenaient jusqu'à 3 et 4 fois par semaine. Les troubles intellectuels ont débuté à la suite du dernier accident. C..... voit des fantômes qui le menacent et entend des voix qui le poussent à se suicider et à tuer les personnes qui l'entourent.

Les facultés intellectuelles sont affaiblies.

Le malade, assez tranquille à l'asile, a 2 ou 3 attaques par mois.

On observe chez lui des signes de tuberculose pulmonaire.

Il meurt dans une crise nerveuse en 1881, quinze ans après son entrée.

Observation XI

Épilepsie. — Chute. — Hémiplégie incomplète. — Accès convulsifs immédiats. — Fracture des vertèbres cervicales. — Mort.

B....., âgé de 35 ans, atteint d'épilepsie, entre à l'asile en février 1861.

Il n'y a eu ni aliéné ni épileptique dans la famille; pas de convulsions dans l'enfance ni d'autres maladies sérieuses. B..... était un homme actif, laborieux, dur à lui-même. Deux ans et demi avant son entrée, il tombe du pont d'un navire sur le quai. Il y eut immédiatement perte de connaissance pendant une demi-heure. On constate alors les phénomènes suivants : mouvements convulsifs dans tout le corps, mais plus particulièrement prononcés dans les membres thoraciques et abdominaux; pas d'écume à la bouche.

Après cet accident, B..... ne put pas se relever, il éprouva une douleur vive à la région du cou et un engourdissement considérable des membres du côté gauche avec affaiblissement très prononcé de la sensibilité et de la motilité dans cette partie du corps. Transporté à l'hospice du Havre, B..... recouvra, au bout de 2 jours, la sensibilité et le mouvement; mais peu après survint un accès épileptique bien caractérisé. B..... sortit de l'hôpital au bout de 2 mois, et, abandonnant toute occupation, erra d'un côté et de l'autre dans la ville. Les attaques, qui revenaient d'abord tous les 15 jours environ, se montrèrent bientôt plus fréquentes et furent précédées de troubles intellectuels pendant quelques heures avant l'accès.

A son entrée à l'asile on observe un renflement considérable au niveau des troisième et quatrième vertèbres cervicales. Le malade a des attaques assez fréquentes et se montre parfois capricieux et difficile. Les facultés sont affaiblies, il meurt par suite d'accès épileptiques en septembre 1861, sept mois après son entrée.

Autopsie.

La partie supérieure du rachis présente un renflement considérable, déterminé par une fracture ancienne des troisième et quatrième vertèbres cervicales sur lesquelles on aperçoit les traces d'un cal osseux.

Des faisceaux fibreux s'entrecroisent avec les ligaments, une masse éburnée doublant à peu près le volume de cette région.

La dure-mère spinale est intimement adhérente à la paroi osseuse au niveau de la fracture. La moelle et le cerveau ne présentent rien de particulier.

Observation XII.

Épilepsie. — Coup. — Fracture du frontal. — Destruction de substance cérébrale. — Mort.

M....., âgé de 24 ans, atteint d'épilepsie, entre à Quatre-Mares en 1853.

A l'âge de 5 ans, il reçut à la partie antérieure de la tête un coup de pied de cheval. Il est épileptique depuis. Il n'y a aucune hérédité nerveuse.

Dangereux au dehors, M..... n'a eu à l'asile que des attaques peu fréquentes dont quelques-unes accompagnées d'excitation maniaque et d'actes violents envers les personnes. Les facultés sont affaiblies.

Mort par suite de phtisie en 1865, après 12 ans de séjour à l'asile.

Autopsie.

Hémisphère droit............	450 gr.	} 1.000 gr.
— gauche...........	550 gr.	
Cervelet et bulbe....................		170 gr.
Poids de l'encéphale................		1.170 gr.

Cicatrice sur le cuir chevelu et enfoncement du frontal pouvant loger l'index. Cet enfoncement s'étend du centre de l'os à la partie moyenne de l'articulation fronto-pariétale droite. L'angle formé par la fracture ancienne du frontal s'avance en pointe dans la cavité crânienne. Un tissu cicatriciel peu résistant comble l'ouverture laissée par les deux fragments osseux.

Le lobe frontal présente une cavité pouvant contenir un œuf de poule et siégeant au-dessous de la cicatrice osseuse. Il n'y a plus trace de circonvolution à cet endroit, où existe une adhérence entre la paroi osseuse et la membrane tenant lieu de la substance cérébrale; les poumons sont farcis de tubercules.

Observation XIII.

Épilepsie. — Chute. — Perte de connaissance et de mémoire. — Impulsions. —
Douleur au point blessé.

R....., âgé de 44 ans, atteint d'épilepsie, entre à l'asile de Quatre-
Mares en 1890.

La mère de R..... était hystérique. Il fit à l'âge de 17 ans une chute
sur la tête, d'une hauteur de 10 mètres. Après être resté 3 semaines
sans connaissance, il éprouva des vertiges suivis de véritables attaques
épileptiques. Il avait perdu complètement la mémoire, qui se rétablit
peu à peu en restant toujours faible, plus faible qu'avant la chute. De
temps en temps il éprouvait des absences et ne se rappelait rien de ce
qui s'était passé auparavant. Il put cependant continuer son métier
de maçon sans inconvénient grave; mais à la suite de revers de fortune et de chagrins de famille il s'adonna aux excès alcooliques. Se
trouvant en état d'ivresse il voulut frapper de sa canne à épée un
soldat qu'il prenait pour un Prussien; il fut désarmé et conduit à
Quatre-Mares. A son entrée, on observe une douleur très vive, ayant
toujours persisté depuis l'accident, au niveau de l'endroit lésé dans
la chute. R..... est tranquille, un peu hébété; il n'a conservé aucun
souvenir des actes qui ont motivé sa séquestration. Il rend compte de
sa vie antérieure et reconnaît que depuis sa chute il se produit quelquefois des lacunes dans sa mémoire.

Réflexions.

Dans mes recherches, j'ai rencontré de nombreuses observations
d'épilepsie traumatique, 32; je n'en ai cité que quelques-unes. Elles
suffisent pour montrer la gravité de l'affection épileptique.

Que les attaques se soient produites chez des sujets héréditaires ou
non, immédiatement ou longtemps après l'accident, le pronostic a
toujours été excessivement grave. Cette gravité justifie et doit même
encourager l'emploi de tous les moyens thérapeutiques et surtout des
moyens chirurgicaux destinés à tenter la guérison d'une maladie dont
le dénouement peut être considéré comme presque toujours fatal.

L'arrêt de développement ou l'affaiblissement des facultés vient
presque toujours compliquer l'épilepsie traumatique. J'ai vu un jeune
homme de 16 ans, très intelligent, devenir en même temps imbécile
et épileptique à la suite d'une chute sur la tête.

Chez le malade de l'observation X une première chute produisait l'épilepsie; une deuxième la folie avec hallucinations. C'est bien là une preuve que le traumatisme peut occasionner des troubles nerveux de différentes formes.

Dans l'observation XI une fracture des vertèbres cervicales en même temps qu'une commotion cérébrale avaient compromis momentanément les fonctions vitales et donné ensuite naissance à une épilepsie rapidement mortelle. Cependant l'hémiplégie immédiate n'avait été que de peu de durée, malgré la gravité des lésions vertébrales.

Plus loin, observation XII, le traumatisme survenu à l'âge de 5 ans, à une époque où la soudure des os n'est pas encore complète, avait produit une fracture du crâne avec enfoncement. Une hémorrhagie interstitielle s'est probablement produite en même temps et la portion de substance nerveuse désorganisée a dû se résorber progressivement pour être remplacée par une cavité remplie de liquide. N'est-il pas permis de se demander si une intervention chirurgicale dirigée immédiatement contre l'enfoncement du frontal n'aurait pas pu enrayer le processus morbide?

Je ferai remarquer dans l'observation XIII avec les actes impulsifs et les lacunes de la mémoire, la persistance de la douleur au point primitivement blessé. Cette partie est tellement sensible que le moindre attouchement y réveille une douleur très vive.

Dans toutes les observations que j'ai pu consulter, l'attaque épileptique s'est montrée le plus souvent au moment de l'accident ou peu de temps après.

PARALYSIE GÉNÉRALE.

Observation XIV.

Paralysie générale traumatique. — Fracture du frontal par arme à feu. — Mort. — Autopsie. — Noyau de ramollissement central. — Lésions de la paralysie générale plus prononcées du côté de la blessure.

D....., cultivateur, âgé de 47 ans, ne présentant aucune prédisposition à l'aliénation mentale, fut victime d'un accident de chasse en 1881. Son fusil lui éclata dans les mains, un morceau du canon lui fractura l'os frontal gauche, produisant un enfoncement de la table externe au niveau du sourcil.

D'après les renseignements qui nous ont été donnés, c'est à la suite de cet accident que l'état mental a laissé à désirer.

En 1883, D..... est admis à l'asile de Leyme. Le certificat d'admission constate un ramollissement cérébral caractérisé par les symptômes suivants : perte de la mémoire, confusion des idées, illusions de personnes, besoin de mouvement et embarras de la parole. On a observé des alternatives de calme et d'agitation, des menaces de mort et des tentatives d'incendie. Au moment des accès, la face est congestionnée et l'exaltation considérable.

A son entrée à l'asile, le malade présente les symptômes d'une paralysie générale avancée.

Cette affection est caractérisée par l'affaiblissement général des facultés et des sentiments et par des idées de satisfaction avec délire enfantin. Comme symptômes physiques nous constatons un tremblement des lèvres, de la langue et des membres, l'embarras de la parole et l'inégalité des pupilles. La pupille droite est plus dilatée que la gauche; les mouvements sont incertains, la marche difficile et la sensibilité partout émoussée, sans que cependant elle soit abolie en aucun point. L'initiative est insuffisante; l'inconscience à peu près complète et les excrétions involontaires. Dix jours après son entrée, D..... est pris d'une pneumonie droite, accompagnée d'une aggravation de troubles cérébraux et de convulsions épileptiformes. Au bout de 4 jours il est emporté par cette maladie aiguë.

Autopsie.

L'arcade sourcillière du côté gauche est enfoncée à la partie médiane, où l'on observe une cicatrice au fond d'un sillon dirigé obliquement de haut en bas et de dehors en dedans. A la coupe on voit le sinus frontal gauche considérablement rétréci; la paroi antérieure présente la trace d'une fracture ancienne; on peut à peine passer entre les 2 parois le manche du scalpel à plat, tandis qu'à droite le manche pénètre facilement de champ. Il n'y a ni esquilles ni adhérence des 2 parois au niveau de la fracture, le péricrâne paraît partout conservé. A l'angle interne on trouve un noyau de la grosseur et de la forme d'un petit haricot, ayant l'aspect d'un ganglion lymphatique.

La paroi interne du sinus frontal ne présente aucune trace de fracture; la dure-mère est fortement adhérente à sa face postérieure et légèrement épaissie. La pie-mère, partout épaissie, présente des adhérences très intimes, surtout au lobe frontal gauche, dont la substance grise s'enlève presque complètement.

A droite et sur tout le reste du cerveau les adhérences sont bien moins prononcées. — On observe quelques plaques laiteuses irrégulièrement disséminées. — Au niveau de la coupe pariétale on trouve un noyau jaune de la longueur d'une pièce de 50 centimes et de 2 à 3 millimètres d'épaisseur siégeant à la partie externe du noyau lenticulaire gauche.

Observation XV.

Paralysie générale. — Chute. — Hémiplégie. — Poussées congestives. — Mort.

R....., âgé de 31 ans, atteint de paralysie générale, entre à l'asile en 1855.

Deux ans avant son entrée, fièvre typhoïde et chute sur la tête dans un escalier.

Idées de persécution et d'empoisonnement, craintes imaginaires.

Hémiplégie gauche.

Pendant son séjour à l'asile, R..... présente des alternatives de calme et d'excitation sans aucune méchanceté. Il s'occupe, autant que la faiblesse de son bras gauche le lui permet, et a plusieurs poussées congestives.

Mort en 1859, par suite de paralysie générale, après 4 ans de séjour à l'asile.

Autopsie.

Poids du cerveau............ 1.008 gr.
Cervelet et bulbe............ 173 gr.

Encéphale.................. 1.181 gr.

Congestion, épaississement, teinte opaline et adhérences de la pie-mère, surtout à la convexité. A certains endroits, toute la substance grise est enlevée avec les membranes.

Noyau de ramollissement jaunâtre à la partie moyenne et supérieure du corps strié droit.

Observation XVI.

Paralysie générale. — Chute. — Perte de la mémoire. — Mort.

P....., âgé de 35 ans, atteint de paralysie générale, entre à l'asile de Quatre-Mares en 1886.

Un an avant son entrée, ce malade fit une chute sur la tête, d'une hauteur de 4 mètres. Depuis, les troubles intellectuels ont apparu. Il n'y a pas d'hérédité nerveuse.

P..... ne peut plus travailler, il perd la mémoire; sa parole est embarrassée; il se croit riche et donne aux minimes objets un prix inouï.

On observe à l'asile un état de démence très avancé; P..... n'a pas conscience de sa situation; il n'a aucune notion du temps qu'il passe à l'asile, où il se croit au milieu de ses anciens compagnons de chantier.

Il a un embarras extrême de la parole et un peu d'aphasie; il cherche pendant plusieurs minutes un nom, un mot; les lèvres et les mains tremblent; les membres, les bras surtout sont affaiblis; les excrétions sont involontaires.

Le malade s'affaiblit progressivement et meurt en 1887 par suite des progrès de la paralysie générale, 7 mois après son entrée.

Observation XVII.

Paralysie générale. — Coup. — Cécité consécutive. — Délire des grandeurs et agitation. — Mort. — Autopsie. — Pachyméningite.

L....., âgé de 34 ans, atteint de paralysie générale, entre à l'asile de Quatre-Mares le 12 juillet 1889.

Dix ans avant son entrée, il reçut au service un coup de pied de cheval dans la région frontale. Cécité depuis 4 ans.

Les troubles intellectuels ont débuté 2 mois environ avant l'admission; changement de caractère, dépression mélancolique et grande irritabilité. Plus tard se montrèrent les idées délirantes de grandeur et de richesse avec abaissement intellectuel et tendance aux actes violents.

A l'entrée, on observe l'affaiblissement des facultés, le tremblement de la langue, des lèvres et des mains, des propos incohérents roulant sur des idées de richesse et de grandeur et des accès d'agitation très désordonnés.

Mort dans le marasme le 10 octobre 1889, trois mois après son admission.

Autopsie.

Cicatrice à la région frontale. Adhérence de la peau sans altération de l'os. La voûte crânienne est très mince, la dure-mère est intacte; en enlevant cette membrane, on trouve immédiatement au-dessous d'elle des néo-membranes rouge foncé, très friables, stratifiées, ayant ensemble une épaisseur de 5 à 6 millimètres. Elles siègent à la voûte du crâne et s'étendent symétriquement des 2 côtés de la faulx du cerveau pour couvrir les faces supérieures, antérieures et externes des hémisphères; du côté droit, elles se prolongent à la face inférieure de la région frontale jusqu'au niveau du lobe sphénoïdal exclusivement. Au niveau de la face supérieure des lobes frontaux et pariétaux se trouvent deux collections sanguines volumineuses, comprises dans l'épaisseur des fausses membranes.

Après l'enlèvement de ces productions morbides, nous trouvons la pie-mère congestionnée avec traînées laiteuses, et adhérence en quelques points limités à la substance cérébrale. Celle-ci n'offre rien de particulier à l'œil nu. Les nerfs optiques sont atrophiés.

Poids du cerveau............ 1.080 gr.

Les fausses membranes adhèrent peu à la dure-mère, pas du tout à la pie-mère; on les isole très facilement. Ces lésions sont celles de la pachyméningite. On n'observe pas de granulations sur le plancher du quatrième ventricule.

Observation XVIII.

Paralysie générale. — Coup. — Syphilis. — Délire ambitieux. — Abaissement intellectuel. — Amélioration. — Sortie.

R....., âgé de 33 ans, atteint de paralysie générale, entre à l'asile de Quatre-Mares en 1884.

D'après les renseignements, les causes du dérangement intellectuel auraient été les suivantes : coup violent sur la tête ayant lésé le pariétal gauche, syphilis, et enfin méningite, 3 ans avant l'entrée. Ce malade s'est montré au dehors extravagant dans ses actes, manifestant des idées de richesse, de grandeur et de puissance, se livrant à des actes extravagants et à des vols absurdes.

On observe à l'asile un tremblement des mains, des lèvres et de la langue. Un délire de satisfaction et de grandeur avec périodes d'excitation maniaque; les facultés sont abaissées.

L'état mental s'améliore d'une façon notable. Le malade est repris par sa famille 2 mois après son entrée.

Observation XIX.

Paralysie générale. — Chute. — Début précoce. — Hallucinations. — Démence. — Mort.

L...., âgé de 31 ans, atteint de paralysie générale, entre à l'asile de Quatre-Mares en 1884.

Ce malade n'a aucun antécédent héréditaire fâcheux et n'a jamais fait d'excès. Il était moniteur de gymnase au régiment; à l'expiration de son congé, il est rentré à Elbeuf où il a contribué à la formation de la Société de gymnastique. Il était très vigoureux, très agile et très adroit.

Un an avant son entrée, il fit une chute sur la tête en exécutant un saut périlleux. Ses camarades ont dû le relever et le ramener chez lui. Il y avait eu commotion cérébrale sans lésion apparente à l'extérieur.

Depuis sa chute, L.... ne travaille plus, il vagabonde de tous côtés, sans but. Sa mémoire est affaiblie considérablement, il oublie ce qu'il vient de faire et ne reconnaît pas à certains moments les membres de sa famille ni ses amis. Il a des hallucinations de la vue et de l'ouïe, tient des propos incohérents et se montre irritable, parfois même méchant.

Les certificats de l'asile constatent une paralysie générale de cause traumatique, caractérisée par un état de démence et l'absence de tout raisonnement; les mains et les lèvres sont agitées de tremblement fibrillaire; la parole est embarrassée, la démarche mal assurée et l'appétit excessif.

L.... s'affaiblit progressivement et meurt dans le marasme paralytique en 1885, onze mois après son entrée, et deux ans environ après sa chute.

Réflexions.

La paralysie générale est la forme d'aliénation la plus fréquente à la suite du traumatisme. Je l'ai rencontrée 44 fois sur 132 folies traumatiques.

Cette affection s'est presque toujours développée sans aucune prédisposition névropathique; la seule prédisposition consiste dans l'âge des malades. Dans les observations que j'ai pu recueillir, la paralysie générale s'est montrée le plus souvent durant la période de 30 à 50 ans. Il doit exister alors dans le système nerveux un état particulier favorisant le développement anormal du tissu conjonctif; c'est cette tendance qui est exagérée par le traumatisme.

Les recherches que j'ai faites sur la fréquence et l'étiologie de la paralysie générale tendraient à faire considérer le traumatisme comme un facteur aussi important que la syphilis; mais il y a là plusieurs causes d'erreur dont une des principales est la facilité avec laquelle on obtient des renseignements sur le traumatisme, tandis qu'il est loin d'en être ainsi pour les accidents syphilitiques.

Quoi qu'il en soit, le traumatisme me paraît avoir une action bien évidente sur la production de la périencéphalite.

L'observation XIV semble le prouver: en effet, chez un sujet nullement prédisposé et habitant un pays où la paralysie générale est rare, une fracture du crâne se produisit et à la suite de ce choc se développa une méningo-encéphalite qui avait débuté au niveau du point frappé et s'y était pour ainsi dire limitée. Une affection aiguë, emportant le malade, me permit de constater, à l'autopsie, les lésions caractéristiques en même temps que la différence de ces lésions sur les 2 hémisphères; elles n'étaient qu'ébauchées sur celui où le coup n'avait pas porté.

Chez ce malade et chez celui de l'observation XV, on a trouvé à l'autopsie un noyau de ramollissement jaune siégeant à la partie moyenne et externe du corps strié.

Ce ramollissement était probablement consécutif à une hémorrhagie qui s'était produite en même temps que la commotion cérébrale. Je n'ai jamais observé cette lésion dans mes nombreuses autopsies de paralysie générale non traumatique.

Parmi les observations que j'ai consultées, j'ai souvent rencontré la forme dépressive, tantôt persistante pendant toute la durée de la maladie, tantôt passagère et remplacée ensuite par la forme expansive.

La marche de la paralysie générale consécutive au traumatisme est ordinairement rapide et les rémissions sont rares. Je n'ai rencontré que peu de cas de paralysie générale à longue durée.

Dans l'observation XVII, la cécité nous avait fait songer à l'ataxie locomotrice, et à cause de cela nous avions recherché des traces de syphilis, qui n'existaient pas. L'autopsie du cerveau seule a été faite et nous a montré une atrophie des nerfs optiques, une pachyméningite très étendue et des lésions relativement peu prononcées de paralysie générale, quoique les symptômes pendant la vie aient été bien caractérisés.

Il est difficile dans l'observation XVIII, de faire la part des deux causes distinctes, traumatisme et syphilis. L'issue relativement heureuse me fait croire que la syphilis avait contribué dans la plus large part au développement de la maladie pour que la marche ordinaire ait pu être ainsi modifiée. Le pronostic de la paralysie générale syphilitique est moins grave que celui de la paralysie traumatique, dont la terminaison est pour ainsi dire toujours et rapidement mortelle.

Le malade de l'observation XIX n'était ni un héréditaire ni un alcoolique; il ne faisait aucun excès. Le début de la maladie avait été précoce et cependant l'issue a été fatale. Nous ne trouvons dans cette observation aucune trace de délire ambitieux. Je ferai remarquer ici que les symptômes physiques ne me paraissent pas être modifiés lorsque la paralysie générale est consécutive au traumatisme; il n'en est pas de même des troubles intellectuels. Les idées de grandeur et de richesses qui sont très fréquentes dans la paralysie générale ordinaire se montrent moins souvent dans la paralysie générale traumatique. C'est la forme dépressive qui prédomine avec tendance plus prononcée vers la démence et le marasme.

DÉMENCE.

Observation XX.

Démence traumatique. — Chute. — Rémission. — Marasme avec quelques symptômes de paralysie générale. — Mort.

J...., âgé de 31 ans, couvreur, entre à l'asile de Quatre-Mares le 6 avril 1887, est atteint de démence probablement paralytique.

Antécédents héréditaires. — Les grands parents n'ont jamais eu de maladie nerveuse; ils sont morts à un âge très avancé. Le père et la mère sont encore vivants et bien portants, ainsi que 6 frères et 2 sœurs; une sœur est morte d'une maladie de poitrine. Il n'y a donc aucune hérédité nerveuse fâcheuse. J...., a toujours été d'une constitution physique un peu faible; il était laborieux, intelligent et n'avait jamais fait d'excès alcooliques.

En janvier 1887, alors qu'il travaillait sur un toit, il tombe sur la chaussée et reste trois quarts d'heure sans connaissance. Il peut cependant regagner à pied son domicile, distant d'environ 4 kilomètres.

Il n'avait à la tête ni plaie, ni trace de fracture. Les suites de la chute se manifestèrent par de violentes douleurs de tête, siégeant principalement à la région occipitale, par une grande faiblesse et par des étourdissements passagers.

Après être resté au lit pendant 15 jours, J..... se lève et veut reprendre son travail; mais il est forcé de s'arrêter et d'entrer le 25 mars à l'hôpital, d'où on le transfère à l'asile de Quatre-Mares, un mois après sa chute.

A l'hôpital de Rouen, J.... se livra à toutes sortes d'actes désordonnés; il trompa plusieurs fois la surveillance de ses gardiens pour monter sur les toits. Il buvait les tisanes des autres malades, quittait ses habits et se laissait aller à satisfaire devant tout le monde ses besoins naturels.

A son entrée à l'asile, J.... est considéré comme atteint d'aliénation mentale caractérisée par la perte de la mémoire, le trouble général des idées et l'inconscience des actes avec gâtisme. Pendant 3 mois il est complètement désordonné dans ses actes et dans ses propos; il se calme un peu au mois de juillet et sort amélioré au mois d'août. Il est en ce moment assez tranquille; mais les facultés, la mémoire surtout, restent très affaiblies.

Rendu à la liberté, il ne put jamais reprendre convenablement son travail; il resta cependant près d'un an chez lui. Au mois de juillet 1888, il fut repris tout à coup d'un accès d'agitation violente, avec hallucinations et illusions bizarres. Il croyait se voir grossir énormément, puis, redevenir tout à fait maigre; il lui semblait que sa barbe prenait une longueur démesurée pour se raccourcir ensuite progressivement. Il voyait aussi des fantômes et des flammes; ces visions l'effrayaient beaucoup. Il avait peur d'être empoisonné et manifestait des tendances au suicide. Il croyait voir le plafond tomber sur lui, se rongeait les doigts, refusait de manger, disant qu'il était mort et qu'il n'avait plus besoin de rien.

Le 28 août, J.... est réintégré à l'asile. Le certificat d'admission porte le diagnostic de méningite chronique par suite de traumatisme. Au moment de la réintégration, J..... est affaibli physiquement, les facultés intellectuelles sont abaissées. On observe une grande agitation et des hallucinations de la vue et de l'ouïe. Pendant les mois qui suivent, la maladie fait constamment des progrès; l'agitation, l'insomnie et les hallucinations persistent; puis, la démence survient avec le gâtisme le plus complet. Les membres sont de temps en temps agités par des convulsions passagères; les muscles des lèvres et de la langue éprouvent des tremblements fibrillaires; la parole est très embarrassée. Il faut noter que le malade a toujours bégayé.

J.... meurt dans le marasme le 5 janvier 1889.

Observation XXI.

Démence organique. — Coup. — Coma et hémiplégie.
Perte de la mémoire. — Mort.

M..., âgé de 61 ans, atteint de démence organique, entre à l'asile de Quatre-Mares en 1882.

Un an avant son entrée, il reçut, en chargeant un arbre, un coup violent sur la tête. Après l'accident on observa les symptômes suivants :

Coma pendant plusieurs jours, paralysie du côté droit et perte de la mémoire. Il avait dû abandonner son métier de tisserand, tenait des propos incohérents et se livrait à des actes désordonnés.

Au moment de l'entrée les facultés intellectuelles sont presque totalement abolies ; le malade n'a plus conscience de ses actes. Il s'affaiblit progressivement et tombe dans le marasme.

Mort 2 mois après son admission.

Observation XXII

Démence. — Chute. — Syphilis. — Céphalalgie. — Surdité. — Amaurose. — Affaiblissement de la mémoire. — Hallucinations. — Mort. — Carie vertébrale. — Ramollissement cérébral.

P..., âgé de 34 ans, atteint de démence, entre à l'asile de Quatre-Mares en 1859.

Les troubles de l'intelligence ont débuté 9 mois environ avant l'entrée. Quatre mois auparavant, P... était tombé d'un quatrième étage. Cette chute ne détermina d'abord aucun désordre mental ; on n'a observé que de violents maux de tête ; puis plus tard de surdité et d'amaurose avec difficulté de la marche. Douleur dans le bras droit et dans le membre inférieur du même côté. Affaiblissement de la mémoire et difficulté de la parole par suite de lenteur de conceptions. La langue est embarrassée. Insomnie, visions nocturnes, tristesse profonde et idées de suicide. Il faut noter, en outre, une affection syphilitique antérieure et le maniement habituel de préparations de plomb. La douleur de la jambe est plus vive le jour que la nuit ; la pupille droite est plus dilatée que l'autre. Plusieurs hémorrhagies intestinales. Constipation habituelle. Affaiblissement progressif des forces physiques. Sensibilité très obtuse du côté droit. Mort dans le marasme en mai 1859, deux mois après son entrée.

286

Autopsie.

Traces de carie vertébrale depuis la septième vertèbre cervicale jusqu'à la région lombaire. Congestion des membranes d'enveloppe de la moelle épinière qui est saine.

Les os du crâne sont minces, friables. Congestion de la pie-mère. Circonvolutions cérébrales atrophiées, très pâles.

Cerveau petit. Ramollissement au niveau des circonvolutions pariétales de l'hémisphère gauche. Les couches optiques présentent une couleur marbrée.

L'examen microscopique fait voir des globules purulents dans les lames et les apophyses transverses des vertèbres et des produits inflammatoires dans le nerf optique.

Observation XXIII.

Démence. — Chute. — Perte de la mémoire. — Glycosurie passagère. — Mort par affection du cœur. — Fracture du rocher diagnostiquée au dehors, sans traces à l'autopsie. — Ramollissement cérébral très étendu.

D..., âgé de 48 ans, atteint de démence traumatique consécutive à une chute de voiture sur la tête, entre à l'asile de Quatre-Mares le 2 octobre 1889.

D..., non prédisposé à l'aliénation mentale par l'hérédité, fit une chute de voiture le 23 septembre 1889 et fut transporté sans connaissance à l'hospice d'Elbeuf, d'où il fut transféré à l'asile de Quatre-Mares le 2 octobre 1889. A l'hospice le malade présenta un trouble constant des facultés ; il se levait à chaque instant, vociférant jour et nuit et empêchant toute la salle de dormir.

Le certificat d'entrée constate un état de démence traumatique caractérisé par l'affaiblissement intellectuel, avec inconscience et perte de la mémoire (fracture du rocher?)

D... est physiquement très affaibli ; il ne peut donner aucun renseignement, ni sur ses antécédents, ni sur l'accident dont il a été victime, ni même sur tout ce qui s'est passé depuis sa chute. La perte de la mémoire est complète, la sensibilité partout amoindrie. Dix jours après son entrée, D... est atteint dans la région lombaire d'un anthrax très volumineux qui, cependant guérit au bout de 3 semaines. On trouva dans l'urine une proportion de sucre de 10 %/oo.

Pendant le mois de novembre, l'état physique s'améliore mais les facultés restent engourdies.

D... se montre cependant tranquille et docile, il a conscience des soins qu'on lui donne et se rend compte de ce qui se passe autour de lui. Il ne peut donner aucun renseignement sur sa vie antérieure, mais il répond assez bien quand on lui demande ce qu'il ressent.

Au mois de décembre, D... s'excite de nouveau, il présente une grande oppression avec œdème des membres inférieurs.

L'analyse de l'urine ne présente aucune trace de sucre ni d'albumine, mais une grande quantité de déchets organiques.

On entend à la base du cœur un bruit de souffle caractéristique d'une insuffisance aortique et des intermittences dans les pulsations. L'œdème des membres inférieurs se généralise, et D.... meurt subitement le 6 décembre 1889 par suite d'affection organique du cœur, 34 jours après son entrée à l'asile.

Autopsie.

Pas de traces de fracture du rocher ni de la base du crâne; les 2 sinus frontaux sont remplis d'un mucilage ayant l'apparence d'un pus épaissi. Le cuir chevelu du côté gauche, dans toute la région pariétale est fortement injecté de sang et imprégné d'un liquide d'apparence gélatineuse. Le tissu osseux est congestionné. La dure-mère est adhérente à la substance cérébrale ramollie sur toute la base du côté gauche, à l'extrémité du lobe frontal gauche et à l'extrémité du lobe frontal droit. La substance grise et une partie de la substance blanche sous-jacente sont réduites à l'état de bouillie gris-jaunâtre aux deux extrémités frontales et sur les 2/3 antérieurs de la face inférieure du lobe gauche. A droite et à gauche, les extrémités des circonvolutions frontales, les circonvolutions orbitaires, le gyrus rectus, le nerf olfactif; à gauche, la moitié antérieure de la 3e circonvolution temporale et les deux temporo-occipitales sont réduites en bouillie méconnaissable. Rien à noter aux différentes coupes dans les noyaux opto-striés. La pie-mère n'est plus reconnaissable dans les points ramollis; ailleurs, elle est un peu plus congestionnée qu'à l'ordinaire.

Réflexions.

Je n'ai rencontré que 15 cas de démence confirmée sur 132 cas de folie traumatique. Cette forme d'aliénation doit être consécutive au

288

ramollissement dont on a pu constater les traces dans plusieurs autopsies. Ce ramollissement peut être produit par la violence de la contusion ou par une hémorrhagie. Dans presque tous les cas de démence, l'affaiblissement ou la perte de la mémoire sont spécialement notés. L'aphasie s'observe assez souvent. Ces deux symptômes sont ceux du ramollissement apoplectique et indiquent un processus destructif dans la masse cérébrale. La démence s'est manifestée peu de temps après le choc et plusieurs fois à un âge où on l'observe rarement, dans la période de 30 à 40 ans, par exemple. La marche est ordinairement rapide et la terminaison toujours fatale.

Dans l'observation XX, le traumatisme est la seule cause que nous ayons pu trouver à l'aliénation, qui a débuté aussitôt après la chute chez un sujet jeune et non prédisposé. L'affection est caractérisée par un état d'affaiblissement intellectuel avec symptômes multiples: agitation maniaque, idées de persécution, d'hypochondrie et de suicide, hallucinations et plusieurs signes de paralysie générale. L'excitation maniaque du début avait disparu suffisamment pour permettre de faire une tentative de sortie, mais, même pendant l'amélioration, les facultés et surtout la mémoire étaient restées faibles. Un ramollissement avait dû se produire en un point du cerveau et avait causé un trouble incurable des fonctions intellectuelles.

Il est regrettable que l'autopsie n'ait pu être faite par suite du refus de la famille.

Cette observation est une preuve de la multiplicité des formes que peut revêtir la folie traumatique.

L'observation suivante XXI nous montre aussi des symptômes de ramollissement: hémiplégie, affaiblissement intellectuel et physique et perte de la mémoire. Le début des accidents ne doit laisser aucun doute sur l'influence du traumatisme.

La date tardive du début des troubles intellectuels et les causes multiples de l'aliénation ne permettent pas de faire la part qui revient au traumatisme ou à la syphilis dans l'observation XXII; il est probable que ces deux causes ont agi simultanément, comme cela se rencontre souvent dans les autres formes d'aliénation. Les symptômes observés pendant la vie et les lésions trouvées à l'autopsie pourraient expliquer cette double action.

Enfin, dans l'observation XXIII, nous trouvons encore la perte de la mémoire. Je ferai remarquer en terminant que ce symptôme est un des plus constants de la folie traumatique, quelle que soit la forme de l'aliénation. Il est naturel qu'une fonction aussi délicate soit la première troublée par un choc du cerveau.

Je n'ai vu signalée dans aucune observation la glycosurie; il est vrai que les recherches n'avaient pas été probablement dirigées de ce côté; dans cette dernière observation, le malade a présenté une glycosurie passagère en même temps qu'il était atteint d'un anthrax volumineux.

J'ai été doublement surpris en faisant l'autopsie de ne trouver aucune trace de la fracture du rocher, qui avait été signalée, et de rencontrer des lésions cérébrales considérables et s'étendant très loin de l'endroit qui avait été frappé. On voyait sur la peau l'endroit précis où le coup avait porté dans la chute, en arrière de l'oreille gauche, et le ramollissement s'étendait jusque sur l'extrémité antérieure du lobe frontal droit. Malgré l'importance des lésions, le malade s'était montré dans un état relativement satisfaisant pendant une période de sa maladie; aucune fonction importante ne devait être localisée dans les circonvolutions ramollies.

Nous pouvons juger par là combien il est difficile de reconnaître l'étendue et la localisation des lésions cérébrales d'après les symptômes physiques et intellectuels observés.

CONSIDÉRATIONS GÉNÉRALES.

Les observations que j'ai pu recueillir me paraissent assez nombreuses et elles comprennent une période de temps assez longue pour qu'on puisse juger de la fréquence et de la symptomalogie de la folie consécutive au traumatisme. J'ai rencontré des observations incomplètes, mais dans presque tous les cas, les chutes ou les coups sur la tête étaient signalés comme la cause principale de l'aliénation.

Tous les traumatismes crâniens ne sont pas, heureusement, suivis de troubles intellectuels, cependant ceux-ci peuvent se montrer à une époque plus ou moins éloignée, et en recherchant attentivement, il serait possible, je crois, de trouver dans les cas tardifs un trait d'union entre l'accident et l'affection mentale. Les douleurs de tête localisées au point contusionné, les troubles de la mémoire, sont des signes qui, après une chute, doivent faire craindre des complications mentales.

Presque tous les malades que j'ai observés avaient présenté ou un affaiblissement ou des lacunes de la mémoire. Au début de la démence

consécutive au ramollissement cérébral et dans la paralysie générale
on observe bien ordinairement l'amnésie ; on la rencontre rarement
dans les autres formes de la folie, lorsque celle-ci survient chez
l'adulte. A la suite du traumatisme on observe fréquemment des
troubles particuliers qui me paraissent constituer de véritables lacunes
de la mémoire ; les malades, dans ces cas, perdent la notion de tous les
faits se rattachant à une période de leur vie passée. Ce caractère se distingue bien de la perte du souvenir qu'on peut rencontrer vul-
gairement.

L'amnésie traumatique, telle que je l'ai vue, est limitée à une
période variable et s'étend à tous les faits de cette période. Elle peut
être passagère ou durable, elle peut même se renouveler à différentes
époques.

La paralysie générale et la manie, si fréquentes à la suite des
traumatismes, sont des formes congestives de l'aliénation mentale.
Elles me paraissent consécutives à un état d'hyperhémie cérébrale
provoquée et entretenue, soit au point lésé, soit à une certaine distance, par irritation de voisinage.

Bien que mes recherches aient eu lieu surtout à Quatre-Mares
et se rapportent plutôt aux hommes, dans les autres asiles où j'ai pu
observer des femmes, je n'ai rencontré chez ces dernières aucun cas
de folie traumatique. Il est vrai que leur manière de vivre les préserve
ordinairement des traumatismes, sur la fréquence desquels la profession a une grande influence.

Il est quelquefois très important d'établir exactement les rapports
du traumatisme et de la folie : dans les cas de demande d'indemnité ou de
pension, ainsi qu'au point de vue de l'hérédité ou même de la
responsabilité pour des actes accomplis après un traumatisme,
durant la période qui précède la manifestation bien caractérisée de
l'aliénation mentale. J'ai cité le cas d'une victime du traumatisme
condamnée aux travaux forcés à la suite d'un acte délirant. Il est vrai
qu'on l'a graciée ensuite.

Pour le malade de l'observation V, il m'avait été demandé, afin
d'obtenir un secours, un certificat constatant que l'affection mentale
était causée par la blessure reçue pendant la guerre de 1870.

Je n'ai pas hésité, bien que la blessure remontât à plusieurs années,
à déclarer que je la considérais comme la cause réelle de la folie. J'ai
observé un autre cas plus entouré d'obscurité : un ouvrier, blessé à la
tête par la voiture de l'un de ses voisins, aurait éprouvé ensuite
certains troubles des facultés. Une demande d'indemnité ayant été

mal accueillie, cet ouvrier fut placé volontairement dans un asile et retiré au bout de quelques jours par sa famille, qui vint réclamer, peu après, un certificat d'aliénation mentale.

L'entrée à l'asile paraissait être un moyen d'obtenir une pièce importante pour entamer un procès; le certificat fut refusé. Le malade, d'ailleurs, pendant la courte période d'observation, n'avait présenté aucun signe bien net de folie.

Pour établir sûrement une relation de cause à effet entre le traumatisme et la folie, il me paraît nécessaire que des symptômes cérébraux se soient produits au moment de l'accident, et que dans l'intervalle qui sépare la chute ou le coup de l'aliénation confirmée, il y ait eu une modification dans l'état mental du malade, ou un symptôme physique comme la céphalalgie, des troubles de la motilité, de la sensibilité ou des organes des sens.

Il faut, en outre, qu'il n'existe pas d'autre cause morbide pouvant produire à elle seule l'aliénation, comme l'alcoolisme ou l'hérédité, par exemple. Le traumatisme ne peut, dans ces derniers cas, être considéré que comme une cause adjuvante.

La question de l'hérédité, pour les descendants, ne peut être soulevée, pour la période qui a précédé l'accident; les enfants nés après un traumatisme cérébral grave peuvent hériter d'une tare névropathique.

Je n'ai pas l'intention de parler ici du traitement des traumatismes crâniens; cependant, la fréquence et la gravité des troubles intellectuels qu'ils peuvent causer réclament l'emploi de toutes les ressources médicales et chirurgicales. C'est surtout le traitement immédiat qui doit produire les meilleurs effets. Il consiste dans l'emploi des antiphlogistiques et des émissions sanguines; plus tard, on peut utilement avoir recours aux révulsifs.

La chirurgie peut rendre de grands services dans les cas de déplacements osseux, qui sont suivis d'accidents graves : nous avons vu un enfoncement du frontal compliqué d'une perte de substance cérébrale. C'est pour éviter ces lésions irrémédiables qu'il est nécessaire d'agir avant la désorganisation du tissu nerveux.

Les interventions tardives peuvent même être suivies de bons effets, lorsque le cerveau est comprimé, non seulement par un déplacement osseux, mais aussi par des produits de nouvelle formation. Elles peuvent encore amener une heureuse modification dans la vitalité du tissu nerveux ou de ses enveloppes. Enfin, on doit recommander une hygiène spécialement réglée pour la suppression de tout ce qui peut amener la congestion du cerveau

D'après les faits que j'ai observés ou étudiés, il me semble établi que le traumatisme peut causer la folie sous ses formes principales ; cependant, la paralysie générale et la manie sont les formes qui se rencontrent le plus souvent.

L'influence du traumatisme est relativement fréquente et son importance est, à mon avis, plus grande que celle des causes morales, qui sont, pour la plupart, assez banales.

Les folies consécutives au traumatisme ne présentent pas de caractères cliniques bien nets, permettant de les distinguer de celles qui sont dues à une autre cause. Cependant les troubles de la mémoire très fréquents, je dirai presque constants, la nature de ces troubles me paraissent constituer un symptôme différentiel d'une certaine valeur.

Les folies traumatiques, dont le début est précoce, ont un pronostic beaucoup moins grave que celles qui débutent à une époque tardive ; ces dernières sont presque toujours incurables.

Les altérations de la substance nerveuse n'étant pas toujours limitées au niveau de la contusion crânienne, et pouvant même n'être pas en rapport avec celle-ci, il est difficile d'établir une relation entre la nature des symptômes observés et la localisation de la partie cérébrale blessée.

La marche et la gravité de l'affection mentale ne sont pas non plus toujours en rapport avec l'importance apparente des lésions traumatiques. Il y aurait intérêt à continuer cette étude et à rechercher par les autopsies les relations des symptômes avec les lésions particulières au traumatisme.

M. Dubuisson rapporte une observation de porencéphalie et présente en même temps le cerveau préparé.

PORENCÉPHALIE

Par le Dr DUBUISSON, médecin-adjoint à l'asile de Quatre-Mares.

Absence de la plus grande partie des circonvolutions de la région fronto-pariétale gauche. — Parole conservée. — Pas d'attaque d'épilepsie. (Imbécillité).

Au dernier Congrès d'aliénation mentale de Paris, MM. Bourneville et Sollier ont présenté un travail sur la porencéphalie. Je viens aujourd'hui rapporter une observation de porencéphalie et présenter le cerveau préparé sur lequel on peut voir une vaste cavité *(porus)*, occupant plus de la moitié de l'hémisphère gauche.

A..., né en 1844, déposé à la porte de l'hospice général de Rouen à l'âge de 5 ans, est entré à l'asile de Quatre-Mares le 20 juin 1857.

Nous n'avons sur ses antécédents héréditaires aucun renseignement.

Cet enfant atteint d'imbécillité voisine de l'idiotie présente les symptômes de l'hémiplégie infantile. La jambe droite et le bras droit sont atrophiés et déformés, la jambe gauche est aussi déformée ; il ne peut se déplacer qu'à l'aide d'une chaise sur laquelle il reste assis tout le jour.

Calme et inoffensif, n'ayant jamais présenté aucune attaque convulsive, A... est d'une intelligence bornée, il voit et entend bien et parle dans la mesure de ses facultés. Il est propre, se laisse diriger facilement et se montre ordinairement doux avec tout le monde.

La tête peu volumineuse présente une exagération du diamètre antéro-postérieur sans aucune autre déformation apparente à l'extérieur, les yeux et les oreilles sont symétriques et les fonctions de ces organes sont normales. La bouche est légèrement déviée, la commissure

294

labiale gauche étant un peu relevée ; les dents ont une implantation vicieuse sans érosions ; la voûte palatine est en forme d'ogive.

Le thorax est déformé par la voussure exagérée du sternum et la saillie en avant et à gauche de la colonne vertébrale.

Le membre supérieur droit est atrophié ; l'avant-bras fléchi à angle droit sur le bras et la main pendante donnent au membre la forme d'un Z renversé ; la peau de la main et du poignet est plus rouge que celle du reste du corps ; les articulations du poignet et du coude sont très peu mobiles, celle de l'épaule l'est davantage. Le bras gauche est normalement développé et en pleine possession de ses mouvements.

Les membres inférieurs sont tous deux relativement petits, surtout le droit qui cependant est moins atrophié que le membre supérieur correspondant.

1° La cuisse droite est fléchie sur le tronc et la jambe sur la cuisse, le pied est en extension ; tout le membre porté en dedans est croisé et repose ordinairement sur la jambe gauche ;

2° La jambe gauche est déformée par suite de la flexion permanente du genou. Le malade se tient tout le jour assis sur une chaise à l'aide de laquelle il peut se déplacer. Pour cela il prend un point d'appui sur la chaise avec la main gauche et par terre avec le pied gauche, puis, se soulevant, il se penche en avant et avance la chaise en la tirant sous lui. Il peut s'occuper un peu du ménage, frotte les tables et les ustensiles de cuisine qu'il soutient avec sa main droite atrophiée.

Les deux membres du côté paralysé peuvent encore exécuter certains mouvements limités, le bras est plus mobile que la jambe, la sensibilité est partout conservée, mais émoussée.

Dès la fin de l'année 1888, A... maigrissait et s'affaiblissait de plus en plus, il toussait et avait de temps en temps des accès d'oppression.

Au commencement du mois de mars la toux augmenta, une pneumonie envahit le poumon droit et emporta le malade le 16 mars 1889.

Autopsie.

Le crâne ne présente extérieurement aucune déformation autre que l'exagération du diamètre antéro-postérieur ; il est symétrique.

La calotte osseuse est peu épaisse surtout à gauche où elle est réduite aux deux feuillets du tissu compact.

Après l'enlèvement de la voûte crânienne et de la dure-mère, le lobe frontal gauche apparaît déprimé et formant une poche aplatie ; une ponction est faite et laisse écouler 420 grammes d'un liquide limpide très légèrement citrin.

Les circonvolutions frontales sont à peine développées, la troisième principalement ; elles sont comme ratatinées et réduites à peu près au quart du volume des circonvolutions correspondantes du lobe droit. De l'artère sylvienne il n'y a qu'un tronçon dont les ramifications se rendent au bord de la scissure de Sylvius.

La scissure de Sylvius est représentée par un seul de ses bords et se prolonge jusqu'au corps calleux ; toute la substance cérébrale des circonvolutions comprise entre cette scissure prolongée et les rudiments des circonvolutions frontales manque complètement.

La membrane arachnoïde s'étend comme une voûte entre la scissure de Sylvius et les circonvolutions frontales atrophiées.

Les noyaux opto-striés existent et apparaissent après l'enlèvement du pont arachnoïdien ; la frontale et la pariétale ascendantes, les lobules de l'insula et du pli courbe, les circonvolutions de la face interne correspondante manquent également.

La pie-mère est repliée avec les circonvolutions qui forment les bords de la cavité remplie de liquide ; l'arachnoïde transparente, sans vascularisation apparente, forme seule la voûte.

Les circonvolutions frontales atrophiées, comprimées par le liquide, se sont, pour ainsi dire, fait une loge en déprimant fortement le lobe droit. De nombreuses adhérences existent en cet endroit entre les deux lobes et rendent difficile la séparation des circonvolutions correspondantes.

Sur le lobe droit, les circonvolutions sont bien développées ; le lobule de l'insula est plus volumineux qu'à l'état normal.

Le cerveau pèse	675	grammes
Le cervelet et le bulbe	165	—
La masse encéphalique	840	—

Les deux lobes du cervelet n'offrent pas de différence de volume.

Le poumon droit présente dans ses deux tiers inférieurs une hépatisation rouge ; le poumon gauche est congestionné et présente des adhérences pleurales anciennes, avec noyaux tuberculeux au sommet.

Le cœur est petit et graisseux.

Les valvules sont normales.

Je présente au Congrès le cerveau préparé, dont mon excellent collègue, M. le Dʳ Nicoulau, médecin-adjoint à Saint-Yon, a bien voulu faire le dessin. (*Voir ci-contre.*)

Cette observation me paraît intéressante à cause de la localisation et de l'étendue de l'atrophie cérébrale. La localisation dans le territoire de l'artère sylvienne indique une origine vasculaire, par suite d'un obstacle à la circulation en un point rapproché de l'artère, dont il n'existait qu'un tronçon de 2 centimètres environ.

L'oblitération artérielle a pu exister pendant la période de formation des centres nerveux et causer un arrêt de développement, ou bien elle s'est produite à une époque plus avancée de la vie fœtale, ou pendant la première enfance, et a amené un ramollissement suivi de la résorption de toute la zone nourrie par l'artère sylvienne.

Dans le mémoire que j'ai présenté au Congrès sur la folie traumatique j'ai rapporté un cas (épilepsie traumatique, observation VII) de destruction partielle du lobe frontal à la suite d'une fracture du crâne survenue à l'âge de 5 ans. La cavité formée dans le cerveau pouvait contenir un œuf de poule. La résorption de la substance nerveuse avait été consécutive à un ramollissement ou à une encéphalite traumatique. La porencéphalie est peut-être due à un processus morbide analogue.

Quelle que soit l'origine de l'atrophie, une suppléance cérébrale s'est produite et l'hémisphère droit a remplacé les parties absentes pour l'accomplissement de leurs fonctions et principalement de celle du langage articulé.

Les circonvolutions correspondantes du côté droit, celle de l'insula surtout, étaient plus développées qu'elles n'auraient dû l'être pour un cerveau d'imbécile.

Malgré l'étendue de la lésion, le malade a pu vivre jusqu'à l'âge de 45 ans, et le crâne ne présentait extérieurement aucune déformation ; il n'existait qu'une différence dans l'épaisseur du tissu osseux, plus mince au niveau du kyste. Il faut noter encore l'absence de la pie-mère ; la voûte arachnoïdienne, sans trace de vascularisation apparente, formait seule la paroi mince et transparente de la vaste cavité.

Cette disposition semblerait indiquer une anomalie congénitale.

Au sujet de l'absence d'attaques épileptiques, je ferai remarquer, en terminant, que j'ai dans mes observations deux autres cas d'atrophie cérébrale avec paralysie infantile ; comme dans l'observation que je présente, le ventricule latéral était fortement dilaté, mais la pie-mère

PORENCÉPHALIE.

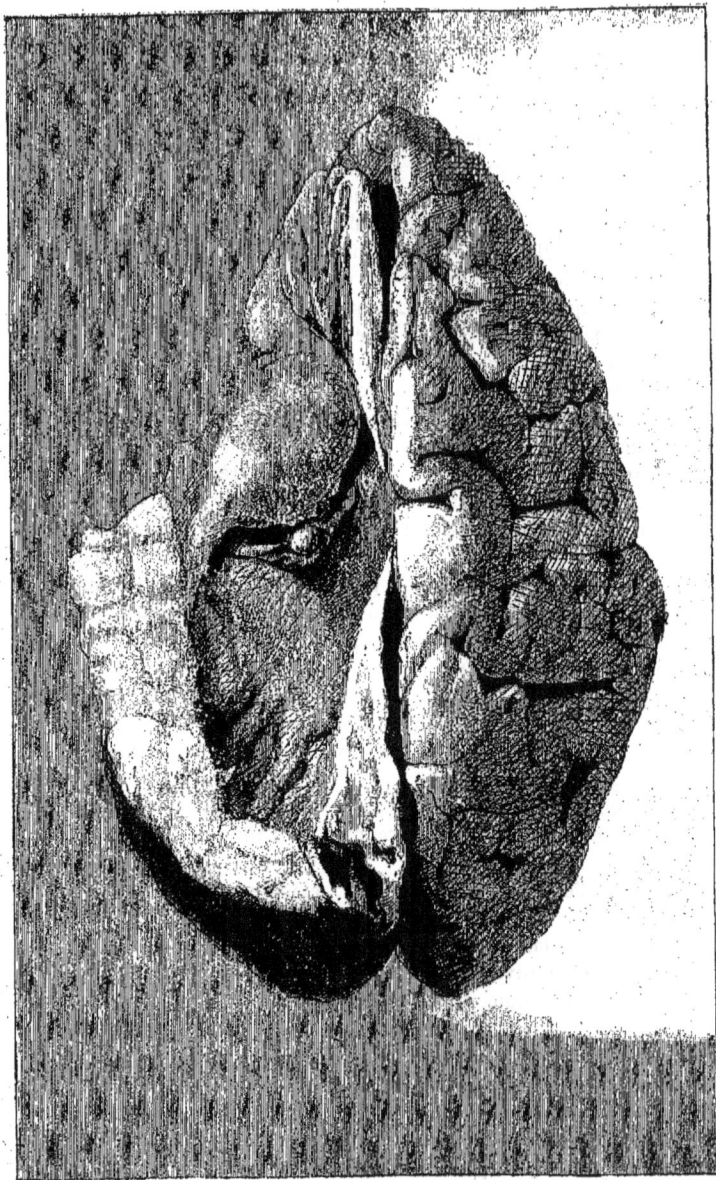

Imbécillité. — Paralysie infantile.
Parole conservée. — Pas d'épilepsie. — Mort à 45 ans.
Préparation du Dr DUBUISSON.
Dessin du Dr NICOULAU.

était conservée, avec quelques traces de circonvolutions considérablement atrophiées.

Les deux enfants étaient complètement idiots et éprouvaient de fréquentes attaques épileptiques, tandis que le malade, dont je viens de parler, n'avait jamais eu aucun accident convulsif.

M. Ball remercie M. Dubuisson de ses communications et de la présentation de sa pièce préparée qui est très belle et très intéressante.

M. Sollier. — Le cas de M. Dubuisson est un des plus intéressants qui soient publiés.

Mais je pense qu'il y a lieu de faire quelques objections à sa conception pathogénique. J'ai insisté, en effet, dans une communication au Congrès international de 1889, sur la distinction qu'il y avait lieu de faire entre la porencéphalie vraie et la pseudo-porencéphalie, qui diffèrent au point de vue anatomique et, à mon avis, au point de vue pathogénique. La vraie porencéphalie est toujours congénitale ; le porus communique généralement avec le ventricule latéral, les circonvolutions déformées, atrophiées, s'invaginent en quelque sorte dans l'infundibulum pour en former les parois. La direction des circonvolutions est modifiée même en dehors du porus. Enfin les méninges ne sont pas lésées et ne contribuent pas à la formation d'un kyste. La pseudo-porencéphalie au contraire est acquise : c'est à la suite d'un processus destructif que les circonvolutions sont détruites. Aussi, suivant la profondeur et l'étendue de ce processus, y a-t-il ou non communication avec le ventricule latéral. Les circonvolutions au niveau du porus sont taillées à pic, et dans la partie saine, en dehors, leur direction et leur forme sont normales. Enfin la dépression est comblée par un kyste dont la paroi externe est formée par les méninges modifiées et la paroi interne par le fond de la substance cérébrale doublée d'une sorte de membrane plus ou moins fibreuse.

Dans le premier cas on a affaire à un arrêt de développement, secondaire peut-être à une anomalie artérielle, une atrésie par exemple. Dans le second cas c'est toujours un processus de destruction, hémorrhagie ou ramollissement. Dans le cas de M. Dubuisson on a affaire à de la porencéphalie vraie typique.

NOTE

Sur un cas d'hémiplégie spasmodique infantile avec pseudo-porencéphalie. (Atrophie kystique du cerveau)

Par le Dr DENY, médecin de Bicêtre.

L'observation remarquable de porencéphalie *vraie ou congénitale* que vient de relater M. le Dr Dubuisson m'engage à vous communiquer un cas de porencéphalie *fausse* ou *acquise* que j'ai observé au commencement de cette année à Bicêtre.

Voici brièvement résumée, d'après les notes de mon interne, M. Michel Dansac, l'histoire de ce malade. C'était un jeune homme de 27 ans, d'aspect frêle et débile, qui fut admis à Bicêtre, il y a 6 ans, comme infirme. Il était atteint en effet d'une hémiplégie avec contracture du côté droit.

Cette hémiplégie était apparue à l'âge de 11 mois, à la suite de plusieurs accès de convulsions. Peu à peu les mouvements se rétablirent dans le membre inférieur, mais d'une façon imparfaite; quant au bras il resta complètement paralysé et devint le siège de déformation et de contracture caractéristiques.

La parole ne se montra que tardivement et s'accompagna toujours d'un léger degré de bégaiement.

Placé jusqu'à l'âge de 13 ans dans une école, ce malade apprit à lire mais ne pût jamais écrire. Il était cependant docile, studieux et d'un caractère facile, sans trace de perversité, il se montra au contraire toujours très affectueux pour ses parents.

Pour terminer ce qui a trait aux antécédents de ce malade, j'ajouterai que son père et son grand-père maternel étaient des alcooliques invétérés; qu'un de ses frères était mort à 2 mois de convulsions, un autre en naissant et que, parmi les 4 survivants, 1 était atteint de tuberculose pulmonaire.

L'examen du malade, pratiqué à diverses reprises pendant les 6 années qu'il passa à Bicêtre, révéla les faits suivants :

1° Paralysie complète avec atrophie du bras droit qui présente l'attitude suivante : bras rapproché du tronc, avant-bras en pronation forcée, fléchie presque à angle droit, main en flexion forcée et déviée en dehors, doigts légèrement fléchis et rapprochés les uns des autres en forme de gouttière;

2° Parésie avec atrophie du membre inférieur droit;

3° Atrophie de la moitié droite du visage sans déviation de la bouche ni de la langue, strabisme convergent. Pas de troubles de la sensibilité ni des sens. Au point de vue intellectuel le malade appartient à la classe des débiles ou des arriérés.

Pendant son séjour à Bicêtre, ce malade n'a rien présenté de particulier jusqu'au mois de mai 1889; à cette époque, pour la première fois depuis son entrée, il eut une attaque d'épilepsie sans cause apparente. Les mois suivants les attaques se renouvelèrent, en petit nombre toutefois.

Toutes ses attaques présentèrent les caractères suivants : conservation complète et absolue de la connaissance, secousses cloniques de peu d'amplitude, débutant par la main contracturée gagnant la face et la jambe du même côté. Rien ou presque rien du côté sain. A peu près vers la même époque, D..., fut atteint de tuberculose laryngée puis pulmonaire à marche rapide et le 15 janvier de l'année courante il mourut subitement d'une embolie pulmonaire.

Je laisse à dessein de côté dans la relation de l'autopsie la description des lésions tuberculeuses des viscères pour ne m'attacher qu'aux altérations des centres nerveux.

L'hémisphère gauche du cerveau est notablement atrophié : voici ses dimensions : de la pointe du lobe occipital à l'extrémité du lobe frontal, 16 centimètres. Son diamètre vertical, dans sa plus grande hauteur, est de 11 centimètres, mesuré à la face interne.

L'hémisphère droit au contraire paraît avoir subi une hypertrophie compensatrice. Les mêmes dimensions, prises dans des conditions identiques, donnent 18 centimètres dans le sens longitudinal et 12 1/2 dans le sens vertical.

L'hémisphère droit pèse 527 grammes.

L'hémisphère gauche pèse 326 grammes.

Il y avait donc entre les deux hémisphères une différence de 201 grammes. L'hémisphère gauche n'était pas seulement atrophié, il était encore le siège d'une vaste poche kystique située au niveau du lobe pariétal. La paroi externe de cette poche était constituée par les méninges adossées et épaissies et contenait un liquide épais et visqueux.

Au niveau de la poche les circonvolutions étaient complètement détruites, leurs bords taillés à pic étaient déchiquetés. Le fond de la poche était formé par les résidus de ces circonvolutions et par les noyaux opto-striés.

Les circonvolutions détruites par la perte de substance étaient :

1° La partie postérieure de la troisième frontale;

2° Les 2 tiers inférieurs de la frontale ascendante ;

3° La plus grande partie de la pariétale ascendante;

4° Le pli courbe et le lobule du pli courbe ;

5° La première temporale;

6° Enfin le lobule de l'insula en totalité.

Les autres circonvolutions offraient une disposition normale mais étaient moins volumineuses que celles d'un cerveau adulte sain.

Le pédoncule cérébral gauche était notablement atrophié ainsi que la partie correspondante du bulbe; au niveau de la moelle au contraire l'atrophie portait sur le cordon antéro-latéral du côté droit.

Malgré des lacunes, j'ai cru devoir vous communiquer cette observation parce qu'elle a présenté quelques particularités intéressantes.

Au point de vue clinique je ferai remarquer tout d'abord l'apparition tardive et sans cause appréciable de crises épileptiformes qui ont revêtu les caractères de l'épilepsie jacksonnienne. C'est là une particularité digne d'être relevée, puisque comme, on le sait dans l'hémiplégie spasmodique infantile, les accès épileptiques se montrent dès le début de l'affection et vont en s'éloignant à mesure que le malade avance en âge; c'est le contraire qui a eu lieu dans ce cas.

Il est encore digne de remarque que ce malade ne présentait aucun trouble du langage articulé ni aucun trouble de la vision malgré la destruction de la partie postérieure de la troisième frontale et du pli courbe dans toute son épaisseur.

Au point de vue anatomique ce cas doit être regardé comme un exemple de pseudo-porencéphalie, on sait en effet depuis les travaux de Kundrat que dans la porencéphalie vraie ou congénitale les circonvolutions cérébrales ne sont pas détruites mais ont subi un simple arrêt de développement, d'où résulte la formation d'un infundibulum ou *porus* au fond duquel les circonvolutions s'enfoncent en rayonnant. Cet infundibulum communique habituellement avec le ventricule latéral. Un autre caractère différentiel de la porencéphalie congénitale et de la porencéphalie acquise ou pseudo-porencéphalie est l'intégrité des méninges dans le premier cas, tandis que dans le second elles subissent des modifications et participent à la formation du kyste. C'est ce qui avait lieu chez notre malade. Il s'agit donc ici d'une pseudo-porencéphalie développée dans les premiers mois de la vie. Il est impossible en présence d'une lésion aussi ancienne d'affirmer la nature du processus destructif (hémorrhagie ou ramollissement), toutefois étant donné la distribution des lésions il est permis de les rapporter à un trouble de la circulation dans le territoire de l'artère sylvienne.

M. Boucher fait une communication sur une forme particulière d'obsession chez une héréditaire et sur une trépanation tardive dans un cas d'épilepsie jacksonnienne.

NOTE

sur une forme particulière d'obsession chez une héréditaire

Par le Dr L. BOUCHER, médecin des hôpitaux de Rouen.

Depuis quelques années, le rôle de l'hérédité dans les maladies mentales et nerveuses a pris de plus en plus l'extension qu'il méritait et, grâce à ce facteur important, on a assigné une origine familiale à ces monomanies que les travaux de mon excellent maître, M. Magnan, venant compléter ceux de Morel, ont contribué à classer d'une façon définitive. Successivement, on a étudié ces états si singuliers qui portent les noms de folie du doute, agoraphobie, claustrophobie, dipsomanie, kleptomanie, pyromanie, onomatomanie, etc., etc.; états que le médecin doit rechercher avec le plus grand soin, attendu que, parfois, les malades dissimulent pendant de longues années une obsession contre laquelle ils finissent, le plus souvent, par lutter en vain.

Le cas que j'ai l'honneur de vous présenter aujourd'hui rentre dans ces tares héréditaires, particulières à toute une catégorie d'individus.

Mme X..., âgée de 30 ans, actuellement enceinte de 8 mois 1/2, est née d'une mère nerveuse et impressionnable, après une grossesse difficile, toute remplie d'émotions pénibles, occasionnées d'abord par l'incendie de la maison d'habitation qu'occupait la famille et ensuite par de nombreux revers de fortune.

La grand'mère du côté maternel, très nerveuse, serait morte d'un « transport au cerveau », avec grande agitation. S'agit-il d'une attaque d'apoplexie? Je n'ai pas pu avoir de détails plus précis.

Rien de spécial pour le père, qui est mort à 40 ans d'une affection du cœur et n'était point alcoolique.

En ligne collatérale : un frère mort phtisique, à 35 ans, après des excès de toute sorte, garçon mal équilibré, extrêmement nerveux et sujet à des crises d'agitation. Une sœur, non mariée, un peu plus âgée que ma malade, très émotive, et ne pouvant, par un sentiment instinctif, dit-elle, rester dans une pièce dont les fenêtres et les portes sont fermées.

Dans ces conditions, elle a peur d'étouffer.

En entrant dans un appartement elle regarde toujours avec appréhension si l'on ferme la porte derrière elle, et est fortement impressionnée quand ce fait se produit.

En ligne descendante, Mme X... a deux petites filles très nerveuses de 9 et de 8 ans. Ces deux enfants sont surveillées avec le plus grand soin par la mère à cause de leur tendance à l'onanisme.

A la suite de la première couche, Mme X... fut très fatiguée. Pendant 6 semaines, en proie à l'insomnie, elle s'imaginait qu'elle allait couper le cou de son enfant, et cette pensée prenait tant d'empire sur son esprit qu'on dut la garder attentivement, car, nous dit le mari, elle aurait mis à exécution son idée fixe.

Avec le retour progressif des forces, cette obsession diminua, mais son émotivité naturelle, qui se traduisait par une facilité extrême à rougir, bien qu'elle ne soit pas naturellement timide, commença à la faire souffrir. C'est ainsi qu'elle rougissait dans des circonstances particulièrement désagréables.

Venait-on à parler devant elle d'un acte indélicat, d'un vol, d'un abus de confiance, aussitôt ses joues s'empourpraient, ce qui lui causait ensuite un grand trouble, car elle pensait qu'on la soupçonnerait d'être de connivence avec celui ou ceux qui avaient commis cet acte. Mais son état ne tardait pas à empirer.

Entrait-il dans la maison un domestique, un fournisseur, un employé, gens subalternes pour lesquels elle avait un certain mépris et auxquels elle donnait ses ordres d'une façon impérieuse, elle conservait son calme et ne se troublait point.

Toute autre était la situation quand elle recevait des hommes appartenant à sa position sociale, des amis de son mari par exemple. Dès leur entrée, elle se sentait envahie par une rougeur pénible, accompagnée de sueurs à la face, à la poitrine et sur le dos, avec un sentiment de suffocation qui lui étranglait la voix dans la gorge. Néanmoins elle faisait les honneurs de sa maison comme elle le devait,

20

306

mais ensuite seule, elle pleurait de rage en se tenant le raisonnement
suivant : « On m'a vu rougir; donc, on va supposer que cet homme
est mon amant, et lui-même, cet homme, va conclure de mon état que
si je me trouble ainsi à sa vue, c'est que je désire être sa maîtresse ».

Après une seconde grossesse, le mal augmente encore en ce sens
que tout le temps cette femme fut préoccupée de cette idée, rou-
gissant même seule, à la pensée que telle ou telle personne avait pu
la remarquer.

Son mari et ses enfants avaient jusque-là prêté peu d'attention à
cet état, lorsqu'il y a environ 2 mois la plus jeune des petites filles
fit simplement cette réflexion : « Maman, tu es rouge ».

Aussitôt Mme X..., qui se promenait alors, dans la rue, fit le raisonnement suivant : « Tel individu est passé à côté de moi, il m'a
regardée, et cela m'a fait rougir ; cette enfant va croire que cet homme
est mon amant et ma fille va être scandalisée sur mon compte ».
Rentrée chez elle, elle refuse de dîner, et repassant continuellement
dans son esprit l'incident de la journée, elle a une nuit fort agitée.

Les circonstances de la vie ramenant à chaque instant la cause de
son obsession, elle finit par se nourrir très irrégulièrement; les nuits
sont mauvaises, elle maigrit, pleure une partie de la journée, et il y
a lieu d'être préoccupé sur l'issue de la grossesse.

Cependant, l'intelligence de cette femme paraît intacte; elle raisonne sans difficulté sur un sujet quelconque et elle tient bien sa
maison. Elle ne présente aucun trouble de parole, aucune incohérence
dans les expressions qu'elle emploie. Toutefois, son caractère a subi
de notables modifications. Très gaie jadis elle est maintenant triste,
sombre, préoccupée; elle ne parle de rien moins que de se suicider et
l'on doit de nouveau la surveiller de peur qu'elle ne mette son projet
à exécution.

La sensibilité est normale et l'hystérie tout à fait hors de cause.

Rien de spécial dans les appareils respiratoire ou circulatoire. J'at-
tache une certaine importance à l'état d'intégrité de ce dernier, ayant
eu plusieurs fois l'occasion de remarquer, chez des individus atteints
de lésions mitrales, mais surtout d'insuffisance aortique, une sensibilité vaso-motrice considérable expliquant des rougeurs subites de
la face, dues à la moindre émotion, et dans lesquelles la timidité ne
saurait être invoquée, et à ces rougeurs succède une pâleur cireuse
qui a toujours été présentée par les divers auteurs comme une des caractéristiques de la maladie.

Les digestions sont le plus souvent laborieuses et la constipation est habituelle.

Pendant la nuit, Mme X... a des transpirations abondantes déjà notées. Elle s'est plainte de flueurs blanches à diverses périodes de son existence ; les règles sont très régulières.

Il n'y a, dans les urines, ni sucre ni albumine ; le résidu, après évaporation, permet de constater, avec l'aide du microscope, la présence de phosphates terreux et de prismes de phosphate ammoniaco-magnésien.

En résumé, voici une malade héréditaire de par la lignée maternelle, ayant eu une sœur nerveuse, un frère mal équilibré, et atteinte elle-même d'une forme particulière d'obsession qui augmente à chaque nouvelle grossesse. Cette obsession m'a paru mériter une place parmi les tares des héréditaires, d'autant plus que la sœur de la malade est affectée de claustrophobie légère. Celle-ci n'a pas été mariée, mais je considère comme probable, si elle avait dans la suite plusieurs grossesses, que son trouble émotif s'accentuerait également.

J'emprunte aux leçons de 1884, de M. Magnan, les deux exemples suivants de folie du doute, pour les rapprocher du cas précédent.

Un étudiant en droit, sur le point de partir en vacances et en train de préparer sa valise, y met une chemise ; puis, il est pris soudain d'un mouvement d'hésitation. Ne vaut-il pas mieux placer une brosse, il est incertain, cherche la brosse. Non, décidément, plutôt le mouchoir, et cet état se prolonge.

Il y a angoisse épigastrique, sueur, anxiété considérable, jusqu'au moment où, impatienté, il envoie promener la valise.

Un Russe, commençant une lettre dans laquelle il doit donner à sa femme des nouvelles de sa santé, s'arrête, ne sachant pas s'il doit mettre : « je vais mieux » ou « je ne vais pas encore bien ». A la fin, épuisé de la lutte, anxieux, il cherche à s'étrangler. Le doute lui empoisonne l'existence. Des faits analogues pourront se multiplier à l'infini sans qu'il nous semble nécessaire de créer pour cela des types nouveaux de maladie ; ce n'est qu'une manifestation quelconque greffée sur un substratum qui reste toujours le même, un des symptômes changeants d'une hérédité névropathique morbide immuable.

Comme conclusion pratique à l'observation précédente, dans tous les cas où le médecin constatera chez une jeune fille une tendance nettement marquée vers l'une de ces tares variées, je serais d'avis de déconseiller le mariage, ayant vu, dans le cas signalé, l'état d'obsession augmenter et prendre à chaque grossesse des proportions de plus en plus inquiétantes.

TRÉPANATION TARDIVE

DANS UN CAS D'ÉPILEPSIE JACKSONIENNE (1)

Par le Dr L. Boucher, médecin des hôpitaux de Rouen.

La trépanation pratiquée à la suite de traumatismes ayant intéressé la zone corticale des circonvolutions a donné des résultats si remarquables que cette opération rendue encore moins grave par les progrès de l'antisepsie, se pratique couramment et qu'il ne se passe même guère de mois sans que la presse ne nous signale de nouveaux cas heureux à enregistrer à son actif.

Dans l'ensemble des observations, sauf de très rares exceptions, l'intervention chirurgicale avait lieu peu après le traumatisme. Il y avait donc intérêt à rechercher si les modifications favorables pouvaient se produire également chez des sujets dont les lésions étaient anciennes.

C'est ce que nous avons voulu vérifier avec notre confrère le Dr François Hue, chirurgien distingué de notre ville, dans les circonstances suivantes :

Le nommé Hur..., 31 ans, salle des épileptiques, office XI, à l'Hospice-Général, est sujet à des crises nocturnes qui remontent à l'âge de 15 ans. A cette époque il avait éprouvé un violent chagrin à la suite de la mort de sa mère. Ce malheur qu'il ressentit d'une façon

(1) Au sujet de cette observation je dois remercier M. Caron, l'interne du service, pour les notes qu'il m'a transmises et qu'il a recueillies avec le plus grand soin.

extraordinaire exagéra un état maladif antérieur : migraines et céphalalgie persistantes, occasionnées par un traumatisme cranien (chute sur le pariétal gauche, d'un pot à fleurs en grès, tombé du deuxième étage).

Depuis, toute la région fronto-pariétale gauche est enfoncée, formant une calotte sphérique irrégulière concave ayant les dimensions suivantes : diamètre, 12 centimètres; longueur, 7 centimètres; profondeur, 7 centimètres 1/2. La cicatrice se dirige d'avant en arrière et de dedans au dehors, à l'union du frontal et du pariétal gauche à cheval sur la ligne auriculo-bregmatique qui la coupe en deux parties inégales au niveau de la jonction des trois quarts antérieurs avec le quart postérieur.

Indépendamment de cette modification accidentelle des parois du crâne, le malade présente un peu d'asymétrie faciale, au niveau de l'arcade sourcilière gauche qui semble un peu plus élevée que celle du côté droit. Voûte palatine normale.

Dans les antécédents héréditaires, à signaler seulement un peu d'alcoolisme chez le père qui est encore existant. La mère est morte d'une affection cancéreuse. Sur 9 enfants, 5 sont décédés tout jeunes; restent 1 frère et 2 sœurs en bonne santé. Dans toute la famille il n'y a pas de névropathies. En juillet 1888, Hur... avait une moyenne de 12 crises nocturnes par mois; à 2 ou 3 jours, quelquefois une semaine d'intervalle.

Ces crises se produisent de la façon suivante :

Réveillé en sursaut, le malade voit un nuage passer devant ses yeux; il se sent étourdi, avec un grand engourdissement dans les membres, quelquefois, mais rarement; il n'a pas le temps d'appeler à son aide. Alors un fourmillement commence à être perçu dans la main gauche, monte dans le bras, gagne l'épaule, puis descend le long du thorax et de l'abdomen jusqu'à la cuisse et la jambe du même côté.

La durée de cet aura est de 30 à 45 secondes.

A ce moment précis, cris et perte de connaissance. Aussitôt la tête se porte dans la flexion latérale gauche, tandis que le bras droit se met en extension complète à angle droit avec le corps. La jambe droite est le siège d'une contraction des extenseurs, mais reste néanmoins dans sa position habituelle.

Les membres du côté gauche demeurent inertes le long du corps. Au bout de 5 à 10 minutes, sans qu'il y ait eu de troubles respiratoires ou de convulsions cloniques, il revient à lui et reste hébété 1 ou

310

2 minutes, appelle ses parents, cherche à se dégager des mains qui les maintiennent, puis s'endort pendant un temps variable qui dure parfois 2 ou 3 heures.

Au réveil il est courbaturé.

Rarement les attaques s'accompagnent d'incontinence d'urine; en revanche il y a presque toujours écume à la bouche et morsure peu profonde de la langue, d'où absence de cicatrices.

En dehors de ces crises, ce malade jouit d'une bonne santé, il est intelligent, affectueux pour ses parents. L'état de la sensibilité et des divers organes n'offre rien de spécial. Les pupilles à l'état habituel sont très dilatées.

En présence de ces accidents épileptiformes consécutifs à un traumatisme et allant en s'accentuant, de manière à condamner ce malheureux à passer toute sa vie dans une salle d'épileptiques, nous lui proposâmes l'opération du trépan comme devant lui donner, sinon une guérison complète, difficile à cause des adhérences probables, après les 16 ans écoulés depuis l'enfoncement du crâne, du moins une amélioration de la maladie.

Notre idée fut acceptée avec le plus grand empressement. Le 18 juillet 1888 l'opération est faite par le Dr Hue avec mon concours et celui de nos internes, MM. Caron, Gaufestre et Lainez. Un cercle de 12 perforations est établi avec la tréphine autour de la dépression; la pince de Liston réunit ces pertes de substances et la lamelle crânienne circonscrite est enlevée. Il faut alors détacher la dure-mère qui présente une adhérence considérable à l'os, dont on doit racler la surface avec la rugine. A peine quelques gouttes de sang et de liquide céphalo-rachidien s'écoulent à ce moment.

Nous trouvons alors une perte de substance cérébrale de la grosseur d'un noyau de pêche correspondant à la partie antérieure de la cicatrice et dépourvue de la dure-mère dans une zone ayant les dimensions d'une pièce de 2 francs circonscrite par ce bourrelet de membrane épaissie qu'il avait fallu détacher de la table interne du pariétal.

Pendant la ligature d'une veinule méningée, des contractions musculaires de peu d'importance survinrent pendant quelques secondes dans les bras, l'avant-bras et la main droite. La plaie suturée avec grand soin fut recouverte d'un pansement sec à l'iodoforme et à la ouate boro-salicylée. L'opération sous le chloroforme avait duré 1 heure 3 quarts, sans que le pouls ou la respiration aient varié un seul instant.

Le soir, la température était de 37°, le pouls à 72. Nous donnons

comme alimentation du lait et du bouillon. Le 20 juillet, le thermo-
mètre ne dépasse pas 37. Le 21 juillet il y eut un peu d'insomnie
dans la nuit et 38° ce que nous attribuâmes à ce que le malade
n'était pas allé à la selle depuis 4 jours; un purgatif léger eut raison
de cet état. Le 22 au soir la température était revenue à 37°. Le 24
nous commençons à donner de la viande au malade; la nuit il ressentit une sorte d'aura analogue à celle du début de ses crises. Le 25,
le pansement est renouvelé, les points de suture retirés, ainsi que les
drains. Il n'y avait pas une goutte de pus à la surface de l'incision.
Le 26 le malade commence à se lever et à manger comme d'habitude. Dans la nuit il ressentait toutefois quelques fourmillements.

Tout allait donc à souhait, quand dans la nuit du 4 août, Hur...
avait 6 crises coup sur coup comme avant l'opération. Puis celles-ci
se produisent encore dans l'ordre suivant :

12 et 14 août,..	2 crises.
29 —..	4 —
Dans le mois de septembre..........................	5 —
— d'octobre.............................	4 —
— de novembre............................	6 —
— de décembre............................	2 —
— de janvier.............................	8 —
— de février.............................	9 —

En présence de cet insuccès, *relatif* en ce sens que les crises n'atteignent plus le chiffre de 12 par mois qui était la moyenne auparavant, nous pensâmes qu'il fallait laisser s'écouler un certain temps
pour se prononcer sur l'utilité qu'avait eue notre intervention.

En 1889 la moyenne des crises était de 5 par mois; cet état demeura le même au commencement de 1890.

Depuis Pâques jusqu'à la fin du mois de juin, il n'y a pas eu de
crises.

En juin il y en a eu 4. En juillet absence complète.

Le bromure que donne notre collègue, M. Chaboux, actuellement
chargé du service des épileptiques, ne peut pas contribuer seul à cette
amélioration, attendu que nous l'avions employé auparavant sans
modifier d'une façon aussi favorable l'état du malade.

Celui-ci se trouve beaucoup mieux, ses crises lui semblent moins
pénibles qu'autrefois, et lorsque nous le rencontrons à l'Hospice-Général il ne manque jamais de venir nous exprimer sa reconnaissance
pour le soulagement que nous lui avons apporté.

En résumé, 2 ans après l'opération, les crises ont diminué dans une proportion de moitié. Aurions-nous seulement ce résultat qu'il ne serait point à dédaigner !

Depuis quelque temps 1 et 2 mois ont pu se passer sans attaques. La guérison va-t-elle être définitive dans un avenir éloigné ? J'incline à le croire, mais il n'en reste pas moins ce fait acquis que la maladie a été modifiée d'une façon notable, et nous concluons que, même après un traumatisme ancien ayant déterminé des troubles par compression des zones corticales motrices, il y a lieu d'intervenir si l'antisepsie peut être faite d'une façon rigoureuse.

M. BAILLEUL fait une communication sur la folie dans les prisons de longues peines.

NOTE SUR LA FOLIE

DANS LES MAISONS CENTRALES OU PRISONS DE LONGUES PEINES (1)

Par M. Henri BAILLEUL, directeur de la quatrième circonscription pénitentiaire.

Dans un mémoire lu à l'Académie des sciences morales et politiques, le 23 mars 1844, M. le Dʳ Lélut, médecin en chef de la troisième section des aliénées de l'hospice de la Salpêtrière et de la prison

(1) Il importe d'observer que l'auteur n'est point parti d'études théoriques préalables, dont l'impression s'impose ensuite et laisse s'insinuer l'influence d'idées préconçues dans l'examen des faits, mais bien de faits constatés et recueillis au contact des criminels dans les maisons centrales les plus importantes et situées aux points les plus extrêmes du territoire, offrant dès lors les types les plus divers de tempérament et de constitution, depuis la population névrosée de Paris et des grandes villes jusqu'aux agrestes des campagnes des Flandres, de la Champagne et du Bourbonnais, ou aux rudes montagnards des Vosges, du Plateau Central, des Cévennes, des Alpes ou des Pyrénées. Et cette multitude de faits ainsi observés dans les conditions les plus diverses de localité, de saison, de climat, de tempérament, d'âge, de sexe et de criminalité, soit sur l'initiative, soit avec les avis provoqués, ou sous le contrôle sollicité des médecins tels que les Dʳˢ Billon ✳, et Gramaccini ✳ (Loos); Bancel ✳ (Melun); Miaulet (Nîmes); Lutier (Clairvaux-sur-Aube); Girard ✳ (Riom); Hospital ✳ (Clermont-Ferrand, prisons et hospices d'aliénés); Bringuier ✳; et Vigouroux ✳, médecins des prisons, Espagne ✳, agrégé, et Jaumes ✳, professeur (médecine légale) à Montpellier, a conduit l'observateur à la généralisation actuelle, d'où il est remonté dans le passé pour contrôler et éclairer le présent. C'est ainsi que ses recherches l'ont amené après coup successivement aux intéressantes et doctrinales études des Dʳˢ Lélut ✳, Baillarger ✳, Parchappe ✳, cités au cours de ce mémoire, ou de Legrand du Saulle ✳, moins comme des autorités, si grandes fussent-elles au point de vue scientifique pour appuyer une théorie plus ou moins spécieuse, que comme l'attestation d'une succession de faits toujours les mêmes présentant ainsi un caractère de continuité, de précision et de concordance, digne d'appeler et de fixer l'attention des savants aliénistes et criminalistes, ou même des pénitentiaires pour la recherche du meilleur traitement moral des criminels.

du dépôt des condamnés, exposait, à propos de l'examen de l'influence particulière de l'emprisonnement cellulaire sur la raison des détenus, cette observation générale, qu'il y aura toujours une proportion plus grande d'aliénés dans les prisons que dans la population libre. « C'est là, disait-il, une conséquence forcée des rapports soit « explicatifs, soit expiatoires qui lient le crime à la folie : ce serait « d'ailleurs exagération funeste que de substituer à ces rapports une « identité que repoussent la vérité, la morale et les intérêts de la so- « ciété, mais on ne peut nier qu'il y ait, dans certaines vies de « désordre, de délits et de crimes, dans l'accomplissement de tel ou tel « acte condamnable, la révélation d'un état mental qui, sans être de « l'aliénation, n'est pourtant pas un état de raison auquel puisse être « attribué le degré même le plus ordinaire de libre arbitre et de cul- « pabilité ».

De plus, chaque année, un certain nombre de délits et de crimes sont commis par des insensés qui, suivant les expressions du code, étaient certainement en démence avant et pendant l'accomplissement de la mauvaise action qui les amène devant la justice. C'est là un fait relevé par tous les hommes de science.

Enfin, si la vie de désordre qui conduit au crime révèle, dans quelques cas au moins, un état moral susceptible de devenir le premier degré de la folie, il n'en est pas moins sûr qu'une telle vie peut à la longue et dans des intelligences mêmes qui n'y auraient pas été originairement disposées, amener soit une excitation, soit un affaiblissement, qui finissent par revêtir le même caractère : dans le premier cas la perversion a précédé, dans le deuxième, elle suit la perversité.

Il faut en dire autant de l'effet que peut produire la condamnation sur l'esprit d'un accusé : on conçoit qu'une telle catastrophe soit pour la raison une cause de trouble.

Ces considérations, qui ne sont à aucun degré liées au système suivi

C'est dans cet ordre d'idées que l'éminent aliéniste, M. le professeur Ball ✳, président du premier Congrès aliéniste réuni en province, à Rouen, par les soins vigilants de MM. les Drs Delaporte et Giraud, médecins en chef des asiles de Quatre-Mares et de Saint-Yon, a bien voulu honorer de son patronage cette étude que nous lui dédions, maintenant qu'elle a reçu une sorte de consécration par les suffrages qui l'ont accueillie.

S'il en peut sortir quelque bien, nous lui en faisons hommage ainsi qu'à ces dévoués médecins et à leur doyen le Dr Billon, la plupart nos collaborateurs dans l'œuvre pénitentiaire, tous nos maîtres dans l'étude, dont les avis ont si souvent soutenu nos efforts et éclairé nos recherches.

d'emprisonnement, régime en commun ou régime d'isolement, mettent hors de doute deux faits généraux d'une grande importance : le premier, c'est qu'une très grande partie au moins des cas de folie qu'on peut observer dans les prisons doit être rapportée soit au fait de la condamnation, soit à un état intellectuel, cause ou effet d'une vie désordonnée ou criminelle, et qui est au moins un acheminement au trouble déclaré de la raison.

Le deuxième, conséquence du premier, c'est que les cas d'aliénation mentale observés dans les prisons seront toujours beaucoup plus nombreux que les cas de cette maladie développés dans la population libre.

Quelle peut être la proportion de cette plus grande fréquence?

Les observations recueillies pendant plusieurs années par M. le D'Lélut, dans une des prisons les plus importantes de Paris, le dépôt des condamnés, l'ont amené à conclure que le chiffre des aliénés dans une prison déterminée est 7 ou 8 fois plus élevé que dans la population libre.

Dans une note insérée aux *Annales médico-psychologiques*, M. le D'Baillarger, alors médecin de la deuxième section des aliénés de la Salpêtrière, considérait ce résultat comme acquis désormais à la discussion.

Les faits de cette nature ont pu mieux être observés depuis la création de la statistique pénitentiaire qui remonte à 1852, et sur une base plus large, puisqu'elle allait embrasser toutes les prisons. Après les travaux du D'Chassinat, qui avait été chargé par le Ministre de l'Intérieur de recueillir et de rassembler des observations sur la mortalité comparée des bagnes et des maisons centrales de 1822 à 1839, puis de 1840 à 1849, une circulaire du 9 janvier 1852 a institué des tableaux plus complets qui visent tout l'ensemble du service médical.

C'est dans ces tableaux qu'ont été puisés les renseignements statistiques qui suivent, sous l'autorité de M. le D'Parchappe, inspecteur général des services administratifs du Ministère de l'Intérieur.

De 1853 à 1860 il a été constaté 226 cas d'aliénation mentale préexistante à l'écrou (hommes 170, femmes 56) et postérieurement 355 cas (hommes 219, femmes 136) en totalité 581, soit respectivement les moyennes annuelles de 28,2 (hommes 21,2, femmes 7) et 44,3 (hommes 27,3, femmes 17) en totalité 72,6 (hommes 48,6, femmes 24).

D'après cela, 226 fois sur 581 cas, la folie a été reconnue préexistante, soit 38,97 %, et postérieure 355 fois ou 60,93 %. Si ces derniers chiffres pouvaient être considérés comme l'équivalent des cas d'aliénation mentale survenue après coup, on aurait comme expression caractéristique de l'influence de la détention pour la période de 1853 à 1860, dont la population moyenne a été de 22,327 individus (hommes 17,621, femmes 4,706), le chiffre de 0,19 %, c'est-à-dire moins de 2 ‰ (hommes 0,15 % femmes, 35 %).

M. le Dr Parchappe mettait en garde contre une pareille conclusion : c'est qu'on ne pouvait pas même, dans l'état des choses, apprécier la proportion vraie des aliénés existant dans les maisons centrales : d'abord les chiffres de 48,6 pour les hommes, de 24 pour les femmes, de 72 pour les deux sexes, devraient être augmentés de ceux indiquant le nombre d'individus transférés annuellement des maisons centrales dans les asiles publics soit 19,2 (hommes), 20,1 (femmes), en totalité 39,3 : ce qui porterait notre effectif moyen annuel à 111,95 aliénés des deux sexes (hommes 67,8, femmes 44,15).

Pour approcher davantage de la vérité, il faudrait recourir à des recensements annuels et prélever à jour fixe tous les détenus aliénés soit dans les maisons centrales, soit dans les asiles publics. Cette opération n'a été faite que deux fois antérieurement : en 1842 il était trouvé 143 aliénés (hommes 50, femmes 93), sur 18,141 détenus (hommes 14,256, femmes 3,885), et en 1847, 204 sur 18,916 détenus des deux sexes. Des recherches auxquelles s'est personnellement livré le Dr Parchappe, au cours de ses inspections dans nos établissements pénitentiaires en 1853 et 1854, ressortaient les résultats suivants : 135 individus (hommes 107, femmes 28) étaient atteints d'aliénation mentale, et cet effectif accru de ceux soignés dans les asiles s'élevait en réalité à 250 (hommes 170, femmes 80) : ce chiffre pris pour base des calculs donne d'après l'effectif moyen des 8 dernières années, 1853 à 1860, 22,327 individus, une proportion de 1,12 %, qu'il décompose de la manière suivante :

	Folie %	Idiotie %	Soit Aliénation mentale %	Sur effectif moyen total.
Hommes....	130 ou 0.73	40 0.22	170 0.96	17.621
Femmes....	75 1.59	5 0.10	80 1.70	4.706
Les 2 sexes.	205 0.90	45 0.20	250 1.12	22.327

Ce sont là des chiffres de l'aliénation mentale médicalement constatée; faut-il y voir la représentation du nombre exactement vrai des aliénés de tous genres?

Nous ne le pensons pas : en doctrine, Orfila (*Médecine légale*, t. Ier,

p. 407); disait que « l'aliénation mentale présente des états si différents qu'il est à peu près impossible de la faire connaître par une définition claire et précise. » Et il suffit d'analyser la population détenue
ou de vivre en contact avec elle pour arriver à cette conviction que
grand nombre d'entre eux sans être classés par ordonnance parmi les
aliénés n'ont pas cependant l'entier et libre usage de leurs facultés;
il y a une sorte d'atrophie de l'intelligence soit dans son ensemble,
soit dans quelques parties, congénitale ou accidentelle.

M. le Dr Bancel ✠, médecin de la maison centrale de Melun, dans
son expérience consommée des maisons centrales, faisait précisément
cette remarque, devant la Commission d'enquête parlementaire
de 1872, qu'entre l'homme intelligent et l'homme complètement
ignorant, il y a toute une catégorie d'individus qu'il qualifiait de
demi-intelligents et que c'était dans cette dernière catégorie que se
recrute la population des prisons, ayant la notion du mal en ce sens
qu'ils savent que tel acte est défendu, ayant aussi le désir de jouir,
mais ne connaissant pas véritablement ce qui est bien ou mal. La
caractéristique de ces gens-là, ajoutait-il, c'est qu'ils ne pourraient
supporter longtemps le régime cellulaire sans devenir fous.

Cette observation générale était corroborée par un fait curieux que
signale M. d'Haussonville dans son rapport à l'enquête parlementaire:
en 1862, le pénitencier de Louvain (Belgique), à son ouverture, reçut
en partie des détenus venus de la prison en commun de Gand : tous
les prisonniers furent alors soumis à un examen très attentif, au point
de vue mental, et parmi 53 d'entre eux furent découverts des symptômes
de folie qui avaient échappé dans la vie commune et qui auraient
certainement frappé l'attention si les détenus avaient été isolés en
cellule.

M. d'Haussonville ajoute que si pareil examen était pratiqué pour
chacun des condamnés des maisons centrales, bon nombre seraient
trouvés avec des prédispositions à la folie dans une proportion bien
supérieure à celle que constate la statistique. Le même rapporteur
faisait cette autre observation que sur les 107 individus (hommes 87,
femmes 20), présentés comme aliénés pour la statistique de 1869,
80, soit près des 4 cinquièmes, appartiennent aux correctionnels,
c'est-à-dire à cette catégorie que la Commission d'enquête, d'accord
avec la plupart des praticiens, signalait comme irrémédiablement
perdus, se livrant au vol, à la mendicité, au vagabondage; par contre,
ajouterons-nous, cette catégorie renferme aussi les plus intelligents
qui, par une raison diamétralement opposée, restent réfractaires à

toute réforme; trop paresseux pour devoir au travail les jouissances dont leurs appétits soigneusement entretenus leur font une nécessité, ils côtoient les limites extrêmes du code pénal, et quand leur habileté a été mise en défaut, il est bien rare que leur affaire ne se réduise pas au simple délit d'escroquerie ou d'abus de confiance. Ceux-ci plus que les autres sont perdus, mais ils le sont par le raffinement de l'intelligence, qui leur a permis de correctionnaliser tous leurs méfaits. A ce point de vue spécial, les maisons de correction présentent à l'observateur deux éléments bien distincts et bien tranchés, l'un composé de gens d'une intelligence complète, l'autre de *minus habentes* et d'idiots. Les maisons de force au contraire, réservées aux criminels, comportent tous les degrés de l'intelligence humaine, mais l'imbécillité y fait presque défaut; c'est avec l'intelligence, la passion sous toutes ses formes et avec toutes les intensités, cette sorte d'aliénation momentanée.

Il ne faudrait pas croire que de telles observations ne présentent d'intérêt qu'à un point de vue purement spéculatif. On rentre par là dans le domaine de la médecine légale qui semblerait à tort avoir dit son dernier mot au seuil des juridictions pénales, assises ou tribunaux correctionnels; ne serait-il pas au contraire intéressant, pour la recherche de la vérité, de poursuivre des investigations, même après que la justice a prononcé, au cours d'exécution de la peine.

M. le Dr Parchappe, dans son rapport au Ministre en 1865, exprime cette opinion qu'il n'est guère douteux, que dans nombre de cas l'état de folie ne remonte antérieurement aux actes délicteux et que cela est indubitable pour la presque totalité de ceux atteints d'imbécillité : « Dans la vie libre, dit-il, ils n'ont pas de profession, pas « de domicile; ils mendient, ils vagabondent, et quand ils ont été « soumis à la surveillance, ils rompent leur ban. Condamnés pour « mendicité, vagabondage, rupture de ban, à des peines de plus en « plus fortes, à mesure des récidives, ils subissent ces peines d'abord « dans les prisons départementales, puis dans les maisons centrales « où ils forment un groupe à part de criminels qui n'ont pas la « conscience de leur culpabilité, qu'on ne peut assujétir à la disci- « pline, qui sont incapables de travail, qui souffrent plus que tous « les autres des rigueurs du régime des prisons, qui, durant la déten- « tion, ont donné aux détenus véritablement coupables le spectacle « démoralisant de peines non justifiées et même imméritées et qui « ne se serviront de la liberté, quand on la leur aura rendue, que « pour recommencer les actes qui la leur feront perdre de nouveau ».

Pour remédier à un tel état de choses, il ajoutait que l'action combinée de pouvoirs différents serait nécessaire, la question se rattachant par la peine à l'administration générale, par l'assistance publique à l'administration départementale, c'est-à-dire sous ces deux aspects au Ministère de l'Intérieur, et par l'application des pénalités, aux tribunaux, c'est-à-dire au Ministère de la Justice.

La question est ainsi complexe, mais en restant sur le domaine pur des faits, au point de vue spécial des prisons, certaines mesures peuvent être prises qui donneraient satisfaction aux besoins signalés.

Le D' Parchappe les indique : faire à l'entrée un examen plus rigoureux et plus complet de l'état mental de chaque détenu, prolonger pour les douteux l'observation ; chaque fois que l'état dûment constaté a pour effet de réclamer un régime curatif pour la folie, ou de rendre impossible pour le détenu l'assujettissement au travail ou à la discipline, assurer un traitement efficace pour les curables, palliatif pour les incurables.

Ce double but ne pourrait être atteint que par la centralisation de tous les condamnés aliénés, fous ou imbéciles dans les asiles publics où seraient formés des quartiers spéciaux, mieux dans des institutions spéciales ressortissant de l'administration pénitentiaire ; mais sous l'une ou l'autre forme, cette mesure est signalée comme indispensable par M. le D' Parchappe. Déjà, pour répondre à ce besoin social de grouper soit les criminels aliénés en général, soit les criminels acquittés pour cause d'aliénation, soit les aliénés vagabonds et criminels, la Grande-Bretagne a fondé des quartiers spéciaux, pour l'Angleterre à l'hôpital de Bethléem, pour l'Écosse à la prison centrale de Perth, et pour l'Irlande, l'asile de Dundrum, puis a été fondé l'asile central de Broadmoor contenant 500 places pour les deux sexes. La Belgique a décidé aussi la réunion dans un établissement central, et en France, le vœu du D' Parchappe devait être repris par la Commission d'enquête parlementaire (1) et le Ministre de l'Intérieur, pour

_____

(1) Cette Commission parlementaire nommée sur l'initiative de M. d'Haussonville (11 décembre 1872), était composée de MM. de Peyramont, président ; Metteral, vice-président, d'Haussonville et Félix Voisin, secrétaires, Lefebre-Pontalis, Lefebure, Salvy, Bérenger, Aduel, de Pressensé, Tailhand, Honoré Roux, Lacaze Savoye, de Boisboissel ; elle avait adjoint en outre comme « membres supplémentaires » MM. Ayliès, conseiller honoraire à la Cour de cassation ; Babinet, avocat général à la Cour de cassation ; Bonneville de Marsangy, conseiller honoraire à la Cour de Paris ; de Bosredon, ancien secrétaire général du Ministère de l'Intérieur ; Bournat, avocat à la Cour d'appel, De Metz, directeur fondateur de Mettray ; Faustin Hélie, président de Chambre à la Cour de cassation ; J. Jaillant.

recevoir une réalisation, partielle au moins, par la création en 1876 d'un quartier pour les hommes à la maison centrale de Gaillon, où l'on a pu apprécier tout le zèle du regretté Dʳ Hurel, et ultérieurement pour les femmes dans la maison centrale de Doullens, où malheureusement le projet est resté inexécuté (1).

directeur général des prisons ; de Lamarque, chef de bureau au Ministère de l'Intérieur; Lecourt, chef de division à la Préfecture de police; Loyson, président de Chambre à la Cour de Lyon; Lucas, ancien inspecteur général des prisons; Perrot de Chazelles, conseiller honoraire à la Cour de cassation ; Petit, directeur des affaires criminelles au Ministère de la Justice; Léon Vidal, ancien inspecteur général des prisons.

(1) La question maintenant soulevée est de savoir s'il ne convient pas de fonder pour les criminels reconnus atteints d'aliénation mentale, un établissement particulier tenant toujours de la prison par la peine antérieure, de l'hospice par le traitement que réclame l'état intellectuel du moment. Il y a 50 ans à peine, et l'on peut juger par là des progrès réalisés dans la voie de l'humanité, c'étaient des fous simplement malades sans être criminels, que l'on visait à tirer des prisons où ils étaient enfermés. La folie était assimilée au crime et recevait un traitement odieux. C'était là une plaie sociale à laquelle ont enfin porté remède la loi du 30 juin 1838, sur les hospices d'aliénés et son règlement d'administration publique, l'ordonnance du 18 décembre 1839, que l'on songe à réformer dans un but d'améliorations nouvelles.

Quel était alors le sort de ces infortunés? Un journal de province décrivait ainsi un quartier qui leur était affecté dans une prison importante. « Ce quartier est « placé dans un espace long de 40 et quelques pieds sur 20 de large environ, « entouré de murs si élevés que l'air y circule à peine ; encore s'y trouve-t-il infecté « par un tas d'ordures provenant de la vidange journalière des baquets. Sur la « gauche sont 5 loges ; chacune a environ 10 pieds de long sur 6 de large. L'étage « est très bas, le jour y pénètre faiblement par une petite ouverture pratiquée au- « dessus de la porte; elles contiennent au moins 11 individus. Un peu de paille, « renouvelée tous les 5 jours et un baquet composent tout le mobilier de la loge, « été comme hiver. Ces malheureux, les uns entièrement nus, les autres couverts « de haillons, dévorés de vermine, sont entassés par 3 dans ces réduits infects et « gisent au milieu d'immondices sur des dalles toujours humides : deux d'entre « eux qui deviennent quelquefois furieux sont constamment renfermés chacun « dans une loge et privés de la lumière du soleil; les autres communiquent « librement dans la journée, mais aucun gardien n'est là pour les surveiller, le « faible est à la merci du plus fort. Personne ne visite ces infortunés, personne ne « s'enquiert du genre de folie qui leur a fait perdre la raison et encore moins du « moyen de les guérir. Comme ils passent pour incurables, on se croit dispensé « de tous égards envers eux. On leur jette seulement par jour, comme pour se « mettre à l'abri du reproche de s'en débarrasser en les laissant périr de faim, un « morceau de pain grossier, qu'accompagne une soupe froide et fade et quelques « légumes cuits à l'eau. La maison ne devant aucun vêtement à ces fous, le seul « que puisse leur donner le geôlier, consiste dans les lambeaux qui restent de ceux « des détenus condamnés. Le geôlier n'a d'autres moyens de répression que les « fers ; il s'en sert au besoin contre les aliénés furieux. Les efforts que font ces

C'est un premier point, mais puisque médecins, moralistes et praticiens s'accordent à reconnaître dans les prisons qu'à côté de ces fous qualifiés, il existe toute une catégorie plus ou moins considérable d'individus qui doivent être classés entre ces fous proprement dits et les sages, de *minus habentes*, pour nous servir d'une expression

« malheureux pour s'en débarrasser causent souvent à leurs membres une
« inflammation telle que les fers entrent dans les chairs et que la rouille les rive
« dans la plaie. L'année dernière chez l'un d'eux, après des efforts inouïs pour
« arracher l'anneau qui le scellait à la muraille, l'exaspération fit place au décou-
« ragement, à une sorte de stupeur et il se laissa mourir de faim, après avoir
« maudit ses bourreaux ». L'Inspecteur général Moreau Christophe, après avoir
vérifié l'exactitude de cette description ajoutait dans son livre sur « l'état actuel
des prisons en France » (Paris, in-12, anno 1837), « qu'elle peut s'appliquer aux
« 99 pour 100 des prisons de canton, d'arrondissement et de département qui
« servent en même temps de maison de sûreté pour les aliénés ».
D'un rapport au Roi par le Ministre de l'Intérieur en 1818, il ressort que
613 individus atteints d'aliénation mentale étaient alors enfermés dans les prisons ;
un autre adressé à la Société royale, le 29 janvier 1830, rappelait que d'après un
relevé de l'année 1822, 9,000 aliénés environ existaient ainsi répartis : 1,500 dans
8 maisons spéciales, 1,700 à Paris, dans les hospices de Bicêtre et de la Salpêtrière, le reste 5,800 internés soit dans les hôpitaux ordinaires, soit dans les
prisons.
Le mal était connu et une instruction ministérielle du 16 juillet 1819, émanée
du Ministère de l'Intérieur, avait signalé aux Préfets les remèdes à y apporter par
la réunion des aliénés dans un seul établissement où leur traitement pût être plus
facilement surveillé, par la prescription de mesures d'hygiène, la substitution aux
chaînes et colliers de fer, de camisoles et gilets de force. La mesure la plus efficace était la création de maisons spéciales où seraient centralisés tous les aliénés ;
ce qui n'était qu'un vœu dans l'instruction ministérielle devint une réalité légale
par l'effet de la loi spéciale du 30 juin 1838 et l'ordonnance du 18 décembre 1839.
On sait qu'en droit la loi de 1838 eut une grande portée en ce qu'elle régula-
risa la situation des aliénés, en dehors de la procédure d'interdiction qui, seule,
sous l'empire du Code civil (articles 489 à 511), pouvait conduire à la détention
des aliénés.
Mais comment, dès lors, avait-on été amené à admettre jusque-là ces inter-
nements dans les prisons ? C'était sans doute par une application détournée des
dispositions de lois qui, d'une part, rendaient les familles responsables au cas de
divagation des fous (L. 22 juillet 1791, C. 6, art. 475), de l'autre autorisaient
l'administration municipale à faire déposer ces derniers en lieu de sûreté. (L. précitée et loi 24 août 1790). Cependant entre ces lois et le Code pénal était venu le
Code civil qui dans son article 510 indique le placement « dans un hospice ou une
maison de santé ».
Ce n'était pas la prison, mais sous l'empire de la nécessité, sous l'action des
appréhensions des familles, dont la responsabilité restait engagée et du souci de la
sécurité publique, les municipalités en arrivaient à ne trouver de lieu de sûreté
que la prison de l'endroit. Il n'en saurait plus être ainsi avec la loi de 1838 dont
l'article 34 dispose que dans les communes où il existe des hôpitaux, les aliénés

21

latine qui embrasse la généralité sans nous exposer au danger d'une expression précise, applicable à certains cas déterminés et par suite exclusives des autres, nous estimons qu'il y a avantage et nécessité, pour l'administration des prisons, à tenir compte de cette situation morale particulière en s'inspirant de certaines règles de la médecine mentale pour la conduite disciplinaire et la réforme des établissemens pénitentiaires.

DISCUSSION.

M. ROUILLARD. — La folie préexiste chez un grand nombre de condamnés qu'on interne dans les asiles.

Sur une douzaine de condamnés admis à Sainte-Anne, l'un avait été jugé la veille, l'autre 3 jours auparavant. 2 paralysés généraux ont été internés à la suite de vols absurdes : l'un avait volé des bijoux, 1 homard, du café, etc. Il avait l'intention de payer tout cela avec les 100,000 fr. qu'il devait gagner à la loterie de Bességes.

Un de ces malades avait une jeune fille de 21 ans qui devait se marier prochainement ; à la suite de la condamnation, le mariage a été rompu. S'il n'y a rien de déshonorant à être le fils d'un paralysé général, il est ennuyeux d'être le fils d'un voleur. Le jugement qui a condamné cet homme est inique ; c'était un aliéné avéré au moment de sa condamnation ; les magistrats ont eu tort de le condamner, on devrait réformer le code criminel et casser les jugements prononcés dans de telles conditions.

Je ne veux pas parler des erreurs judiciaires en Cours d'assises, elles sont rares ; mais dans les jugements pour flagrants délits ces erreurs ne sont malheureusement que trop fréquentes.

ne peuvent être déposés ailleurs; dans les lieux où il n'en existe pas, les maires ont à pourvoir à leur logement soit dans une hôtellerie, soit dans un local loué à cet effet ; dans aucun cas les aliénés ne peuvent être ni conduits avec les condamnés ou prévenus, ni déposés dans une prison. Une instruction ministérielle du 20 mars 1873, rappelant ces prescriptions fait une obligation expresse aux gardiens chefs des maisons d'arrêt, de justice et de correction de refuser « de « recevoir des aliénés en dépôt. Si un individu, incarcéré en vertu d'un titre légal « comme inculpé d'un crime ou d'un délit venant à être reconnu aliéné, est l'objet « d'une ordonnance de non lieu ou d'un acquittement; le maire doit sans aucun « retard être informé du fait et est appelé à pourvoir d'urgence au placement de « l'aliéné dans les conditions déterminées par l'article 34 précité ».

Il appartient aux médecins de protester.

M. Charpentier. — J'ai toujours été préoccupé des dissidences sur la manière d'apprécier un même sujet, suivant qu'il était détenu dans une prison ou séquestré dans un asile. C'est qu'en effet il est toute une classe d'individus détraqués et vicieux qui, en prison, simulent la folie, et, dans l'asile l'honnêteté, en criant contre l'injustice humaine ; il en résulte que les médecins de prison dirigent ces sujets vers les asiles ; les médecins de l'asile tantôt les mettent en liberté, tantôt les retiennent. Le fait vrai, admis pour tous et hors de contestation, c'est que ce sont des individus indisciplinés contre lesquels des mesures disciplinaires sont absolument nécessaires.

Quant aux réformes légales à demander, j'en suis peu partisan, car il y a une question préjudicielle à trancher, c'est celle du libre-arbitre.

Le raisonnement ordinaire consiste à admettre l'existence du libre arbitre, par suite la responsabilité morale et la responsabilité pénale. Il est prudent de laisser cette question de côté, on ne devrait se préoccuper que de l'acte commis, en dehors du libre arbitre, et apprécier ensuite le traitement à appliquer au délinquant, pénitentiaire ou hospitalier, suivant que l'un ou l'autre traitement sera utile.

M. Giraud. — La justice sommaire des flagrants délits expose à des erreurs. D'une manière générale on ne se préoccupe pas assez de l'état mental des prévenus. Mais les jugements, en pareil cas, ne sont pas sans appel. Dans les cas dont nous a parlé M. Rouillard, les jugements pouvaient être réformés par la Cour. Mon collègue, M. Delaporte et moi, nous avons été récemment désignés comme experts dans une affaire où l'on avait fait signer à un individu, condamné en première instance, un pourvoi en appel. Nous avons conclu à l'irresponsabilité du prévenu et la Cour a annulé la condamnation prononcée par le tribunal correctionnel.

M. Bailleul. — La condamnation est irrévocable quand elle est prononcée par la Cour d'assises. Je citerai le cas d'une aliénée de Montpellier, entrée à l'asile quelques jours après sa condamnation en Cour d'assises.

Il s'agit d'une femme corse, la nommée G..., qui, condamnée en février 1868, par la Cour d'assises de Bastia, aux travaux forcés à perpétuité, fut transférée à la maison centrale de Montpellier, et, à quelque temps de là, extraite de cet établissement pour être internée à l'asile des aliénées, le 6 juillet 1868 : ses notes particulières portaient en décembre 1885 : « Incurabilité, à maintenir. » Voilà donc une femme, aujourd'hui internée depuis plus de 22 ans comme aliénée incurable, et cependant restant sous le coup d'une condamnation capitale, dont la date est si rapprochée de la reconnaissance de l'aliénation, qu'on est amené à se demander si la personne poursuivie n'était pas folle, nous ne disons pas au moment du crime commis, bien que le rapprochement des faits ne rendent pas cette hypothèse improbable, mais à coup sûr devant la Cour d'assises. Et cependant elle est condamnée et reste condamnée à perpétuité. Et voici où la situation est lamentable : coupable et consciente, elle eût pu manifester du repentir, acquérir des titres à la clémence du Gouvernement, obtenir d'abord une commutation de la peine perpétuelle, puis une grâce et bénéficier enfin de la libération conditionnelle, poursuivre ensuite sa réhabilitation pour elle-même, pour sa famille. Non ! Condamnée elle est, condamnée à perpétuité elle reste : peut-être inconsciente au moment du crime, assurément inconsciente maintenant pour l'expiation, elle reste sans secours sous le coup d'une condamnation capitale, dont elle ne peut, en raison de sa folie même, se relever ; en effet, elle ne sera pas signalée à la clémence du Gouvernement par l'hospice qui ne s'occupe que de la maladie et de sa curabilité, pas davantage par le service pénitentiaire, puisqu'elle est hors de sa dépendance : elle mourra donc à l'hospice des aliénées, non comme malade, mais comme forçat, et c'est le souvenir formant tache indélébile qui restera l'héritage des siens !

Et, à la suite de celle-ci, il en est une autre, la nommée Claudine C..., internée depuis 1879, dans les mêmes conditions, puis d'autres encore comme : les femmes Françoise Q..., Judith-Antoinette B..., celle-ci graciée depuis, après sa réintégration en prison en septembre 1889 ; Marie-Victorine S..., dont, en janvier 1886, nous constations la présence à l'hospice depuis 6 ans.

Dans de telles conditions, ce n'est pas seulement, observions-nous alors, une question de dépenses à la charge des prisons, mais une question de justice distributive. Il semble contraire aux principes du droit pénal qu'une personne reste sous le coup d'une condamnation quand depuis 17 ans (il y en a 22 maintenant), il est acquis qu'elle est en état de démence ; la peine ne saurait être prononcée contre un aliéné. On ne conçoit pas le châtiment se prolongeant indéfiniment, quand la démence se déclarant après, paraît accuser un état d'irresponsabilité au moment même de l'acte criminel.

CINQUIÈME SÉANCE.

Présidence de M. MORDRET, Vice-Président.

Les procès-verbaux des 2 séances précédentes sont lus et adoptés.

M. Doutrebente regrette de n'avoir pu assister aux premières séances du Congrès ; il expose les résultats de ses observations sur les relations de la syphilis et de la paralysie générale.

MESSIEURS ET CHERS CONFRÈRES,

Déjà, l'an dernier, au Congrès international de médecine mentale, vous avez consacré plusieurs séances à la question, à l'ordre du jour : « Des rapports de la paralysie générale et de la syphilis. » Les opinions les plus divergentes ont été émises, à cette époque; mais il faut bien le dire, les partisans des rapports intimes qui existeraient entre la syphilis et la paralysie générale sont devenus de plus en plus nombreux et de plus en plus affirmatifs.

Longtemps, le professeur Kjelberg, d'Upsal, que plusieurs d'entre nous ont vu à Paris en 1878 et 1879, était seul de son avis ; nous ne sommes plus à l'époque où le professeur Jaccoud pouvait écrire : « Il convient de signaler, pour la repousser, l'étrange affirmation de Kjelberg, qui a prétendu que la maladie ne se développe jamais dans un organisme complètement indemme de syphilis soit héréditaire, soit acquise. » (Jaccoud, *Traité de pathologie interne*, cinquième édition, 1877, tome I, page 219.)

Nous partageons l'avis de ceux qui pensent que la question n'est pas élucidée, qu'elle réclame de nouvelles études, entreprises sans idées préconçues ou systématiques. On a pu dire, sans nous persuader, qu'il n'y avait aucun rapport de causalité entre la paralysie générale et la syphilis, qu'il y avait 2 maladies bien distinctes, la paralysie générale et les manifestations cérébrales de la syphilis ; on a bien dit encore, que ces 2 maladies n'avaient qu'une ressemblance fortuite ou lointaine ; mais on a négligé de nous indiquer le moyen de ne pas les confondre, ainsi que cela arrive d'ailleurs, même aux plus accentués parmi les dualistes. Je sais bien aussi qu'on a présenté, très habilement, l'argument anatomo-pathologique, à savoir : le *paralytique vrai*, pur de toute compromission syphilitique héréditaire ou acquise (*rara avis*), présente des lésions diffuses ; le *paralytique faux*, d'ordre syphilitique, n'a que des lésions circonscrites. Dans le langage courant, on dit maintenant des uns, *les diffus*, et des autres, *les circonscrits*. Comme c'est simple, net, précis ! Pourquoi alors, parmi nous, trouve-t-on encore des incrédules ?

C'est, que dans la paralysie générale, sortie elle-même, avec peine, des formes vagues et indécises de l'aliénation mentale, il y a, probablement encore, à éliminer des états morbides, qui lui auraient à tort été attribués, ou, au contraire, à lui rattacher des formes irrégulières (les avis sont partagés) : nous voulons parler des formes circulaires, rémittentes, de toutes les pseudo-paralysies générales, hystériques, alcooliques, saturnines, mercurielles, de toutes les variétés attribuées soit au sexe, à l'âge ou au mode de propagation, soit du cerveau à la moelle et aussi de la moelle au cerveau, etc.

Si la paralysie générale est bien, ce que je crois, une et indivisible, si elle n'est plus, ce que je crois encore, la paralysie générale des aliénés, faut-il refuser d'admettre que sa marche, son traitement et son pronostic puissent être modifiés suivant le facteur étiologique ? Ayant le premier avancé, sinon démontré, que la paralysie générale se développe exceptionnellement et d'une façon anormale chez les dégénérés héréditaires vésaniques, je fais bon accueil à ceux qui, à l'aide de la syphilis, permettent aujourd'hui l'explication d'irrégularités ou de phénomènes bizarres.

À l'asile des aliénés de Blois, dans le sexe masculin, la paralysie générale s'observe dans la bourgeoisie qui travaille et dans toutes les professions libérales, rarement chez l'ouvrier de la ville ou des champs ; chez la femme, la paralysie générale ne se rencontre pas plus dans le peuple que dans la bourgeoisie ou la noblesse ; nous en connaissons en ce moment un seul cas chez une femme ayant fait de la prostitution clandestine pendant plusieurs années. Il est constant que la syphilis et la paralysie générale se rencontrent fréquemment chez les prostituées, épargnant la femme du peuple ou du monde, et que, chez l'homme, les 2 mêmes états sont bien plus fréquents dans la classe dirigeante que chez l'ouvrier et le paysan surtout. De là à admettre l'influence de la syphilis dans la production de la paralysie générale, il y avait à peine un pas à faire; cela devait être, c'est un fait accompli.

La paralysie générale est rare chez la femme ; mais elle a frappé et frappe avec persévérance, dans tous les temps, à Paris comme en province, les auteurs sont unanimes sur ce point, sur les prostituées, syphilitiques par métier. Je n'ignore point que l'alcoolisme et son influence sur l'évolution de la paralysie générale seront invoqués ; mais cette opinion a été victorieusement combattue au dernier Congrès ; les excès alcooliques sont effet et non pas cause, ils sont de date récente et constituent un des symptômes du début de la maladie.

La paralysie générale ascendante, spinale, secondaire à l'ataxie locomotrice, variété sur laquelle M. Baillarger a attiré l'attention, ne paraît plus une anomalie ou une irrégularité si (ce qui est peut être la règle) on trouve une origine syphilitique à l'ataxie locomotrice. Je viens d'en observer 2 cas bien nets.

Les crises convulsives dites épileptiformes, observées dans le cours de la paralysie générale, ont avec l'épilepsie partielle syphilitique une analogie si évidente, qu'on peut, sans être taxé d'utopiste, leur assigner aussi la même cause : la syphilis.

Devant l'impossibilité reconnue de faire un choix entre les paralytiques vrais et leurs sosies les pseudo-paralytiques syphilitiques, il devient évident que le traitement spécifique s'impose. Faudrait-il attendre jusqu'à l'autopsie pour savoir si les lésions sont diffuses ou circonscrites ? L'iodure de potassium a d'ailleurs été prescrit d'une façon banale à une époque, où on ne pensait pas à faire intervenir la syphilis dans la production de la paralysie générale.

Depuis 10 ans, j'ai suivi d'une façon toute spéciale un certain nombre de malades que j'ai séparé en 4 groupes suivant leur origine et les résultats du traitement.

Dans le premier groupe je signalerai 2 malades, vieux ataxiques, d'âge mûr, ayant pris la syphilis par la voie normale, dans des conditions identiques, pendant leur vie d'étudiant, tous deux bien doués au point de vue de l'intelligence, indemnes aussi de toute tare héréditaire, vésanique ou autre.

OBSERVATION I. — N..., Louis-Jacques, compilateur, lettré, encyclopédiste, esprit brillant, primesautier, grand travailleur, prend la syphilis en 1865 ; officier de mobiles en 1870, assiste au siège de Paris, où, suivant son dire, « il contracta les germes de sa grave maladie, l'ataxie locomotrice » ; marié en 1872, il n'a jamais eu d'enfants. Travaille avec excès; surmenage intellectuel. Condamné au repos, il habite la campagne pour suivre le traitement des docteurs Erb et Fournier. — Pas d'iodure de potassium.

En juin 1884, éclosion subite de dynamie fonctionnelle au début de la paralysie générale ; idées ambitieuses, projets grandioses; il se croit Président de la République.

Placé dans une maison de santé, il fut sans hésitation classé comme atteint de paralysie générale ; hésitation de la parole, tremblements fibrillaires, inégalité pupillaire ; l'ataxie locomotrice suivait son cours depuis déjà 14 ans.

Le délire brillant avec suractivité intellectuelle en surface se continua pendant 5o jours environ, pour s'accompagner tardivement d'idées érotiques, que le malade a dépeintes par des écrits et des dessins pornographiques à facture enfantine.

Traité dès son entrée par l'iodure de potassium à des doses variant de 3 à 5 grammes par jour, le malade entrait en rémission après 4 mois de séjour. Il était depuis fort longtemps alité, ne pouvant se soutenir sur les jambes. Pendant la période de grand délire, N... n'accusait pas de douleurs fulgurantes ; il commence peu à peu à s'en plaindre à mesure qu'il se rend mieux compte de sa situation mentale.

L'amélioration s'accentue le cinquième mois N... peut se promener, avec une canne, au bras de son gardien, puis sans son aide, en conservant toutefois la démarche des ataxiques. Le sixième mois il se prétend guéri et sait attendrir sa femme ; il était à ce moment en pleine rémission, n'ayant plus de délire ou de signes physiques de paralysie générale. La rémission s'est continuée dans sa famille pendant plus d'un an ; le traitement n'ayant pas été continué, il y a eu rechute, paraît-il, suivie assez rapidement de la mort. N... n'avait pas été replacé dans une maison de santé.

Observation II. — M. Henri, âgé de 55 ans, professeur de sciences exactes, est confié à nos soins en août 1888 ; depuis 10 ans il est atteint d'ataxie locomotrice traitée par le bromure de potassium et les courants continus. A la suite de déceptions de nature personnelle, il éprouve un chagrin violent, il est triste, déprimé, pour devenir, après quelques jours, exubérant, grossier. Idées de grandeurs, talents prodigieux, génie d'invention, érotisme. Il entre en maison de santé avec un diagnostic ferme de paralysie générale avec embarras de la parole, inégalité pupillaire, idées incohérentes de grandeurs ; il vante ses succès don Juanesques, il est connu du monde entier, le génie de la poésie l'a envahi subitement, dit-il ; il raconte à sa façon la consultation du Dr Charcot, auquel il a prodigué d'utiles conseils.

M. Henri a pris la syphilis à l'âge de 23 ans, le traitement par l'iodure de potassium est institué comme pour le premier malade.

Septembre. — Même état, chants, loquacité, érotisme, compositions poétiques, élancements douloureux dans les jambes. Depuis plus de 6 mois le malade ne pouvait plus écrire qu'à l'aide du crayon.

Du 1er au 16 Octobre. — Le délire érotique se poursuit. A ce moment le malade s'affaisse, se déprime, on redoute la démence masquée par le délire brillant.

10 Novembre. — Le délire a complètement disparu, mais il y a de l'apathie dans l'ordre physique et intellectuel ; il urine au lit à plusieurs reprises.

1er Décembre. — Le malade se réveille et se plaint de douleurs fulgurantes.

15 Décembre. — Amélioration rapide et progressive ; le malade peut sortir au dehors avec un gardien. Il ne tarde pas à être rendu à sa famille qui le trouve guéri de sa maladie mentale et même très amélioré dans son ataxie locomotrice.

Depuis sa sortie, le malade nous a écrit avec une plume et de l'encre, il continue son traitement. Au bout de 10 mois de rémission, il peut reprendre ses cours en public et s'en acquitte fort convenablement.

Dans le deuxième groupe, nous avons réuni 2 malades, camarades d'étude ayant contracté la syphilis en 1870-71. Ils avaient tous deux des situations libérales, instruction primaire supérieure, célibataires endurcis, très rabelaisiens.

OBSERVATION III. — B... (Joseph), 30 ans. Pas d'antécédents vésaniques. — Cousin germain mort 10 ans auparavant de paralysie générale syphilitique. Au collège, B... était un élève studieux et assez brillant. Étudiant en droit, il devint paresseux, joueur, viveur, très infatué de sa personne ; il est tenu comme une petite maîtresse ; s'adonnant aux amours faciles et vulgaires ; il s'est d'ailleurs fait arrêter par la police dans une maison de tolérance où, armé d'un poignard pris dans la panoplie d'un ami, il proférait des menaces de mort.

D'après les renseignements précis qui nous ont été fournis, nous avons pensé avec son médecin, ses amis, ses parents, dont plusieurs médecins, que nous avions encore un cas de plus de pseudo-paralysie générale syphilitique, avec phénomènes accessoires dus à des excès alcooliques récents. Il racontait qu'il allait partir en Afrique chasser la panthère et le lion, qu'il s'était commandé un splendide costume rouge de 2,000 fr., qu'il avait été menacé par un voleur mis en fuite à la vue de son poignard empoisonné, qu'il avait gagné au jeu des sommes colossales, plusieurs millions, qu'il allait enfin commencer la fête, la grande noce. Symptômes physiques très accusés de la paralysie générale.

Le traitement par l'iodure de potassium aux doses de 3 et 4 grammes au maximum est immédiatement institué (septembre 1885).

L'amélioration se fit sentir en novembre et, après 4 mois de traitement, le malade sortait en pleine guérison !

Malgré nos conseils, le malade ne suivit pas son traitement; il était pour ses parents si bien à tous les points de vue, que des démarches actives étaient faites pour lui faire obtenir une place dans une administration importante. Démarches infructueuses dont il a ressenti un chagrin assez vif.

En avril 1886, rechute évidente, mais, cette fois, la paralysie générale se présente sous la forme dépressive avec refus des aliments; il n'avait plus de bouche, plus d'estomac, il était bouché. Il faut le nourrir à la sonde et lui faire prendre l'iodure par ce procédé.

Mai. — Commence à se nourrir volontairement, il est moins déprimé.

Juin et juillet. — Amélioration progressive, mais très lente.

Août. — La situation devient satisfaisante.

B..... sort en septembre dans les meilleures conditions.

La guérison s'est maintenue. B....., est revenu nous rendre visite; il continue à prendre quotidiennement de l'iodure de potassium à faibles doses.

OBSERVATION IV. — G..... (Julien), 41 ans, officier ministériel et politicien militant, est pris, à la suite d'un échec électoral, d'agitation violente avec idées incohérentes de grandeurs, en juin 1884.

Le 1er juillet, après toutes sortes de péripéties, déplacements, achats inutiles, excès de toute sorte, il nous est confié par un aliéniste distingué qui en faisait sans hésitation un paralytique vrai. Turbulent, loquace, incohérent, il se disait grand amiral de France, distribuant à tout son entourage, milliards, places et décorations.

2, 3 et 4 Juillet. — Refus des aliments, ne veut boire que du champagne qu'il confond facilement avec toutes les boissons gazeuses.

Nourri à la sonde jusqu'au 10 inclus.

11 Juillet. — Mange seul et suit un traitement par l'iodure de potassium, 3 et 4 grammes par jour.

Septembre. — Devient stupide, ne parle plus, refuse de manger à la suite de la visite de ses parents auxquels il n'a pas adressé la parole; nourri 3 fois par jour à la sonde; continuation du traitement.

Octobre. — Même état. Le 8, apparition d'un zona à droite, au niveau du sein; bulles très serrées et confluentes. Le 16, à la suite d'un traumatisme, hématome de l'oreille gauche.

15 Novembre. — L'éruption du zona est complètement guérie. Le 16, le malade demande à ne plus être nourri à la sonde. Le 20, la dépression mélancolique tend à disparaître.

21 Novembre. — Répond assez bien à toutes nos questions, réclame sa sortie pour reprendre la direction de son étude.

22 Novembre. — Reçoit la visite de ses parents et leur parle très raisonnablement, ce dont ils sont fort étonnés.

Décembre. — L'amélioration se poursuit régulièrement, en dépit de quelques crises d'agitation de courte durée.

Janvier 1885. — Le malade suit son traitement avec scrupule; il se rend compte de sa maladie.

Février. — Parfois il paraît apathique et indifférent, il ne paraît pas pressé de sortir de la maison.

Mars et avril. — Convalescence lente mais de bon aloi. G..... peut sortir en ville; il vient souvent nous voir, il s'intéresse à tout ce qui se passe dans la maison, la ferme, les jardins, les ateliers.

Il sort guéri en mai 1885, après 10 mois de traitement.

Depuis plus de 4 ans la guérison se maintient; mais il se surveille, prend souvent de l'iodure de potassium, a vendu son étude, vit calme à la campagne, cultive son jardinet et pêche à la ligne pendant la belle saison.

Dans un troisième groupe, j'ai rangé deux malades jeunes, commerçants, mariés, ayant présenté tous les symptômes d'une paralysie générale au début, à forme expansive avec délire des actes. Ces deux malades, qui l'un à T....., l'autre à B....., trouvaient des gens pour profiter de leurs largesses et de leurs prodigalités maladives, furent placés à Blois en 1886; ils avaient tous deux pris la syphilis avant l'âge de 20 ans. Le traitement spécifique donna très rapidement lieu à l'apparition d'une période de calme. A la suite de plaintes en

332

séquestration arbitraire, les deux malades furent prématurément rendus et confiés aux soins des plaignants; l'un est mort depuis à l'asile d'Orléans, et l'autre à Villejuif, par suite de paralysie générale confirmée.

Dans le quatrième groupe se rencontrent 2 malades entachés d'hérédité vésanique, ayant contracté la syphilis longtemps avant leur entrée dans une maison de santé.

OBSERVATION VII.— G..... (Louis), 35 ans, compositeur de musique, avait des sentiments artistiques très accentués; mère aliénée héréditaire; sœur atteinte de folie puerpérale (troisième accès). Soigné d'abord par son père qui est médecin et nous a fourni tous les renseignements nécessaires. Syphilis à 25 ans. Il nous est confié en octobre 1886, ayant déjà depuis un an des signes non douteux de paralysie générale à symptômes physiques très accusés. Le traitement spécifique est institué sans enthousiasme; une période de rémission s'affirme cependant en mai 1887, après 17 mois de maladie et 7 de traitement à l'asile; cette rémission porte principalement sur le délire saillant; son père le fait sortir en juillet de la même année; 2 ans après, rechute, marasme paralytique; il est replacé dans une maison de santé du S.-O. où il vient de mourir.

OBSERVATION VIII. — B....., 30 ans, dont j'ai connu la mère atteinte de délire émotif, s'est marié à une jeune fille de son monde, ignorant, ainsi que les 2 familles, que son futur avait eu la syphilis peu d'années auparavant. Après quelques mois de mariage, B.... devient irascible, il a un besoin exagéré de mouvement, idées de grandeurs, colères vives, puis soudain il est frappé d'une attaque cérébrale avec hémiplégie gauche. A partir de ce moment on l'isole de sa femme, il est séquestré dans sa maison, soigné par des domestiques. Lorsqu'il nous est confié tardivement, il était dans un état effrayant de maigreur, ayant une impotence absolue du bras et de la jambe gauche, avec atrophie musculaire généralisée; il n'avait pas quitté le lit depuis 3 mois; la jambe gauche est fortement pliée et ne peut être étendue, le pied est déjeté en dedans. Avant-bras contracturé, les doigts fermés dans la paume de la main ne peuvent être étendus.

Nous instituons un traitement dans lequel l'iodure de potassium figure à hautes doses en y ajoutant l'hydrothérapie, des toniques, des courants continus, du massage et l'extension forcée mais progressive des parties contracturées. Au bout de 7 mois de soins minutieux, du mois d'août 1886 à avril 1887, le malade était assez amélioré pour sortir en ville accompagné de son gardien et avec une simple canne;

il conservait toujours une grande susceptibilité, facile à contrarier.

En juillet 1887, il est rendu à sa famille dans un état de santé physique absolument remarquable ; au moral, il restait ce qu'il avait toujours été, un insuffisant, digne fils d'une dégénérée émotive. L'amélioration s'est maintenue pendant 2 ans et dure peut-être encore aujourd'hui : nous n'entendons plus parler de lui.

En vous présentant ces 8 malades qui ont tous plus ou moins profité du traitement spécifique, nous n'avons point la prétention d'avoir fait œuvre de novateur, nous avons simplement eu l'intention d'apporter notre faible contingent d'efforts et d'observations dans la lutte entreprise en commun contre cette funeste et fatale maladie, la paralysie générale.

M. CHARPENTIER demande si les paralytiques qui conservent des idées extrêmement délicates peuvent être considérés comme étant en rémission ?

M. DOUTREBENTE répond que cet état de rémission n'était que relatif.

M. SAURY. — Je suis loin de partager l'opinion de M. Doutrebente, au sujet des observations, d'ailleurs très intéressantes, qu'il vient de nous communiquer. Ces observations, que notre collègue rapporte comme des faits de paralysie générale vraie, me semblent devoir être rangées, en raison de leur aspect clinique, parmi les cas de syphilis cérébrale, ceux que l'on désigne du nom de pseudo-paralysies générales. Or, ainsi que l'ont déjà démontré MM. Régnier et Auguste Voisin, dans une précédente séance, la syphilis cérébrale et la paralysie générale constituent deux affections absolument distinctes, anatomiquement et cliniquement. Au point de vue anatomique, la syphilis cérébrale donne lieu à des lésions circonscrites ou disséminées ; la paralysie générale se développe sous l'influence d'une encéphalite interstitielle diffuse. Certes, au point de vue clinique, la syphilis peut déterminer des accidents cérébraux simulant ceux de la paralysie générale ; mais, en somme, si le diagnostic différentiel n'est pas toujours facile, il n'est pas impossible à établir. Voici, à mon avis, les signes les plus importants qui doivent permettre de distinguer la paralysie générale vraie des pseudo-paralysies générales :

1° La démence paralytique vraie est caractérisée par un affaiblissement *en masse* des facultés intellectuelles. Dans les pseudo-paralysies générales, cet affaiblissement est partiel ;

2° Dans la paralysie générale vraie, il existe une sorte de parallelisme entre le degré de la démence et celui de l'hésitation de la parole, c'est-à-dire qu'il y a concordance entre le développement respectif des troubles intellectuels et des troubles moteurs. Quant aux pseudo-paralysies générales, ou bien elles ne s'accompagnent point d'embarras de la parole, ou bien elles ne présentent pas le parallélisme précité ;

3° Le traitement spécifique peut faire disparaître les accidents des pseudo-paralysies générales syphilitiques ; la paralysie générale vraie reste incurable, malgré ce traitement.

M. DOUTREBENTE. — Plusieurs de mes malades ayant été vus par MM. Charcot, Erb, Fournier, j'ai accepté les diagnostics portés par ces maîtres qui avaient constaté la paralysie générale. Je les ai traités et guéris par l'iodure de potassium à haute dose. D'ailleurs, sans me préoccuper de l'origine syphilitique de la paralysie générale, j'ai autrefois, à Ville-Evrard, traité un grand nombre de paralytiques par l'iodure de potassium et j'ai pu obtenir ainsi de bons résultats. Je ne soulève nullement la question de doctrine, je ne fais que constater les faits.

Sur la demande de M. Giraud, au sujet des hautes doses d'iodure employées, M. Doutrebente répond qu'il donne d'abord 1 gramme d'iodure en augmentant de 1 gramme par mois, jusqu'à la dose de 6 grammes.

M. GIRAUD. — La question des rapports entre la syphilis et la paralysie générale n'étant pas résolue, je propose de la maintenir à l'ordre du jour pour le prochain Congrès.

Le questionnaire qui doit être prochainement adressé aux médecins des asiles par la Commission du Congrès de Paris sera une source précieuse de renseignements.

On donne lecture des mémoires de M. le Dr Coste de Lagrave, sur l'auto-suggestion, cause de l'hystérie, et de M. le Dr Faucher, sur les retraites des médecins et directeurs d'asiles.

DE L'AUTO-SUGGESTION, CAUSE D'HYSTÉRIE

Par le Dr COSTE de LAGRAVE.

Parmi les nombreuses causes de l'hystérie, il en est une qui, jusqu'à ce moment, a été passée sous silence. Cependant c'est une cause des plus puissantes et des plus actives dans la genèse de l'hystérie : c'est l'*auto-suggestion*.

Chez les hypnotisés, l'auto-suggestion est cause d'hystérie ; mais nous n'étudierons pas la genèse de cette maladie chez les hypnotisés, nous ne l'observerons que sur des sujets qui n'ont subi aucune manœuvre hypnotique, laissant de côté tous les phénomènes se rattachant à l'hypnose.

L'hystérique pratique l'auto-suggestion naturelle, inconsciente, et dans cette pratique, il est analogue à l'hypnotisé, qui pratique l'auto-suggestion naturelle et inconsciente. Toutefois, chez l'hystérique, cette auto-suggestion a lieu sans hypnose.

Si au lieu de l'auto-suggestion naturelle et inconsciente on pratique l'auto-suggestion voulue, préméditée, on observe que cette auto-suggestion voulue, préméditée est cause de certains accidents comparables à ceux de l'hystérie, accidents qui sont complétement identiques à ceux de l'hystérie.

La comparaison de ces deux pratiques : 1° *auto-suggestion voulue, préméditée* ; 2° *auto-suggestion involontaire, inconsciente, naturelle,* donne l'origine de certains accidents hystériques.

A l'occasion de l'auto-suggestion voulue, il se fait une auto-suggestion involontaire ; c'est elle qui provoque les accidents hystériformes.

L'auto-suggestion, qu'elle soit voulue ou non voulue, qu'elle soit préméditée ou inconsciente, qu'elle soit pratiquée par l'individu sain ou hystérique, cette auto-suggestion se pratique de préférence pendant les moments qui précèdent le sommeil et qui peuvent être rattachés à l'état de *somnolence*.

La somnolence peut être plus ou moins profonde.

L'auto-suggestion voulue, consiste à prendre une proposition, un ordre, par exemple : *écrire, avoir des idées*, et à penser à cet ordre pendant la somnolence qui précède le sommeil.

L'auto-suggestion naturelle, involontaire, inconsciente accepte les propositions qui se présentent à l'esprit et les conserve pendant la somnolence qui précède le sommeil. Si on envisage les 2 actes ou ordres précédents, *écrire, avoir des idées*, l'auto-suggestion naturelle pourra être pratiquée par l'hystérique concernant ces 2 actes ; par exemple, s'il a un travail à préparer et à terminer pour le lendemain. Ce sera le médecin occupé à sa communication, l'officier préoccupé de faire un rapport, le juge préoccupé de rendre un jugement, le notaire préoccupé de dresser un contrat, le commerçant préoccupé de placer sa marchandise, etc.

Cette auto-suggestion naturelle, involontaire, n'est pas toujours cause d'hystérie, mais quelquefois elle provoque cette affection.

MANIFESTATIONS DIVERSES.

L'auto-suggestion, qu'elle soit voulue ou qu'elle soit non voulue, provoque plusieurs accidents que nous allons examiner successivement.

Insomnie.

L'insomnie hystérique est fréquente ; elle est due à une émotion qui, ressentie très vivement par l'hystérique, empêche le sommeil.

Pendant la nuit d'insomnie, l'imagination de l'hystérique est en travail ; mille idées se succèdent les unes aux autres, formant autant d'auto-suggestions. C'est ce travail d'auto-suggestion naturelle, habituel aux hystériques, qui provoque l'insomnie.

L'auto-suggestion voulue, elle aussi, provoque l'insomnie ; mais il faut que cette pratique soit habituelle, qu'elle ait lieu chaque jour et qu'elle précède le sommeil de la nuit, c'est-à-dire qu'elle ait lieu dans les mêmes conditions que l'auto-suggestion naturelle, inconsciente de l'hystérique.

L'auto-suggestion du matin, celle qui succède au sommeil de la nuit, n'entraîne pas d'insomnie.

Une preuve que l'insomnie est bien causée par l'auto-suggestion voulue, c'est que l'auto-suggestion elle-même fait disparaître cette insomnie. Pendant l'auto-suggestion voulue, *écrire et avoir des idées*, il s'opère une auto-suggestion inconsciente, vague, qui s'oppose au sommeil, qui repousse le sommeil.

Pendant l'auto-suggestion voulue, *écrire et avoir des idées*, c'est une auto-suggestion inconsciente qui provoque l'insomnie persistante après que l'auto-suggestion voulue a cessé.

Lorsque l'insomnie est prise au début, il suffit d'une auto-suggestion voulue de quelques minutes pour la faire disparaître et amener le sommeil.

Névralgies, Céphalée.

La céphalée accompagne parfois le travail d'auto-suggestion voulue ou non voulue.

La céphalée est une manifestation hystérique fréquente. Sa genèse, à l'occasion de l'auto-suggestion voulue, est bien évidente.

La céphalée est par exemple liée à certaines idées ou auto-suggestions. Elle se montre chaque fois que l'idée est provoquée, chaque fois que l'auto-suggestion voulue est pratiquée pour cette idée. Elle ne se montre pas avec d'autres idées ou auto-suggestions.

La céphalée est due à l'auto-suggestion puisque : 1° elle ne se produit pas si l'auto-suggestion n'a pas lieu ; 2° elle se montre en même temps que l'auto-suggestion qui la provoque, chaque fois, et dans la minute qui suit le début de l'auto-suggestion ; 3° elle disparaît par l'auto-suggestion inverse : *ne pas avoir mal à la tête*, ou *sans mal de tête*.

Ce résultat prouve que c'est bien une auto-suggestion inconsciente qui est cause du mal de tête, cette auto-suggestion inconsciente de mal de tête peut être détruite par une auto-suggestion inverse : *ne pas avoir mal à la tête*, mais celle-ci est voulue, consciente.

La céphalée peut revêtir divers modes ou variétés, et ils sont évidents surtout lorsque l'auto-suggestion voulue fait disparaître une variété.

Les variétés de céphalée ou névralgies, qui ont été observées se remplaçant l'une l'autre sous l'influence de l'auto-suggestion voulue, sont : *céphalée cervicale, céphalée frontale, céphalée temporale, migraine, névralgie ophtalmique, névralgie dentaire supérieure droite, bourdonnements de l'oreille droite ou gauche.*

Si l'auto-suggestion inconsciente qui cause la névralgie est com-

22

338

battue dès le début par l'auto-suggestion voulue, cette névralgie disparaîtra rapidement et ne se renouvellera plus; tel est l'exemple de la névralgie dentaire supérieure, s'étant montrée comme remplaçant une autre névralgie, et qui, combattue immédiatement par l'auto-suggestion appropriée *(sans mal de dents)*, a duré à peine une minute, et ne s'est plus reproduite dans la suite.

Les autres névralgies combattues au contraire beaucoup plus tard, ont persisté un temps plus ou moins long.

Si la névralgie par auto-suggestion inconsciente est combattue tardivement, elle persiste pendant un temps plus ou moins long.

Si la névralgie causée par auto-suggestion inconsciente n'est pas combattue et est acceptée volontairement, elle se reproduit plus tard avec une intensité très grande. Si la douleur est modérée pendant l'auto-suggestion, la douleur peut être très intense, atroce, pendant les moments de veille qui suivent. Cette douleur se reproduit à propos de l'auto-suggestion ou idée qui en est l'occasion.

Exemple : Auto-suggestion voulue, *écrire*, s'accompagne d'auto-suggestion inconsciente : *céphalée*. Lorsque l'acte d'écrire se produira, il s'accompagnera de céphalée. Si la céphalée de l'auto-suggestion est modérée, elle pourra être très intense quand l'acte d'écrire sera provoqué.

Bourdonnements d'oreille.

Les bourdonnements d'oreille sont un accident commun aux hystériques. A l'occasion de l'auto-suggestion voulue, ils ont pu être observés comme remplaçant d'autres manifestations, névralgies diverses, céphalée, etc. Ils ont été observés siégeant à droite, puis à gauche. N'ayant pas été combattus dès le début, ils ont persisté à l'occasion de l'auto-suggestion pendant environ une semaine à intervalles irréguliers. Lorsqu'ils ont été combattus systématiquement, méthodiquement par une auto-suggestion voulue, appropriée *(sans bourdonnements)* ils ne se sont plus reproduits.

Dyspnée.

La dyspnée est un accident hystérique assez fréquent ainsi que la toux nerveuse. Lorsque ces deux signes se trouvent réunis, le malade se croit phtisique.

Dyspnée et toux peuvent accompagner l'auto-suggestion voulue; le fait a pu se produire à l'occasion de l'auto-suggestion. *Se réveiller dans la nuit*. Pendant 2 mois, chaque soir, cette auto-suggestion a été pratiquée; pendant 2 mois, le réveil a eu lieu pendant la nuit, vers 3 heures. Le réveil a eu lieu par suite d'oppression, de difficulté à respirer, symptômes s'accompagnant de congestion pulmonaire, d'irritation bronchique et de toux.

L'auto-auggestion inconsciente, *dyspnée*, a accompagné l'auto-suggestion voulue, *se réveiller la nuit*, et pendant 2 mois, cette auto-suggestion inconsciente de dyspnée a pu se développer, croître, jusqu'à devenir un symptôme gênant, se prolongeant pendant deux heures la nuit, s'accompagnant de toux et de congestion pulmonaire; puis ces accidents sont devenus permanents jour et nuit.

Les remarques suivantes peuvent être faites :

1° C'est pour satisfaire à l'auto-suggestion voulue, *se réveiller la nuit*, que l'auto-suggestion, *dyspnée*, a été provoquée, car c'est la dyspnée qui provoquait le réveil ; 2° l'auto-suggestion voulue, *se réveiller la nuit*, ayant été supprimée, l'auto-suggestion inconsciente, *dyspnée*, a été supprimée. Le réveil de la nuit n'a pas eu lieu, ni la dyspnée qui en était cause ; 3° une auto-suggestion inverse a pu faire disparaître la dyspnée. L'auto-suggestion pratiquée a été *se réveiller la nuit sans dyspnée*. Le réveil a eu lieu sans oppression, sans toux, sans congestion pulmonaire, chaque fois.

Cette dyspnée, provoquée par une auto-suggestion inconsciente prolongée de 2 mois, s'est montrée spontanément, sans cause appréciable, notamment à l'occasion d'auto-suggestions, voulues, diverses : *écrire, avoir des idées, causer*, etc. ; elle n'a disparu que lorsqu'elle a été systématiquement et méthodiquement combattue par l'auto-suggestion inverse, *respirer facilement*.

Cette dyspnée s'accompagnait de congestion pulmonaire. Cette congestion pulmonaire est un accident nerveux dû à des troubles vaso-moteurs, et sous l'influence de l'auto-suggestion. Cette congestion pulmonaire n'étant pas combattue, a donné lieu incidemment à une bronchite généralisée, intense et persistante. La congestion pulmonaire ayant été combattue systématiquement par l'auto-suggestion voulue, a disparu, et, par suite, la bronchite généralisée.

Ceci montre l'influence nerveuse dans la genèse de certaines affections. La congestion étant due à une faiblesse ou à une parésie des vaso-moteurs, l'organe, que ce soit le poumon ou un autre, est plus faible et impuissant à lutter contre les germes extérieurs.

La dyspnée a pu remplacer d'autres manifestations nerveuses; la céphalée, par exemple, disparaissant par une auto-suggestion appropriée.

La dyspnée disparaissant par auto-suggestion a pu être remplacée par d'autres manifestations nerveuses, palpitations. Ces palpitations étant combattues à leur tour par une auto-suggestion appropriée ont disparu assez facilement et ont été remplacées par une névralgie cardiaque.

La névralgie cardiaque a nécessité une auto-suggestion appropriée plus longue pour disparaître ; elle a cédé sans se montrer dans la suite.

Contractions spasmodiques. Contractures douloureuses.

Ce sont des manifestations qui accompagnent quelquefois le travail d'auto-suggestion voulue, quelle que soit l'idée proposée, *écrire, avoir des idées,* etc. Comme la contraction est facile à constater, une auto-suggestion inverse peut la combattre dès le début, et ces accidents ne se renouvellent plus dans la suite.

Tristesse. — Peur.

L'auto-suggestion voulue peut s'accompagner de manifestations diverses non voulues, *la tristesse, la peur, la crainte, le découragement, mélancolie, pleurs,* manifestations communes aux hystériques. Ces accidents pris au début disparaissent facilement.

L'auto-suggestion voulue consiste à penser à un ou deux sujets, à une ou deux idées, par exemple *écrire et avoir des idées.* Au bout d'une demi-heure de ce travail il se peut que l'ennui vienne se surajouter ; cet ennui est une auto-suggestion inconsciente qui se traduit le lendemain par de la tristesse.

ACCIDENTS
PAR NON EXÉCUTION DE L'AUTO-SUGGESTION.

Fatigue.

La fatigue est une manifestation fréquente chez les hystériques.

Elle peut accompagner l'auto-suggestion voulue dans des conditions déterminées.

Soit l'auto-suggestion voulue, *écrire et avoir des idées,* bien exécutée. Le lendemain cette auto-suggestion est cause de fatigue. Cette fatigue persiste tant que l'auto-suggestion, *écrire et avoir des idées*, n'est pas exécutée. Mais l'acte d'écrire étant accompli, la fatigue disparaît, la marche peut avoir lieu facilement.

Diarrhée.

L'auto-suggestion voulue ou non voulue est cause d'impulsion. Cette impulsion doit être satisfaite. Si l'auto-suggestion est, *écrire et avoir des idées*, l'impulsion qui en résulte sera satisfaite par l'acte d'écrire et avoir des idées. Mais si cette impulsion n'est pas favorisée, si elle est combattue, elle se reporte sur d'autres manifestations. C'est une excitation qui se modifie : elle peut se transformer en excitation intestinale ou diarrhée nerveuse, elle a pu se transformer en inappétence et envie de vomir. Ces manifestations, dues à une impulsion déviée, disparaissent immédiatement quand l'impulsion normale est satisfaite. Dans l'exemple précédent, quand on favorise l'acte d'écrire et avoir des idées, la diarrhée disparaît immédiatement. Le fait a pu être vérifié un grand nombre de fois. Les envies de vomir ont pu disparaître dans les mêmes conditions.

Cette résultante déviée, *diarrhée, envie de vomir*, peut être combattue par l'auto-suggestion appropriée, mais elle peut être remplacée par d'autres manifestations, par exemple, toux, dyspnée.

De la Fatigue chez l'hystérique.

La fatigue est une manifestation commune aux hystériques. Pour certains malades, l'hystérie est une fatigue permanente ; fatigue et névralgie sont identiques ; les névralgies sont une manière d'être de la fatigue, une fatigue plus grande, plus prononcée, plus accusée ; les neurasthéniques sont des personnes fatiguées continuellement.

Quelles sont les causes de cette fatigue, de cet épuisement ? Ce n'est pas le travail fourni, puisqu'il est restreint, modéré et borné à un petit effort.

Nous avons vu que l'auto-suggestion s'accompagne de fatigue quand elle n'est pas satisfaite. Telle est une cause de la fatigue. Mais chez l'hystérique il est une autre cause : c'est l'entraînement à la fatigue, l'exercice, l'éducation aboutissant à la fatigue, éducation pour conserver cet état toujours constant.

Cette fatigue n'est pas toujours occasionnée par l'auto-suggestion. Elle est due parfois à une suite d'impressions trop nombreuses. Telle est l'hystérie occasionnée par une alimentation trop abondante, occasionnant un travail exagéré de l'appareil digestif et une fatigue permanente se traduisant par la dyspepsie et l'hypochondrie. Telle est l'hystérie occasionnée par intoxication du plomb, ou de la nicotine ou d'autres médicaments. Telle est l'hystérie par empoisonnement dû à un germe infectieux, dysentérique ou typhique. Telle est l'hystérie provoquée par l'impression permanente de la chaleur dans les pays chauds. Il est à remarquer que les détraquements par auto-suggestion ont pour siége une lésion ancienne ou une maladie antérieure pouvant dater de loin. *Locus minoris resistentiæ.* La céphalée se rattache dans les exemples précédents à une congestion cérébrale suite de surmenage intellectuel. La dyspnée et la congestion pulmonaire se rattachent à des congestions anciennes dues à des coups de chaleur cardio-vasculaires. La diarrhée nerveuse se rattache à une ancienne dysenterie, etc.

C'est une fatigue ancienne qui est renouvelée par l'auto-suggestion. Mais par le fait de l'auto-suggestion, cette fatigue se généralise à tous les actes de l'individu.

L'éducation, l'entraînement à la fatigue a eu lieu précédemment, et l'auto-suggestion rappelle cette fatigue précédemment créée par la maladie.

CONCLUSIONS.

L'auto-suggestion voulue et l'auto-suggestion involontaire produisent des accidents analogues : névralgies, congestions, contractions spasmodiques, bourdonnements d'oreille, palpitations, toux, dyspnée, fatigue, etc.

Ces accidents, communs chez les hystériques, doivent être rattachés à l'auto-suggestion inconsciente pratiquée par les hystériques.

Un accident produit par une auto-suggestion spéciale peut se généraliser et accompagner tout travail d'auto-suggestion.

Les accidents produits par l'auto-suggestion peuvent disparaître par une auto-suggestion appropriée inverse.

L'accident produit par auto-suggestion, combattu au début par une auto-suggestion appropriée disparaît facilement.

L'accident produit par auto-suggestion et qui n'est pas combattu, se développe, quant à l'intensité et quant à sa durée.

L'auto-suggestion n'est pas la seule cause des manifestations hystériques.

La fatigue de l'hystérique est due à un entraînement, à une éducation naturelle produisant la fatigue constante et ses conséquences ; névralgies, parésies, impuissance, etc.

RETRAITES

DES MÉDECINS ET DIRECTEURS D'ASILES,

Par le Dr FAUCHER,

Médecin-directeur de l'asile de la Charité.

MESSIEURS ET CHERS CONFRÈRES,

J'avais eu l'idée de présenter au Congrès de Rouen un petit travail sur les retraites des médecins et directeurs des asiles départementaux, mais j'ignorais si la docte assemblée trouverait opportun de s'occuper d'une question d'intérêts professionnels.

Votre circulaire du 15 juillet m'apprend, un peu tardivement, que mon idée n'était pas absolument dépourvue d'opportunité, puisqu'elle est classée dans le programme pour le 6 août. Malheureusement mes renseignements sont incomplets et le temps pour les compléter m'a manqué ; ils portent sur 31 asiles seulement.

D'autre part des considérations tout à fait indépendantes de ma volonté me privent du plaisir de me réunir à vous et à nos confrères. Dans ces conditions je ne puis que vous exprimer tous mes regrets au sujet de ces divers contre-temps et vous adresser à la hâte, avec le tableau ci-joint, qui est de la plus grande exactitude, le résumé de mes propositions que je vous serai obligé de soumettre au Congrès, si vous le jugez à propos.

Sur les 31 asiles qui figurent à mon tableau il y en a 26 dans lesquels la retenue pour la retraite est de 5 p. %, 3 ou elle est de 4 p. % et 2 où elle se porte à 6.

Le temps de service dans ces 31 asiles, pour obtenir la retraite, est de 30 ans pour 27 et de 25 pour les 4 autres.

L'âge va de 50 à 60 ans.

La présence dans les départements varie de 5 à 20 ans; mais dans la majeure partie le temps de séjour exigé est de 10 ans.

Le montant de la pension est généralement de la moitié du traitement et il peut aller, dans quelques départements jusqu'aux 5/6.

Enfin, sauf 2 départements sur lesquels ce renseignement fait défaut, il existe une retraite proportionnelle partout; le tableau indique dans quelles conditions elle peut être obtenue.

Lorsque nous sommes entrés dans l'administration des asiles, chacun de nous avait, je pense, mis dans la balance pour le choix de la carrière, l'avantage d'une retraite soit entière, soit proportionnelle en cas de malheur. Dans le principe tout allait bien, le nombre de fonctionnaires à retraiter n'était pas grand; aujourd'hui ce nombre est beaucoup plus important : quelques départements ont même eu à payer plusieurs retraites en moins de 30 ans alors que d'autres n'en ont pas payé du tout. Il s'en est suivi que quelques Conseils généraux, effrayés par la dépense, ont pris à notre détriment des précautions pour éviter cette charge. Il y a des conseillers qui ne se gênent pas pour vous dire que vous avez un gros traitement et qu'afin de ne pas grever leur budget ils s'arrangeront pour que vous ne preniez pas votre retraite dans leur département. Il est certain que si un déplacement forcé vous atteint au moment de toucher au but, vous êtes, d'après les dispositions actuelles, rejeté de 10 ans en arrière : une telle perspective est vraiment décourageante.

Je n'ai pas besoin d'insister sur les inconvénients et les côtés malheureux d'une pareille situation, tout le monde est édifié sur ce point.

Il s'agit d'y porter remède, et c'est ici que commence la difficulté.

Je ne parlerai pas de la loi qui est en préparation; car si l'on devait attendre sa promulgation, nos intérêts risqueraient fort d'être compromis encore pendant longtemps. J'estime qu'il faut une solution plus rapide. D'ailleurs la caisse des pensions civiles, à laquelle nous participerions d'après le projet de révision, est beaucoup moins avantageuse que celle des départements, sauf, bien entendu, les points critiqués; le montant de la retraite entière serait beaucoup moins élevé, et sauf des cas très rares, il n'y aurait pas de retraite proportionnelle.

Je pense qu'il serait préférable de conserver la participation aux caisses départementales en modifiant l'état de choses actuel de manière à permettre aux médecins et directeurs d'obtenir, sans contestation, leur pension de retraite.

Il faudrait peut-être une loi pour obtenir ce résultat, mais si le

DÉPARTEMENT	ASILES	RETENUES	RETRAITE ENTIÈRE					RETRAITE PROPORTIONNELLE		OBSERVATIONS
			CONDITIONS DE L'ADMISSION			TAUX DE LA PENSION		TAUX DE LA PENSION		
			Temps de service	AGE	Présence dans le département	Minimum	Maximum	Minimum	Maximum	
Allier	Sainte-Catherine	5 0/0	30 ans	»	10 ans	2/3	3/4	1/45 par année.	2/3	
Ariège	Saint-Lizier	5 »	30 »	»	10 »	1/2	2/3	1/6 du trait.¹ pour 10 ans.	1/2	
Aisne	Prémontré	4 »	30 »	»	10 »	1/2	2/3	1/6 id.	1/2	(1) Dans l'Aisne.
Aveyron	Rodez	5 »	30 »	60 ans (1)	15 »	1/2	2/3	1/60 par année de service civil.		
Cher	Bourges	5 »	30 »	»	10 »	1/2	2/3	1/60 id.		
Charente-Inférieure	Lafond	5 »	30 »	60 » (2)	12 »	1/2	2/3	1/5 du trait.¹ pour 10 ans.	1/2	(2) Dont 12 dans la Charente.
Eure	Évreux	5 »	30 »	»	10 »	1/2	2/3	Conformément au décret du 4 Juillet 1866.		
Eure-et-Loir	Bonneval	5 »	30 »	»	10 »	»	»	Conformément au décret du 4 Juillet 1866.		
Gers	Auch	5 »	30 »	60 »	20 »	1/2	3/4	1/60 du traitement par année.		(3) Et 50 ans d'âge.
Gironde	Bordeaux	5 »	30 »	60 »	10 »	1/2	3/4	1/6 du trait.¹ pour 10 ans.	1/60 chaque ann. en plus.	
Haute-Garonne	Cadillac						25/60 à 25 ans 2/3 à 30 ans				
	Toulouse	5 »	25 »	50 »	10 »	»	3/4	1/6 id.	id.	(4) Dans la Haute-Garonne.
Haute-Vienne	Naugeat	5 »	30 »	»	10 »	1/2	3/4	1/6 id.	id.	
Isère	Saint-Robert	6 »	30 »	55 »	15 »	1/2	3/4	1/6 id.	id.	(5) Dont 7 dans l'Isère.
Ille-et-Vilaine	Saint-Méen	5 »	30 »	»	10 »	1/2	3/4	1/5 id.	id.	
Jura	Dôle	5 »	30 »	»	12 »	»	»	1/50 par chaque année.		(6) Dont 6 dans la Lozère.
Loir-et-Cher	Blois	6 »	30 »	»	10 »	2/3	5/6	1/60 par chaque année.	1/2	(7) Dans Meurthe-et-Moselle.
Lozère	Saint-Alban	5 »	30 »	»	6 »	1/2	4/5	1/60 par chaque année.	1/2	
Mourthe-et-Moselle	Maréville	5 »	30 »	55 »	12 »	1/2	3/4	1/4 pour 15 ans.	1/60 par année en plus.	
Mayenne	La Roche-Gandon	5 »	30 »	60 »	15 »	1/2	3/4	1/6 pour 10 ans.	1/2	
Meuse	Fains	5 »	30 »	57 »	10 »	1/2	3/4			
Morbihan	Lesvellec	5 »	25 »	»	»	»	»	1/6 pour 10 ans.	»	
Marne	Châlons	5 »	30 »	»	20 »	1/2	2/3	1/4 pour 15 ans.	1/60 par année en plus.	
Maine-et-Loire	Sainte-Gemmes	4 »	30 »	60 » (3)	12 »	1/2	2/3	1/60 par année.		
Nièvre	La Charité	5 »	25 »	»	10 »	»	»	1/45 par chaque année.	2/3	
Nord	Bailleul, Armentières	5 »	30 »	»	10 »	2/3	5/6			
Rhône	Bron	5 »	30 »	»	12 »	1/2	2/3	1/6 du traitement.	1/2	(8) Dont 7 dans le Rhône.
Seine-Inférieure	Quatre-Mares, Saint-Yon	5 »	30 »	55 »	15 »	1/60 par année	2/3	1/60 par année de service.		(9) Dans la Seine-Inférieure.
Savoie	Bassens	5 »	30 »	50 »	5 »	1/2	3/4	1/6 pour 10 ans.	1/60 par année en plus.	
Sarthe	Le Mans	5 »	30 »	55 »	10 »	1/2	3/4	1/6 pour 10 ans.	1/2	
Vendée	La Roche-sur-Yon	5 »	25 »	55 »	10 »	1/50 par année	4/5	1/50 par année.	»	
Yonne	Auxerre	5 »	30 »	60 »	10 »	1/60 par année	2/3	1/60 par année.	»	

(1) Les employés ayant 30 ans de services sont ... de la condition d'âge en cas d'infirmité.
(2) id. id.
(3) id. id.

Congrès émettait un vœu favorable à mes propositions, ce serait un acheminement.

Nous sommes admis, à peu près dans tous les départements, à participer aux charges et bénéfices de la caisse instituée en faveur des employés de préfectures ; je sais bien qu'il existe une ou deux lacunes, mais si les choses étaient réglées d'une manière nette et précise, comme je le propose, tout porte à penser que les départements dissidents passeraient condamnation ; au besoin on pourrait les y obliger.

La difficulté pour obtenir la pension entière ou proportionnelle ne provient ni du taux des retenues, ni du temps de service, ni même de l'âge, personne ne songeant à se retirer avant que ces deux conditions ne soient remplies. D'un autre côté, ce n'est pas le montant de la pension qui peut arrêter. D'où vient-elle donc ? Mais purement et simplement du temps de séjour exigé dans le département où l'on se trouve au moment de faire valoir ses droits à la retraite.

A mon avis cette unique difficulté peut facilement se résoudre ; il suffit pour cela de supprimer cette clause de séjour exigé pour les médecins et les directeurs qui sont forcément migrateurs et de décider en revanche :

1º Que les retenues opérées sur leur traitement resteront la propriété du département au lieu de les suivre dans leur nouvelle résidence ;

2º Que leur pension de retraite entière ou proportionnelle sera liquidée conformément aux statuts de la caisse du département dans lequel ils se trouveront au moment de leur demande ;

3º Que le montant de cette retraite sera payé par les divers départements où les demandeurs auront exercé leurs fonctions et au prorata du temps pendant lequel ils y seront restés.

De cette manière les départements ne pourraient pas se plaindre car ils ne paieraient qu'une retraite tous les 3o ans environ, exactement comme cela se passe pour tous les autres tributaires de leur caisse.

Cette combinaison ne serait sans doute pas parfaite, cependant si ces trois propositions étaient adoptées, nous serions assurés d'avoir sans conteste une pension de retraite entière, dans les limites de 25 à 3o ans de service et de 5o à 6o ans d'âge, et proportionnelle en cas d'infirmités ou de décès après 10 ans de service.

Ainsi serait aplanie cette difficulté de présence dans les départements, qui nous cause tant de préoccupations et occasionne tant d'ennuis à ceux qui sont obligés de lutter pour obtenir ce qui leur est légitimement dû.

Si vous communiquez cette note au Congrès et que mes propositions lui paraissent mériter les honneurs d'un vote, je serais heureux qu'il fût conforme à mes désirs.

Veuillez agréer, Messieurs et chers confrères, avec toutes mes excuses, l'assurance de mes sentiments bien dévoués.

MM. Mordret, Giraud et Charpentier trouvent que cette répartition de la retraite rencontrerait dans la pratique de sérieuses difficultés.

M. Brunet demande une modification au concours des médecins-adjoints et lit un rapport à ce sujet :

DU MODE DE NOMINATION

DES MÉDECINS-ADJOINTS

Par le Dr Daniel BRUNET.

Un arrêté ministériel, en date du 18 juillet 1888, a institué un concours pour l'admissibilité aux emplois de médecins-adjoints des asiles publics d'aliénés, dont voici les principales dispositions :

« Le concours est régional et il y a autant de régions que de
« Facultés de médecine de l'Etat.

« Les candidats qui ne seront pas âgés de plus de 30 ans doivent
« être restés 1 an, soit comme interne dans un asile public ou privé
« consacré au traitement de l'aliénation mentale, soit comme interne
« nommé au concours dans un hôpital.

« Au fur et à mesure des vacances d'emplois qui se produisent
« dans les asiles publics de la région où ils ont passé le concours, les
« candidats déclarés admissibles sont désignés, au choix des Préfets,
« suivant l'ordre de classement établi par le jury, d'après le mérite
« des examens.

« Ce n'est qu'à titre très exceptionnel qu'une dérogation peut être
« faite au changement du médecin-adjoint d'une région dans une
« autre.

« Les médecins-adjoints peuvent être nommés médecins en chef
« ou directeurs dans toute la France. »

La nomination au concours des médecins-adjoints est une mesure

348

que tout le monde ne saurait qu'approuver, mais il n'est pas de
même du mode de nomination régional, contre lequel M. Giraud a
justement protesté, lorsqu'il s'est agi d'établir ce mode de concours
et que M. Napias lui-même regarde comme nuisible aux intérêts du
service.

La principale raison qu'on peut alléguer est la difficulté qu'il y
aurait à trouver des candidats s'il n'y avait qu'un seul concours à
Paris pour tous les médecins-adjoints.

Je crois au contraire qu'il y en aurait davantage qu'avec 6 concours,
parce que les candidats déclarés admissibles seraient plus vite placés
et qu'une attente trop longue pourra en décourager quelques-uns.

Pour augmenter le nombre des candidats, l'on pourrait, il me
semble, reculer la limite d'âge sans inconvénient jusqu'à 35 ans, et
peut-être ne pas exiger le stage d'une année d'internat dans un asile
ou un hôpital.

Cela permettrait aux jeunes docteurs, auxquels la clientèle ne con-
viendrait plus, de se préparer à ces concours, comme l'ont fait autrefois quelques-uns de nos maîtres les plus distingués.

Les fonctions de directeur-médecin et de médecin en chef sont très
assujettissantes et chacun de nous devrait, dans un but hygiénique,
avoir droit, chaque année, à un congé de 6 semaines ou 2 mois.

Nos collègues, dans les asiles qui n'ont pas de médecins-adjoints,
hésitent souvent à prendre le repos dont ils ont besoin parce que les
établissements sont ordinairement éloignés des villes et qu'ils ne peuvent se faire remplacer convenablement. Les candidats admissibles ne
pourraient-ils pas être chargés de faire ces remplacements aux frais
des asiles ?

La nomination régionale des médecins-adjoints doit nécessairement établir des catégories de médecins-adjoints, différentes au point
de vue de l'instruction médicale, les membres des jurys n'étant pas
les mêmes dans tous les concours et la proportion du nombre des
candidats aux places d'admissibles pouvant varier suivant chaque
région.

Ces concours multiples sont onéreux pour le Ministère de l'Intérieur (1), exigent le déplacement de beaucoup de fonctionnaires, ne

(1) Au mois de février, étant malade, j'ai réclamé au Ministère un médecin-
adjoint et l'on m'a répondu que l'on n'aurait pas, avant le mois de juin, de crédit
pour ce concours, qui a ensuite été remis au mois de novembre, sur la demande
des Inspecteurs généraux, pour avoir un plus grand nombre de candidats.

peuvent avoir lieu que lorsqu'il y a plusieurs places disponibles dans une région, et produisent, par suite, des vacances prolongées dans les asiles, qui désorganisent d'autant plus le service de ces établissements qu'aujourd'hui, avec la nouvelle organisation des Facultés de médecine, le recrutement des internes, dans des conditions convenables, est très difficile, lorsque ces asiles sont éloignés du siège des Facultés.

Les résultats du concours du mois de décembre 1888 n'ont été rien moins que satisfaisants. Il n'y a pas eu de candidats dans les régions dépendant des Facultés de Bordeaux et de Montpellier, et les candidats déclarés admissibles dans la région de Lyon qui n'ont pas voulu quitter cette région ne sont pas encore placés.

En revanche, des vacances existent dans plusieurs asiles.

M. Pagès, médecin-adjoint de la Roche-Gandon, nommé médecin en chef de Maréville, le 22 septembre 1889, n'est pas encore remplacé et ne le sera probablement pas avant la fin de l'année ; il en est de même de M. Bessière, médecin-adjoint de l'asile d'Evreux, nommé directeur-médecin de Saint-Alban, le 1er janvier de cette année, et de M. Journiac, médecin-adjoint de Saint-Venant, nommé en la même qualité, à Blois, le 16 avril dernier.

A l'asile de Bailleul il n'y a qu'un médecin-adjoint au lieu de deux.

Je propose au Congrès d'émettre le vœu suivant :

« Les médecins-adjoints seront nommés à la suite d'un seul concours siégeant à Paris. »

Ce vœu est renvoyé à la fin de la séance.

M. le Dr Le Plé. — J'ai entendu plusieurs membres du Congrès se plaindre de l'insuffisance des certificats délivrés par certains médecins pour l'admission de malades dans les asiles.

On s'est plaint également de la difficulté du recrutement des internes et des médecins-adjoints des asiles.

Il faut reconnaître que la pathologie mentale est une spécialité mal connue ; il faudrait que les asiles ne fussent pas fermés strictement aux étudiants, que même des cours y soient faits, si c'est possible. L'étude de l'aliénation mentale existerait ainsi ailleurs que dans les programmes scolaires, et on pourrait arriver à faire compter aux internes leur stage dans les asiles.

M. Mordret. — La solution de la question posée par M. Le Plé ne peut être résolue aujourd'hui ; ce qu'on peut faire, c'est d'en prendre acte et de la mettre à l'ordre du jour pour le prochain Congrès.

M. CHARPENTIER. — Je trouve qu'on a négligé dans cette proposition le point le plus important. On demande que les étudiants suivent une clinique mais il faut pour cela que les médecins d'asiles soient autorisés à enseigner.

On procède ensuite au vote des vœux qui ont été émis pendant le Congrès.

VŒUX ADOPTÉS PAR LE CONGRÈS.

1° *Conclusions du rapport de M. Giraud* :

a) Que l'assistance aux épileptiques, idiots et crétins soit développée ;

b) Que le recrutement des internes soit prévu et assuré par la loi ;

c) Qu'il ne soit pas créé pour chaque asile un poste de médecin-inspecteur avec les attributions prévues par le projet de loi ;

d) Que les écritures de bureau ne soient pas multipliées sans nécessité ;

e) Que les prix de journées des aliénés indigents ne soient pas fixés par le Conseil général d'une manière souveraine et sans appel ;

2° *Vœu proposé par M. Falret.* — Que la translation des aliénés ne soit pas faite comme celle des prisonniers ;

3° *Vœu proposé par M. Brunet.* — Que les asiles soient bâtis au milieu d'un domaine cultural assez vaste pour occuper tous les aliénés susceptibles de travail maraîcher ou agricole ;

4° *Vœu proposé par M. Brunet.* — Qu'il soit institué pour l'admissibilité des médecins-adjoints un concours unique siégeant à Paris ;

5° *Vœu proposé par M. Le Plé.* — Je propose au Congrès d'émettre le vœu que, dans le projet de réforme des études et de la pratique médicales, il soit mis fin à l'insuffisance des connaissances en pathologie mentale, et que, par conséquent, les étudiants soient admis, dans chaque centre d'instruction, à observer des malades atteints d'aliénation mentale.

M. MORDRET, président. — Le Congrès prend acte du vœu de M. le Dr Le Plé et propose de le maintenir à l'ordre du jour pour le prochain Congrès.

M. Giraud propose d'adresser des remerciements à M. le Président de la Société d'Émulation du Commerce et de l'Industrie, qui a gracieusement mis le local de la Société à la disposition des membres du Congrès.

Adopté à l'unanimité.

M. Mordret se fait l'interprète des membres du Congrès pour adresser à M. le professeur Ball, président, les félicitations et les remerciements de tous. Les organisateurs du Congrès, et plus spécialement encore ses secrétaires, dont la tâche a été plus délicate peut-être et plus pénible certainement, ont droit aux mêmes félicitations. Il remercie également tous ceux qui, répondant à l'appel qui leur a été adressé, se sont réunis à Rouen dont le corps médical et les premiers magistrats ont fait aux membres du Congrès un accueil si bienveillant. Cette cité, toute pleine des souvenirs des Parchappe, des Leudet des Dumesnil, des Foville et de bien d'autres aliénistes éminents, devait être celle où notre premier Congrès provincial tiendrait ses assises. En y venant en grand nombre l'on n'a pas seulement fait acte de bonne confraternité, l'on a aussi rendu un hommage pieux à la mémoire de maîtres vénérés. De nombreuses et intéressantes communications ont été faites ; des discussions non moins intéressantes ont été entendues ; chacun emportera de Rouen le meilleur souvenir et l'on peut dire maintenant, bien plus qu'à la première séance, que les Congrès annuels auront en France un plein succès.

Il donne à tous rendez-vous au prochain Congrès annuel de Lyon et déclare close la session du premier Congrès national de Médecine mentale.

TABLE DES MATIÈRES.

Pages.

Règlement 5
Présidents d'honneur... 7
Membres du Bureau... 7
Liste des Membres du Congrès 7

PREMIÈRE SÉANCE.

Ouverture du Congrès 11
Origine et organisation du premier Congrès, par le Dr Giraud 11
Nomination des Présidents d'honneur 12
Constitution du Bureau.. 13
Fixation du lieu de réunion du prochain Congrès..................... 13
Relations de la syphilis et de la paralysie générale, par le Dr Delaporte 15
Recherches sur la fréquence et l'étiologie de la paralysie générale, par le Dr Dubuisson.. 18
Rapports de la syphilis et de la paralysie générale, par le Dr Régnier.... 23
Contribution à l'étude des rapports de la syphilis et de la paralysie générale, par le Dr Régis....................................... 36
Note sur le rôle étiologique des myélopathies dans la paralysie générale, par le Dr Malfilâtre.. 46
Relations de la syphilis et de la paralysie générale, par le Dr Cullerre.... 66
Syphilis et paralysie générale, par le Dr Mabille.................... 70
Discussion : MM. Auguste Voisin, Rouïllard, Charpentier, Cullerre, Rist, Falret, Morel-Lavallée, Laurent 73

DEUXIÈME SÉANCE.

Considérations sur l'urine des aliénés atteints de paralysie générale, par M. Laillér. 81
Notes sur le cocaïnisme, par M. le Dr Saury 94
Modifications du volume de la glande thyroïde chez les idiots, par le Dr Mordret.... 100
Nouvelle contribution à l'étude de l'idiotie myxœdémateuse, par le Dr Bourneville. 127
De l'aide que le chloroforme apporte à la production du sommeil hypnotique, par le Dr A. Voisin 139
Recherches sur la composition de l'urine dans la léthargie hypnotique, par le Dr A. Voisin et M. Harant.. 161

23

354

TROISIÈME SÉANCE.

Cas de folie grave guérie après l'opération de la cataracte, par le Dr Gauran 167
Folie puerpérale et amnésie, par les Drs Séglas et P. Sollier.................... 175
Statistique et fonctionnement de la Clinique de l'asile Sainte-Anne, par le
  Dr Rouillard 195
Projet de révision de la Loi du 30 juin 1838, par le Dr Giraud.............. 208
Nécessité d'un Asile national pour les aliénés criminels, par le Dr Daniel Brunet 212
Du travail agricole pour les aliénés, par le Dr Daniel Brunet................... 220
Retraites des fonctionnaires des Asiles, par le Dr Samuel Garnier............... 224

Banquet... 235

Visite du Congrès d'aliénation mentale aux Asiles de la Seine-Inférieure 236

QUATRIÈME SÉANCE.

Constitution du prochain Congrès national............................... 289
Note sur la paralysie générale conjugale, par le Dr Cullerre.............. 240
Les démences précoces, par le Dr Charpentier........................ 247
De la folie traumatique, par le Dr Dubuisson........................ 259
Porencéphalie, par le Dr Dubuisson 293
Porencéphalie, par le Dr Sollier.................................... 299
Pseudo-porencéphalie, par le Dr Deny.............................. 300
Note sur une forme particulière d'obsession chez une héréditaire, par le Dr Boucher. 304
Trépanation tardive dans un cas d'épilepsie jacksonienne, par le Dr Boucher 308
Notes sur la folie dans les prisons de longues peines, par M. Bailleul;.......... 313

CINQUIÈME SÉANCE.

Relations de la syphilis et de la paralysie générale, par M. le Dr Doutrebente....... 325
De l'auto-suggestion, par le Dr Coste de Lagrave........................ 335
Retraite des Médecins et Directeurs d'Asiles, par le Dr Faucher........... 343
Du mode de nomination des Médecins-Adjoints, par le Dr Daniel Brunet 347
Vœux adoptés par le Congrès 350

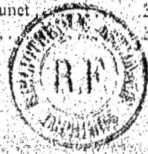